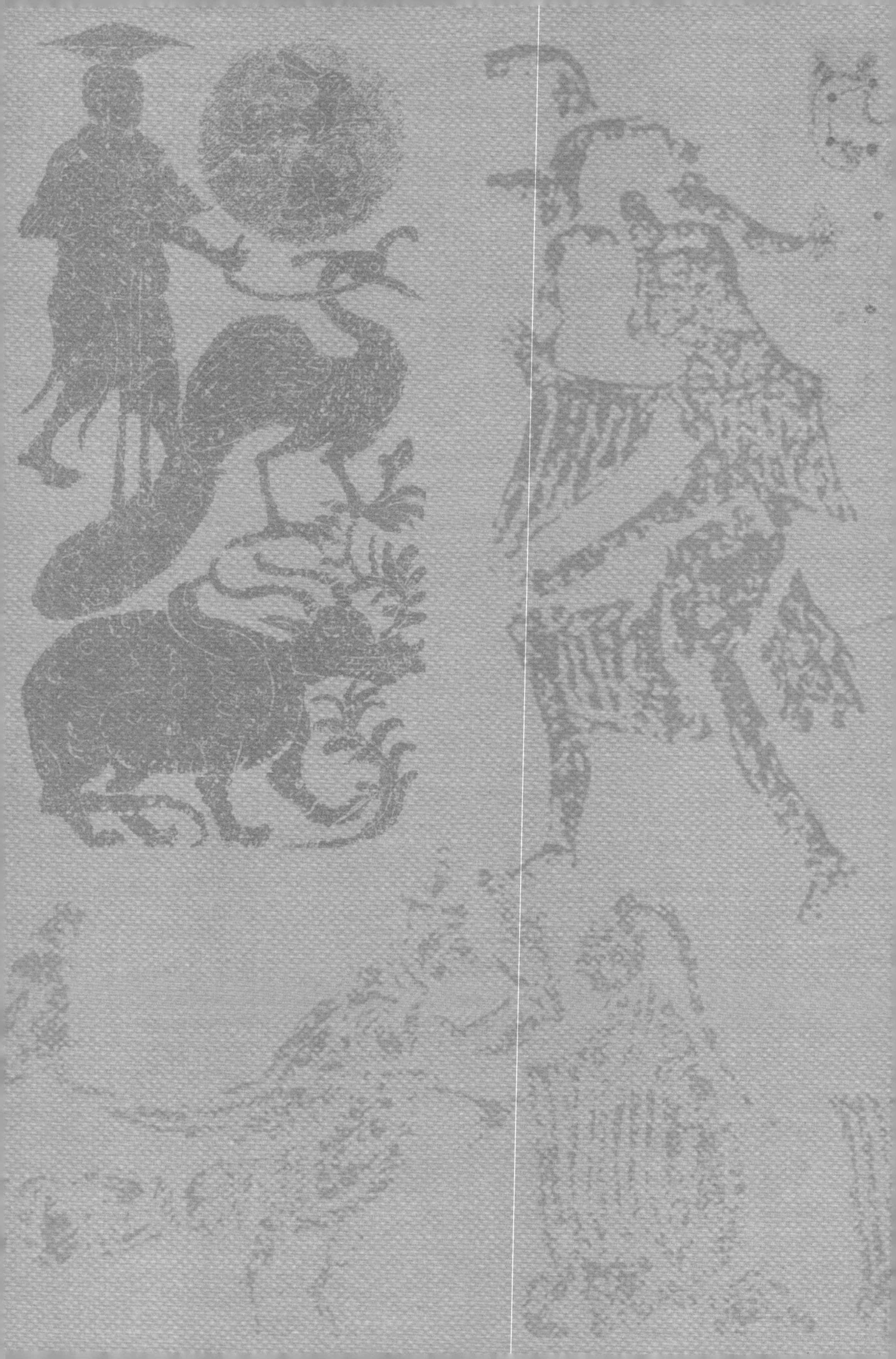

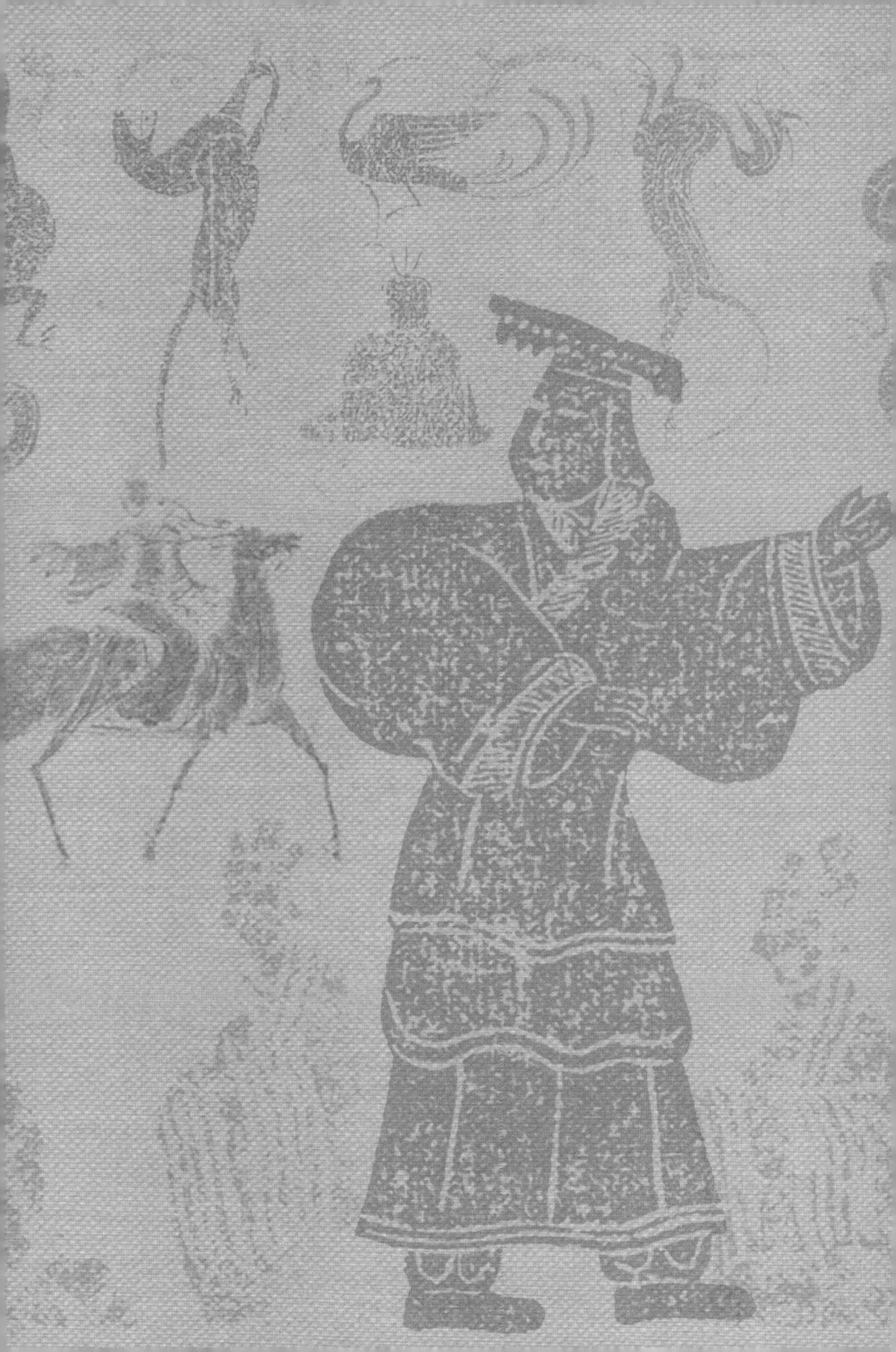

中国古医籍整理丛书

林氏活人录汇编

清·林开燧　撰

张琳叶　焦振廉　校注

中国中医药出版社

·北　京·

图书在版编目（CIP）数据

林氏活人录汇编 /（清）林开燧撰；张琳叶，焦振廉校注. —北京：中国中医药出版社，2015.1（2025.7 重印）

（中国古医籍整理丛书）

ISBN 978-7-5132-2191-7

Ⅰ.①林…　Ⅱ.①林…　②张…　③焦…　Ⅲ.①中医内科–验方–汇编–中国–清代　Ⅳ.①R289.5

中国版本图书馆 CIP 数据核字（2014）第 279433 号

中国中医药出版社出版

北京经济技术开发区科创十三街 31 号院二区 8 号楼

邮政编码　100176

传真　010-64405721

北京盛通印刷股份有限公司印刷

各地新华书店经销

开本 710×1000　1/16　印张 26.75　字数 212 千字

2015 年 1 月第 1 版　2025 年 7 月第 3 次印刷

书号　ISBN 978-7-5132-2191-7

定价　69.00 元

网址　www.cptcm.com

服务热线　010-64405510

购书热线　010-89535836

维权打假　010-64405753

微信服务号　zgzyycbs

微商城网址　https://kdt.im/LIdUGr

官方微博　http://e.weibo.com/cptcm

天猫旗舰店网址　https://zgzyycbs.tmall.com

如有印装质量问题请与本社出版部联系（010-64405510）

国家中医药管理局

中医药古籍保护与利用能力建设项目

组织工作委员会

主　任　委　员　王国强

副 主 任 委 员　王志勇　李大宁

执行主任委员　曹洪欣　苏钢强　王国辰　欧阳兵

执行副主任委员　李　昱　武　东　李秀明　张成博

委　　　　员

各省市项目组分管领导和主要专家

（山东省）武继彪　欧阳兵　张成博　贾青顺

（江苏省）吴勉华　周仲瑛　段金廒　胡　烈

（上海市）张怀琼　季　光　严世芸　段逸山

（福建省）阮诗玮　陈立典　李灿东　纪立金

（浙江省）徐伟伟　范永升　柴可群　盛增秀

（陕西省）黄立勋　呼　燕　魏少阳　苏荣彪

（河南省）夏祖昌　刘文第　韩新峰　许敬生

（辽宁省）杨关林　康廷国　石　岩　李德新

（四川省）杨殿兴　梁繁荣　余曙光　张　毅

各项目组负责人

王振国（山东省）　王旭东（江苏省）　张如青（上海市）

李灿东（福建省）　陈勇毅（浙江省）　焦振廉（陕西省）

蔡永敏（河南省）　鞠宝兆（辽宁省）　和中浚（四川省）

项目专家组

顾　问　马继兴　张灿玾　李经纬

组　长　余瀛鳌

成　员　李致忠　钱超尘　段逸山　严世芸　鲁兆麟
郑金生　林端宜　欧阳兵　高文柱　柳长华
王振国　王旭东　崔　蒙　严季澜　黄龙祥
陈勇毅　张志清

项目办公室（组织工作委员会办公室）

主　任　王振国　王思成

副主任　王振宇　刘群峰　陈榕虎　杨振宁　朱毓梅
刘更生　华中健

成　员　陈丽娜　邱　岳　王　庆　王　鹏　王春燕
郭瑞华　宋咏梅　周　扬　范　磊　张永泰
罗海鹰　王　爽　王　捷　贺晓路　熊智波

秘　书　张丰聪

前言

中医药古籍是传承中华优秀文化的重要载体，也是中医学传承数千年的知识宝库，凝聚着中华民族特有的精神价值、思维方法、生命理论和医疗经验，不仅对于传承中医学术具有重要的历史价值，更是现代中医药科技创新和学术进步的源头和根基。保护和利用好中医药古籍，是弘扬中国优秀传统文化、传承中医学术的必由之路，事关中医药事业发展全局。

1949 年以来，在政府的大力支持和推动下，开展了系统的中医药古籍整理研究。1958 年，国务院科学规划委员会古籍整理出版规划小组在北京成立，负责指导全国的古籍整理出版工作。1982 年，国务院古籍整理出版规划小组召开全国古籍整理出版规划会议，制定了《古籍整理出版规划（1982—1990）》，卫生部先后下达了两批 200 余种中医古籍整理任务，掀起了中医古籍整理研究的新高潮，对中医文化与学术的弘扬、传承和发展，发挥了极其重要的作用，产生了不可估量的深远影响。

2007 年《国务院办公厅关于进一步加强古籍保护工作的意见》明确提出进一步加强古籍整理、出版和研究利用，以及

“保护为主、抢救第一、合理利用、加强管理”的方针。2009年《国务院关于扶持和促进中医药事业发展的若干意见》指出，要“开展中医药古籍普查登记，建立综合信息数据库和珍贵古籍名录，加强整理、出版、研究和利用”。《中医药创新发展规划纲要（2006—2020）》强调继承与创新并重，推动中医药传承与创新发展。

2003～2010年，国家财政多次立项支持中国中医科学院开展针对性中医药古籍抢救保护工作，在中国中医科学院图书馆设立全国唯一的行业古籍保护中心，影印抢救濒危珍本、孤本中医古籍1640余种；整理发布《中国中医古籍总目》；遴选351种孤本收入《中医古籍孤本大全》影印出版；开展了海外中医古籍目录调研和孤本回归工作，收集了11个国家和2个地区137个图书馆的240余种书目，基本摸清流失海外的中医古籍现状，确定国内失传的中医药古籍共有220种，复制出版海外所藏中医药古籍133种。2010年，国家财政部、国家中医药管理局设立“中医药古籍保护与利用能力建设项目”，资助整理400余种中医药古籍，并着眼于加强中医药古籍保护和研究机构建设，培养中医古籍整理研究的后备人才，全面提高中医药古籍保护与利用能力。

在此，国家中医药管理局成立了中医药古籍保护和利用专家组和项目办公室，专家组负责项目指导、咨询、质量把关，项目办公室负责实施过程的统筹协调。专家组成员对古籍整理研究具有丰富的经验，有的专家从事古籍整理研究长达70余年，深知中医药古籍整理研究的重要性、艰巨性与复杂性，履行职责认真务实。专家组从书目确定、版本选择、点校、注释等各方面，为项目实施提供了强有力的专业指导。老一辈专家的学术水平和智慧，是项目成功的重要保证。项目承担单位山东中医药大学、南京中医药大学、上海中医药大学、福建中医药大学、浙江省中医药研究院、陕西省中医药研究院、河南省中医药研究院、辽宁中医药大学、成都中医药大学及所在省市中医药管理部门精心组织，充分发挥区域间互补协作的优势，并得到承担项目出版工作的中国中医药出版社大力配合，全面推进中医药古籍保护与利用网络体系的构建和人才队伍建设，使一批有志于中医学术传承与古籍整理工作的人才凝聚在一起，研究队伍日益壮大，研究水平不断提高。

本着“抢救、保护、发掘、利用”的理念，该项目重点选择近60年未曾出版的重要古医籍，综合考虑所选古籍的保护价值、学术价值和实用价值。400余种中医药古籍涵盖了医经、基础理论、诊法、伤寒金匮、温病、本草、方书、内科、外科、女科、儿科、伤科、眼科、咽喉口齿、针灸推拿、养生、医案医话医论、医史、临证综合等门类，跨越唐、宋、金元、明以迄清末。全部古籍均按照项目办公室组织完成的行业标准《中医古籍整理规范》及《中医药古籍整理细则》进行整理校注，绝大多数中医药古籍是第一次校注出版，一批孤本、稿本、抄本更是首次整理面世。对一些重要学术问题的研究成果，则集中收录于各书的“校注说明”或“校注后记”中。

“既出书又出人”是本项目追求的目标。近年来，中医药古籍整理工作形势严峻，老一辈逐渐退出，新一代普遍存在整理研究古籍的经验不足、专业思想不坚定等问题，使中医古籍整理面临人才流失严重、青黄不接的局面。通过本项目实施，搭建平台，完善机制，培养队伍，提升能力，经过近5年的建设，锻炼了一批优秀人才，老中青三代齐聚一堂，有效地稳定了研究队伍，为中医药古籍整理工作的开展和中医文化与学术的传承提供必备的知识和人才储备。

本项目的实施与《中国古医籍整理丛书》的出版，对于加强中医药古籍文献研究队伍建设、建立古籍研究平台，提高古籍整理水平均具有积极的推动作用，对弘扬我国优秀传统文化，推进中医药继承创新，进一步发挥中医药服务民众的养生保健与防病治病作用将产生深远影响。

第九届、第十届全国人大常委会副委员长许嘉璐先生，国家卫生计生委副主任、国家中医药管理局局长、中华中医药学会会长王国强先生，我国著名医史文献专家、中国中医科学院马继兴先生在百忙之中为丛书作序，我们深表敬意和感谢。

由于参与校注整理工作的人员较多，水平不一，诸多方面尚未臻完善，希望专家、读者不吝赐教。

国家中医药管理局中医药古籍保护与利用能力建设项目办公室

二〇一四年十二月

许序

“中医”之名立，迄今不逾百年，所以冠以“中”字者，以别于“洋”与“西”也。慎思之，明辨之，斯名之出，无奈耳，或亦时人不甘泯没而特标其犹在之举也。

前此，祖传医术（今世方称为“学”）绵延数千载，救民无数；华夏屡遭时疫，皆仰之以度困厄。中华民族之未如印第安遭染殖民者所携疾病而族灭者，中医之功也。

医兴则国兴，国强则医强。百年运衰，岂但国土肢解，五千年文明亦不得全，非遭泯灭，即蒙冤扭曲。西方医学以其捷便速效，始则为传教之利器，继则以“科学”之冕畅行于中华。中医虽为内外所夹击，斥之为蒙昧，为伪医，然四亿同胞衣食不保，得获西医之益者甚寡，中医犹为人民之所赖。虽然，中国医学日益陵替，乃不可免，势使之然也。呜呼！覆巢之下安有完卵？

嗣后，国家新生，中医旋即得以重振，与西医并举，探寻结合之路。今也，中华诸多文化，自民俗、礼仪、工艺、戏曲、历史、文学，以至伦理、信仰，皆渐复起，中国医学之兴乃属必然。

迄今中医犹为国家医疗系统之辅，城市尤甚。何哉？盖一则西医赖声、光、电技术而于20世纪发展极速，中医则难见其进。二则国人惊羡西医之“立竿见影”，遂以为其事事胜于中医。然西医已自觉将入绝境：其若干医法正负效应相若，甚或负远逾于正；研究医理者，渐知人乃一整体，心、身非如中世纪所认定为二对立物，且人体亦非宇宙之中心，仅为其一小单位，与宇宙万象万物息息相关。认识至此，其已向中国医学之理念“靠拢”矣，虽彼未必知中国医学何如也。唯其不知中国医理何如，纯由其实践而有所悟，益以证中国之认识人体不为伪，亦不为玄虚。然国人知此趋向者，几人？

国医欲再现宋明清高峰，成国中主流医学，则一须继承，一须创新。继承则必深研原典，激清汰浊，复吸纳西医及我藏、蒙、维、回、苗、彝诸民族医术之精华；创新之道，在于今之科技，既用其器，亦参照其道，反思己之医理，审问之，笃行之，深化之，普及之，于普及中认知人体及环境古今之异，以建成当代国医理论。欲达于斯境，或需百年欤？予恐西医既已醒悟，若加力吸收中医精粹，促中医西医深度结合，形成21世纪之新医学，届时“制高点”将在何方？国人于此转折之机，能不忧虑而奋力乎？

予所谓深研之原典，非指一二习见之书、千古权威之作；就医界整体言之，所传所承自应为医籍之全部。盖后世名医所著，乃其秉诸前人所述，总结终生行医用药经验所得，自当已成今世、后世之要籍。

盛世修典，信然。盖典籍得修，方可言传言承。虽前此50余载已启医籍整理、出版之役，惜旋即中辍。阅20载再兴整理、出版之潮，世所罕见之要籍千余部陆续问世，洋洋大观。

今复有“中医药古籍保护与利用能力建设”之工程，集九省市专家，历经五载，董理出版自唐迄清医籍，都400余种，凡中医之基础医理、伤寒、温病及各科诊治、医案医话、推拿本草，俱涵盖之。

噫！璐既知此，能不胜其悦乎？汇集刻印医籍，自古有之，然孰与今世之盛且精也！自今而后，中国医家及患者，得览斯典，当于前人益敬而畏之矣。中华民族之屡经灾难而益蕃，乃至未来之永续，端赖之也，自今以往岂可不后出转精乎？典籍既蜂出矣，余则有望于来者。

谨序。

第九届、十届全国人大常委会副委员长

許嘉璐

二〇一四年冬

王序

中医学是中华民族在长期生产生活实践中，在与疾病作斗争中逐步形成并不断丰富发展的医学科学，是中国古代科学的瑰宝，为中华民族的繁衍昌盛作出了巨大贡献，对世界文明进步产生了积极影响。时至今日，中医学作为我国医学的特色和重要医药卫生资源，与西医学相互补充、相互促进、协调发展，共同担负着维护和促进人民健康的任务，已成为我国医药卫生事业的重要特征和显著优势。

中医药古籍在存世的中华古籍中占有相当重要的比重，不仅是中医学术传承数千年最为重要的知识载体，也是中医为中华民族繁衍昌盛发挥重要作用的历史见证。中医药典籍不仅承载着中医的学术经验，而且蕴含着中华民族优秀的思想文化，凝聚着中华民族的聪明智慧，是祖先留给我们的宝贵物质财富和精神财富。加强对中医药古籍的保护与利用，既是中医学发展的需要，也是传承中华文化的迫切要求，更是历史赋予我们的责任。

2010年，国家中医药管理局启动了中医药古籍保护与利用能力建设项目。这既是传承中医药的重要工程，也是弘扬优秀民族文化的重要举措，不仅能够全面推进中医药的有效继承和创新发展，为维护人民健康作出贡献，也能够彰显中华民族的璀璨文化，为实现中华民族伟大复兴的中国梦作出贡献。

相信这项工作一定能造福当今，嘉惠后世，福泽绵长。

国家卫生和计划生育委员会副主任

国家中医药管理局局长

中华中医药学会会长

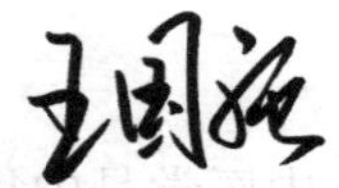

二〇一四年十二月

马序

新中国成立以来，党和国家高度重视中医药事业发展，重视古籍的保护、整理和研究工作。自 1958 年始，国务院先后成立了三届古籍整理出版规划小组，分别由齐燕铭、李一氓、匡亚明担任组长，主持制定了《整理和出版古籍十年规划（1962—1972）》《古籍整理出版规划（1982—1990）》《中国古籍整理出版十年规划和“八五”计划（1991—2000）》等，而第三次规划中医药古籍整理即纳入其中。1982 年 9 月，卫生部下发《1982—1990 年中医古籍整理出版规划》，1983 年 1 月，中医古籍整理出版办公室正式成立，保证了中医古籍整理出版规划的实施。2002 年 2 月，《国家古籍整理出版“十五”（2001—2005）重点规划》经新闻出版署和全国古籍整理出版规划领导小组批准，颁布实施。其后，又陆续制定了国家古籍整理出版“十一五”和“十二五”重点规划。国家财政多次立项支持中国中医科学院开展针对性中医药古籍抢救保护工作，文化部在中国中医科学院图书馆专门设立全国唯一的行业古籍保护中心，国家先后投入中医药古籍保护专项经费超过 3000 万元，影印抢救濒危珍、善、孤本中医古籍1640余种，开展了海外中医古籍目录调研和孤本回归工作。2010年，国家财政部、国家中医药管理局安排国家公共卫生专项资金，设立了“中医药古籍保护与利用能力建设项目”，这是继1982～1986年第一批、第二批重要中医药古籍整理之后的又一次大规模古籍整理工程，重点整理新中国成立后未曾出版的重要古籍，目标是形成并普及规范的通行本、传世本。

为保证项目的顺利实施，项目组特别成立了专家组，承担咨询和技术指导，以及古籍出版之前的审定工作。专家组中的许多成员虽逾古稀之年，但老骥伏枥，孜孜不倦，不仅对项目进行宏观指导和质量把关，更重要的是通过古籍整理，以老带新，言传身教，培养一批中医药古籍整理研究的后备人才，促进了中医药古籍保护和研究机构建设，全面提升了我国中医药古籍保护与利用能力。

作为项目组顾问之一，我深感中医药古籍保护、抢救与整理工作的重要性和紧迫性，也深知传承中医药古籍整理经验任重而道远。令人欣慰的是，在项目实施过程中，我看到了老中青三代的紧密衔接，看到了大家的坚持和努力，看到了年轻一代的成长。相信中医药古籍整理工作的将来会越来越好，中医药学的发展会越来越好。

欣喜之余，以是为序。

中国中医科学院研究员

马继兴

二〇一四年十二月

校注说明

《林氏活人录汇编》，清代林开燧撰。林开燧，字慕莪，号京白生，古闽（今福建闽侯）人，生年不详，卒于清乾隆四年（1739）。出身农家，涉猎医药，乡间有疾，投药疗治，常获良效。感于历代医书汗牛充栋，门户分别，后学不免惑于歧路，于是思有所引导而一时未果。后得刘默《石镜录》，大为嘉赞，遂结合个人心得与实践，校正增益，分门别类，成《林氏活人录汇编》。

《林氏活人录汇编》全书十四卷，六十二门。卷一为中风、中寒、中暑三门，卷二为湿、燥、火三门，卷三为气、血二门，卷四为痰饮、郁、发热、恶寒四门，卷五为冒风、咳嗽、喘三门，卷六为内伤、疟、痢三门，卷七为黄疸、水肿、臌胀三门，卷八为积聚癥瘕癖块、脾胃、泄泻、伤食四门，卷九为霍乱、呕吐哕、番胃、噎膈四门，卷十为痞满、恶心、中酸、嘈杂、呃、嗳气、头痛、头风、眩晕九门，卷十一为心胃痛、腹痛、胁痛、腰痛、疝气、脚气六门，卷十二为痛风、斑疹、疠风、肠风、脱肛五门，卷十三为痫、癫狂、怔忪、淋浊、痉痓、痿六门，卷十四为厥、痹、虚损、劳瘵、三消、汗、滑精七门。每门先以问答形式讨论病因病机及证治，后述其脉、形症、治法及方药，方药则先述主方，后及相关诸方，各方又先立方名，次述功用、组成、制法、服法及加减等。全书内容丰富，编纂有章，且多有独特见解。

据《中国中医古籍总目》著录，该书版本有九：清乾隆十八年癸酉（1753）三原张在浚刻本、清乾隆十八年癸酉（1753）听涛书屋刻本（附医案举隅）、清同治六年丁卯（1867）资州刻本（残）、清同治八年己巳（1869）贵州罗大春刻本（七卷）、清光绪十年甲申（1884）江南机器制造总局刻本（二十二卷）、清江阴朱文震刻本1923年北京中医学社修补印本、清刻本、清抄本、抄本。经考察，所谓“听涛书屋刻本”与“三原张在浚刻本”实为同一版本。清同治六年丁卯（1867）资州刻本此次版本调查未得见。清同治八年己巳（1869）贵州罗大春刻本，为本书刊行后的重要校订本。清光绪以后版本3种，另有抄本2种，此次未作为版本调查的重点。另，《中国医籍考》与《清史稿·艺文志》皆未见著录《林氏活人录汇编》。

此次整理以清乾隆十八年（1753）三原张在浚刻本为底本，以清同治八年（1869）贵州罗大春刻本（简称“同治本”）为主校本。兹将校注有关情况说明如下：

1. 采用简体字横排，对原文重新加以句读。

2. 原书中“右”“左”表示前后文者，统一改为“上”“下”。

3. 原书中一般笔画之误，以及明显的错别字，予以径改，不出校。

4. 原书中的异体字、古字、俗写字，统一以简化字律齐，不出校记。

5. 原书中的通假字，保留原字，于首见处出校说明。

6. 原书中的药名字形不规范者，除药物异名外，均以药名规范字律齐。病名中噎膈之膈有“嗝”“膈”“隔”“鬲”等不同写法，今以“膈”律齐。“痼”字因文中释义涉及字形，故保留。

7. 原书中可以确认的脱讹衍倒，有校本可据者，据校本改，无校本可据者，出校存疑。

8. 原书字词无误而校本义胜或有参考意义者，酌情出校。

9. 原书中文字有疑义，无校本可据，是非难定者，出校存疑。

10. 原书张在浚序无标题，补“张序”为题；张涛跋无标题，补“跋”为题。

11. 原书各卷卷题下有“三原张在浚念亭氏重辑”“钱塘张涛学海氏榕荔圃氏校正”字样，今一并删去。

12. 原书卷题或作“卷之某”，或作“卷某”，律齐为“卷某”。

13. 原书中字词疑难或生疏者，予以简注或注音。

14. 原书段落中小字夹注者，用另体小字。

15. 凡独立成段方药中药名后的炮制、用量等，用另体小字。

原序

窃惟圣人御极而天下熙熙焉，民无夭扎[①]，物无疵疠，共跻于期颐耄耋者，良由太和元气[②]弥纶布护，无愆阳伏阴[③]之患为之扰凿于其间也，医亦何所施其智哉？然生人之气禀不齐而情态之纷乘莫测，一有所偏，则风寒暑湿燥火之病生焉。自轩岐出而《内经》作，实秉裁成辅相[④]之权。厥后张朱刘李[⑤]，名宿继起，各抒所学，发先圣之秘钥，启后进之愚蒙，微旨精义，固已窥全豹而集大成矣。噫！后有学者，虽欲出其余论成一家言，而要不越乎前哲之范围，又安能免于续貂覆瓮之讥耶？惟是山陬海隅之士，择焉不精，语焉不详，虽诸家之书具在，而读者无引伸触类之能，非求之过高，即执之太泥，医学之不明于天下也久矣。燧生长农家，遭三藩煽逆之时，不能为朝廷宣布威德，折冲[⑥]疆场，穷居草茅，涉猎于轩岐之术。乡闾之以病告者，投以刀圭，辄得奏效。因念古人证治诸书，汗牛充栋，门户既别，议论纷起，后学无所持循，不免惑于歧路，思有以导之而未能也。

① 夭扎：也作“夭札”，患疫病而死，此指因病而死。

② 太和元气：人与生俱来的冲和之气。太和，天地阴阳冲和之气。

③ 愆阳伏阴：冬暖夏寒，泛指阴阳失调之气候。典出《左传·昭公四年》。

④ 裁成辅相：谓（圣人）洞达天道而以教育民众。典出《程氏遗书》卷二十二。

⑤ 张朱刘李：指金元四大家张从正、朱震亨、刘完素、李东垣。

⑥ 折冲：原意为使敌人的战车后退，后指冲锋陷阵。冲，一种战车。

偶得《石镜录》[1] 一帙，发而读之，虽持论或即未纯，主治或有未当，然问答精详，绝无影响[2]模棱之病，遂为较正[3]而增损之。中间症各一门，门各为治，随症加减，了如指掌，而更其名曰《汇编》。盖举纲提要之书，虽窘边幅[4]，而实济时用，是在学者会其理，会其意，而并会其旨归之堂奥，庶几简而易明，约而可守，由是扩而充之，神而明之，佐君相以保合太和，而登斯世于期颐耄耋，是则燧之素志也。若谓此书之作，上可以窥轩岐之奥，而下可与张朱刘李诸君子方轨并驾，以调元赞化于草莽间也，此又燧之所不敢居矣。是为序。

古闽长溪林开燧慕莪甫识

① 石镜录：医论专著，清代刘默撰，四卷，据刘默与其弟子问答整理而成。
② 影响：传闻不实。
③ 较正：校正。较，同“校”。
④ 窘边幅：谓无暇于文采。窘，急迫。

活人录序

医之为言，意也，毫芒之际，可得而解，不可得而言。诚以用药如用兵，其间标本内外，后先缓急，一或不慎，失之毫厘，遂至谬以千里。经云望而知其病者谓之神，闻而知之者谓之圣，问而知之者谓之工，至于诊脉浅深，呼吸至数，而后能疗治者，得巧之道焉。夫如是，则临症施治，宣通补泻，岂徒按古人成方遂可毕乃事哉？虽然，神明变化，运用之妙，存乎一心，而规矩准绳则又不能舍方书而师心自用也。上古以前，僦贷季理色脉而通神明，尚矣，然荒远难稽。粤自黄帝与岐伯天师更相问难，上穷天文，下穷地理，中拯民瘼，而《内经》《素问》作焉。他若《难经》，若《甲乙》，若《太素》，以及全元起之解，启玄子之注，俱彪炳宇宙，为一时宗。下此以往，名辈亦间出，而其最著者长沙，而后若东垣、河间、丹溪诸公，莫不各有论说，简册具存，班班可考，后之学者亦何庸再有著述乎？虽然，人各一论，论各一书，苟不类萃前人之用意，用药井井，心目间如暗室之灯，如济川之筏，则泥方固不能治病，而脱离古方，病更不治，此《林氏汇编》所由纂也。是书分别门类，且效《难经》问答，备列方案，俾学者易于检阅，行世已久。司马张公出守吾浙之玉环①，政清事简，岂弟②慈祥，凡有利于民物，靡不倒囊赈恤。岁丁巳、戊午歉甚，赴楚籴运，以济民艰，全活甚众。又悯是郡孤悬海外，人不识医，婴疾③束手，因取《林氏汇编》重为刊布，以救夭枉，遂更其名曰《活人录》，仁人之用心，良溥④矣。余与张公有秦晋之好，丐一言弁其端。余既略知八脉，乐此不疲，而又深嘉张公之存心为不朽也，爰奋笔而为之序。

乾隆癸酉夏五武林柴潮生题于听涛书屋

① 玉环：玉环厅，清置，即今浙江台州玉环县。

② 岂弟：和乐平易，一般用来形容君子。典出《诗经·大雅·文王之什》。

③ 婴疾：患病。婴，缠绕。

④ 溥：广大。

张序

余任玉环，玉环孤悬外海，风霾湿瘴，无间寒暑，居人易于沉染，往往不瘳，心窃忧之。设局修合丸散以及汤剂膏丹，验症施药，苦无善岐黄者董理其事。适三山①林公，与余交好，出赠家藏《活人录》一册，公余之暇，悉心翻阅，见无症不有，无方不备，先讲病源，次酌加减，分门别类，了若指掌，依方试之，无不立起。因念宇宙之大，穷乡僻壤如玉环者指不胜屈，若得此书，则人人卢扁，颇可寿世。其如远隔闽峤②，购觅维艰，是以捐资剞劂③，延请善岐黄者逐一校正，博施济众，庶使穷乡僻壤如玉环无医之境，咸得救药，岂曰小补之哉？

诰授奉政大夫浙江温台玉环清军饷捕同知

前任金华府粮盐水利通判

兼摄两浙江南都转盐驿嘉松分司加一级纪录四次又议叙

加一级纪录二次关中张在浚题

---

① 三山：福州的别称。福州城内有于山、乌石山、屏山三山鼎立，因称。

② 闽峤（qiáo 乔）：福建多山，因称。峤，山尖而高。

③ 剞劂（jījué 鸡厥）：雕版刻印。

目录

卷　九

卷　十

卷十一

卷十二

卷十三

卷十四

卷　一

中　风　门

或问：人之于风也，不曰冒，不曰伤，而独曰中者，何也？既曰中风，其邪必由表入里，自浅至深，如何绝无头疼鼻塞、发热畏风诸表证也？

答曰：天之八风自外而入，感之轻者曰冒，见冒风门，感之重者曰伤，见伤寒书风伤卫门。经云风从外入，令人振寒汗出，头痛身重恶寒[①]，则知由外感者必有诸表证，人易得而知之者也。若夫中风之风，多由气虚，则阴血不营，阴虚而阳火偏胜，肾家之气逆火炎，肝家之风从火化，虚风内鼓，神气外驰，一时暴绝，出乎意表，与外感形证绝不相蒙[②]。据愚见，释此"中"字应作"重"字、"危"字看，犹人被箭，卒然而至，其来疾，其力大，其入深之义，必非自外而内，由浅入深之谓也。故余临症三十余年，所见里发者十之八九，即有外触，不过一二。经云贼风虚邪，避之有时[③]。此虽为外感时行八风而言，然推避之之意，亦正欲人防其暗中耳。故治者当以里虚为本，风痰为标，而外触者又

---

① 风从外入……身重恶寒：语出《素问·骨空论》。

② 相蒙：相关。

③ 贼风虚邪，避之有时：语出《素问·上古天真论》。

标邪中之兼症也。

或问：百病何独中风为甚而先贤必首论之？既云内发者多，则在内何由得风？此风是真象耶？是假象耶？

答曰：经云人之气，以天地之疾风名之①，岂天地之风独不可以气言乎？天地之风气，有和风，有邪风，有贼风。人身之风气，有正气，有邪气，有乱气。和风则发育万物，邪风则摧坚振落，堕指裂肌，贼风则伤人损畜。正气者血脉因之以营运，邪气者腠理袭之以致病，乱气者脏腑犯之而绝生。故中风之风，即人身暴乱之气，以其势之鼓掉动荡也，假名曰风，以其发之骤，病之笃也，喻之曰中。经云风为百病之始②，先贤所以首论之，既明风即是气，则知不由外来，气即是风，风势岂为真象？学者所当细心体认。而疏风燥血、辛散益热之剂，不宜轻用者也。

或问：血虚者为左瘫，气虚者为右痪，论气血周于一身，无处不到，岂右无死血、左无湿痰耶？

答曰：瘫者举动艰难，痪者不能移换。经云：营气与宗气并行十二经脉之中，导引血脉者也。盖大经之道路，左有十二经，右有十二经，共二十四经，背由督脉所分，腹由任脉所界，全藉宗营二气导引转运，血脉由是流通，机关因之便利，自无瘫痪之症。惟其营卫之气不周，偏闭于左则左

① 人之气……疾风名之：语本《素问·阴阳应象大论》。人，《素问·阴阳应象大论》作“阳”。

② 风为百病之始：语本《素问·生气通天论》。

废，偏闭于右则右废，于理始合。要知气虚则气滞，在血脉不能流通，尽可为死血矣。气虚则气闭，在津液凝结，尽可为湿痰矣。不可执左为死血，右为湿痰也。惟其误认，则必致于消痰破瘀，削伐元气，反伤脏腑，不亦冤乎？

或问：富贵逸乐之人形体丰厚，神气充足，中者十居八九，劳苦瘦弱之人中者十无二三，其故何居？向闻五旬外者方中，今则三旬左右亦中，何也？

答曰：大凡体肥，则肉浮于气，加之斲丧①，则真气不足以维持，平日语言气短，行动喘急，一遇劳烦过度，空火②陡发，精散神离，暴脱而死。若贫贱辛苦之人，形弱气充，心劳欲寡，力作不宁，何暇酒色？故其血脉流通，机关便利，中者自少。古时天地之气运醇厚，人禀充足，必待衰朽而中。今则天地之元气凋漓，人禀薄劣，加之情欲过伤，身心失调，故少年亦多中也。

中　　腑

或问：经谓六腑不合则四肢偏废，是六腑皆不和而齐病，抑一腑两腑不和而病耶？不和者在元气虚耶？实耶？经络有盛有衰，偏左偏右，以致半身不遂耶？

答曰：凡人饮啖倍常，胃强脾弱，土有实邪，则气滞痰壅，经络闭塞，隧道不通而偏废者，谓之有余。此假痰气火之标而偏于盛也，法从实治，新起宜泻，久则宜和，远宜清

---

① 斲（zhuó 浊）丧：伤害，特指因沉溺酒色而伤害身体。

② 空火：同治本作“虚火”。

补。食少事烦，脾胃两亏，土薄气衰，营虚血滞，则肝木偏胜，火旺阴消，血脉凝涩，经络枯燥而偏废者，谓之不足。此因气血两虚而偏于衰也，法从虚治，新起宜调，久则宜补，远宜温补。

或问：中腑者肢体偏废，外显六经形证如何？十有二经，只言六经受病也，岂因六经受病，故只半身不遂耶？

答曰：论中腑，焉有在表诸经不病之理？左右各有十二经，病则俱病，不病则俱不病也。先哲只言六经者，独指足三阳、足三阴所关阴蹻、阳蹻、阴维、阳维之六经也，故有半身不遂之病。但六腑在内，经络在肌表而颜色外显，所当随症之新久虚实审之者也。

中腑之脉　脉来缓滑，或浮滑，或滑数，有神者，易治。若弦滑，或浮数，或洪大者，难治。总属有余，当以缓法泻之。如两尺不应，寸关搏大而弦急者，不治。

中腑实症之脉　浮弦无力为风，浮滑不清为痰，浮数有力为火，沉弦有力为气，沉实有力为便结，沉涩而数为血凝。

中腑实症　口眼㖞斜，言语或清而蹇涩，气塞痰凝，心境或明而恍惚，或左瘫右痪，或四肢无恙，惟麻木而举动艰难，大便燥结，胸膈痞满，口角流涎，面色或红或青或白，或有汗，或无汗。

中腑实症治法　初起之日，胸中痰盛者，先以稀涎散吐去其痰，稍宽，不可复吐，随以清热顺气消痰之剂疏利表邪。如大便秘至三五日者，竟以下剂利之。如标病渐缓，七日之后以平剂和之，三七之后全体相安，以补剂调之。

稀涎散 中风初起，痰涎潮涌，牙关紧闭，汤药难进者，用此探吐风痰，疏通喉膈，吐中自有疏散之义也。

明矾 枯矾各一钱 牙皂炙黄，去皮，二钱

上三味研细末，每服一二钱，白滚汤调服，探吐浮痰则已，不宜多吐。

中腑实症治标主方

天麻三钱 半夏制，二钱 广橘红一钱五分 防风 枳实各一钱 胆星 黄芩各五分 甘草二分

煎十分，加姜汁五匙，竹沥十匙，不拘早晚，日服二剂。

天麻为平肝省风、清痰定晕之圣药，故为君；半夏豁痰，为臣；佐胆星以清之，橘红顺气清痰，佐枳实以利之，防风之辛疏风解表，黄芩之苦泻热和肝；以群药辛散，用甘草和之。热甚，加川连、犀角各五分。关节痛而恶风者，加防风、羌活各一钱。此方顺气消痰，省风清热，不拘气虚血虚，可以先服，急治其标，即为泻耳。如大便久秘，肠胃不和，面红烦渴，重则润下丸，轻则滚痰丸下之。

润下丸 六腑结热，肠胃不通，壮热内盛，烦躁不宁，燥渴引饮，或伤寒热毒传里，舌胎黄黑，谵语神昏，或热入血室，瘀血狂躁，二便秘结者，用以利之。

大黄制，三两 枯黄芩七钱五分 枳实一两二钱五分 朴硝五钱 厚朴一两二钱五分

蜜和为细丸，不拘时，白滚汤吞服二三钱，不利再服。

滚痰丸 上可豁痰利膈，下可涤秽通幽，肺胃痰凝，大肠热结，饮食难进，皆可通用，不独为中风设也。

沉香　礞石硝煅透　枯芩酒润透，炒　大黄酒拌，蒸黑为度

水叠为细丸，不拘时，白滚汤吞服一二钱，以利为度。

中腑实症平剂主方

天麻二钱　半夏　秦艽各一钱五分　茯苓　牛膝一钱　枳壳炒　甘菊　黄芩酒炒，各五分　橘红一钱　甘草二分　生姜一片

早空心、午后服。

照前方，去防风之辛，枳实之苦，胆星之燥，加牛膝以滋肝血，秦艽以搜肝风，菊花、黄芩清阳明之热，茯苓、枳壳理脾胃之气，不泻不补，谓之平剂。

中腑实症清补主方

天麻二钱　半夏制　当归　秦艽各一钱五分　茯神　牛膝　橘红各一钱　车前子　甘菊各五分　甘草二分　生姜一片

早空心、临睡服。

照前方，去枳壳之破气，加茯神、当归，同牛膝以养血安神，以秦艽、甘菊搜风清火，谓之清补。兼服牛黄清心丸。

牛黄清心丸　治体厚气虚，事冗心劳，诸火内亢，风痰壅塞，神昏气乱，眩晕肢麻等症。

西牛黄三钱　犀角尖锉末，五钱　羚羊角锉末，二钱五分　茯神三钱五分　归身酒洗，焙干，三钱七分五厘　川芎三钱五分　白芍酒润透，炒黄，三钱七分五厘　阿胶蛤粉炒珠，四钱三分七厘　真神曲炒，二钱五分　甘草生用，一两二钱五分　柴胡三钱二分　防风三钱七分五厘　桔梗三钱二分　杏仁去皮尖，三钱二分　黄芩三钱七分五厘　黄连四钱三分七厘　蒲黄三钱一分五厘　白蔹一钱九分　干姜一钱九分

肉桂四钱三分八厘　冰片二钱五分　麝香二钱五分　雄黄二钱　黑枣去皮核，二十五枚

蜜丸一钱，重金箔为衣，蜡丸封固，临睡灯心汤化服一丸。

中脏虚症之脉　脉沉无力为虚，沉滑为湿痰不利，气滞血少，虚微无力为气血两虚，浮数微滑为内热痰凝者，易治。若沉涩不应为气滞血凝，虚弦虚数为血虚内热，浮滑不清为风痰内鼓，浮涩无力为营卫不行者，难治。两尺不起则下元绝，寸关空豁则真气散，举之搏大，按之绝无，孤阳无依者，死。

中脏虚症　左瘫右痪，精神昏倦，寝梦不安，戴阳面赤，颜色不定，气喘自汗，烦燥[①]不宁，痰声如锯，口角流涎，肠鸣泄泻，不思饮食。

中脏虚症治法　初以清剂，先理胸膈浮痰，省风清火，次以润剂，清热和血，调气宁神，兼于理痰，久则调补血气，远则大补精神。

中脏虚症治标主方

天麻三钱　橘红　半夏各一钱五分　茯苓　白术炒　秦艽各一钱　川芎　防风　荆芥各五分　甘草二分

水煎十分，加姜汁五匙，竹沥十匙，早晚空心，日服二剂。

以痰气不清，故君天麻而臣半夏、橘红；以风热未省，

---

① 烦燥：烦躁。本书中用法不一，以下径改为“烦躁”。

故使荆、防、生草；其气虚也，佐苓、术以补之，血虚也，芎、艽以和之。如胸次痰结，痞满不和，当于三日前，用涌涎汤微吐之。

涌涎汤

人参芦一钱　桔梗二钱　牙皂炙，去皮，五分

煎十分，加盐一钱，乘热一气服，服后以鹅翎探吐，未尽再服。

中腑虚症清补主方

天麻二钱　枣仁　归身各一钱五分　茯神　半夏各一钱　橘红七分　秦艽五分　甘草二分　生姜一片

煎十分，午前、午后空心服。

在表无病，里虚居多，以此剂和血醒神，顺气清痰。去荆、防，加归、枣，故曰清补。脾虚者，加白术一钱，去秦艽以防泻。

中腑虚症治本主方

白术炒，二钱　人参　当归各一钱五分　牛膝　天麻各一钱　橘红　车前子　甘菊各五分

水煎，早晚空心服。

参、术健脾益气，归、膝补血舒筋，天麻、橘红清气消痰，菊花省风清热，车前降气导火，为虚症之补剂。

中　脏

或问：前论中风，不因外感，多由内发，辩之详矣。但人必从精气亏损，血脉枯槁，形神衰惫，方知为虚。如何未

中之前绝无虚症外现，起居饮食、言语酬酢如常，形体丰厚、面色红润无异，卒然一中而毙者，其故何居？

答曰：经云：出入废则神机化灭，升降息则气主孤危。又云：一息不运则机缄穷，一毫不续则霄壤判。须知人命无根，悬于一息，可不慎欤？五脏者，藏精神而不泄者也，有所藏便有生生不息之机，为性命之本。今人自恃形体丰硕，精神充足，恣意斲削，不为樽节①，而真气日亏，年逾半百，气血便衰，脏腑不虚而虚，甚有虚火焕发，神彩外驰，不惟不自觉其虚，而反信为有余。日以空虚之体，当七情六欲、八风六气之冲，陡然触发，则诸气逆上而化火，诸火亢极而化风，诸液结聚而为痰，诸水潮涌而为涎。斯时也，有升无降，有出无入，一如疾风暴雷、龙腾水涌之势，元气孤危，无以主持，遂至面赤如妆，痰喘如锯，小便自遗，六脉搏大如涌泉沸釜，少顷汗出如油，一息不续而死。

中脏急症 唇吻不收，舌强失音，眼合不开，或直视摇头，口开手撒，鼻鼾遗溺，痰声如锯。此为邪中五脏，九窍不通，闭绝而死。

中脏急症之脉 下元无根，则两尺不应，或脉来沉涩微细。若痰气并逆，有升无降，则虚弦搏急，一如沸釜。若精神元气一时暴绝，则虚散欲脱。

中脏急症治法 外现有余之症及搏急之脉，正属暴脱暴绝之候。凡消痰降气、清火疏风之剂，及牛黄、苏合、滚痰

① 樽节：节制。樽，通“撙”，抑止。《淮南子·要略》：“樽流遁之观。”

诸药，搐鼻探吐之法，一概禁用，只有后方十可救一。

中脏急症峻补主方

人参五钱　当归三钱　黄芪炒　白术炒，各二钱　茯苓一钱五分　附子制　橘红各一钱　甘草炙，五分　生姜二片

煎十分，加竹沥十匙，姜汁五匙，日服二剂。

神气暴绝，非参、附之辛温，不足以追复失散之元阳；阴血有亏，则孤阳无附，非当归之辛润，无以固其根；营卫气衰，以芪、术、甘、苓之甘温培之；痰气壅逆，以姜、橘之辛苦顺之，竹沥之甘凉清之。此剂早服多服，庶克有济。

或问：中脏者，大便秘结，古人有以三化汤通之，则知原有泻法，恐前补剂有未便乎？

答曰：盖五脏之元气随病而脱，方显暴脱之急症，非前方断不能追复失散之真阳，然犹恐未尽其能，必得人参二两，附子五钱，独煎二味速进，胜前十倍。但苦人不能信服，临期掣肘，坐视其毙耳。若中脏缓症，原有补泻之法，非比五脏同病，五绝俱现者也。后立诸方，专为缓症而设。

中脏缓症　缓症者，不过一脏或两三脏受病，但舌不转而失音，鼻不闻香臭，口角流涎，耳聋目瞀，大小便闭结，饮食不思，肢体缓纵，痰涌气逆，神情昏愦，独不现前诸绝症耳。

中脏缓症之脉　六脉虚大空搏，气欲脱而不敛也。浮弦滑数，气虽虚，而外有虚风，内有痰涎也。涩弱血虚，微弱气虚也，两肾有根，真气未脱也。

中脏缓症治法　初中之时，先搐鼻取嚏，有嚏可治。继

用探吐上膈浮痰，一日已后，吐法当禁。先宜省神豁痰，继用清补，后服培补为妥。

醒神散 治中风昏愦，不省人事，口噤不能言语。用此搐鼻，有嚏则气道通，神明犹醒者可治，无嚏则九窍闭，神气散者不治。

牙皂炙，去皮，一钱 北细辛焙燥，一分

二味为极细末，男左女右，吹鼻取嚏。此药辛能透窍，用之开关醒神。

涌涎汤方见中腑治虚门

中脏缓症治标之方

人参三钱 半夏 天麻各一钱五分 茯神 橘红 当归 远志各[①]五分 菖蒲 胆星 甘草各二分

煎十分，加姜汁五匙，竹沥十匙，午前、午后空心服。

气虚不能统摄营卫，故君人参以补元气，臣天麻、胆星、半夏以豁风痰；气闭神昏，语言蹇涩，佐当归、茯神以活血养神，使菖蒲、橘红、甘草以醒神清火，利窍展舌，用远志以固精宁志。如血枯液燥，大便久秘不行，用滋燥养血润肠丸通之。若气不顺而大肠结热不通者，可服搜风顺气丸。

滋燥养血润肠丸 专治久病及年老血枯液燥，肠胃闭塞，小水反数，大便虚秘，关格之症，难于传导。

归尾四两 牛膝 麻仁 杏仁去皮尖 枳壳炒，各二两 桃仁去皮尖 红花 玄明粉各一两

---

① 各：原脱，据文义补。后见仿此。

蜜丸桐子大，空心白滚汤吞服三五钱。

搜风顺气丸 治三十六种风，七十二般气，目赤耳鸣头晕，顽痰积饮为痛，血脉不通，肢体酸疼麻木，便结不行，三腕①痞结难舒。

大黄九制，五两 车前子去壳，四两 槟榔三两 山药 牛膝 麻仁 萸肉 菟丝子酒浸，炒透 郁李净肉，各二两 防风 独活 枳壳 杏仁去皮，各一两

蜜丸桐子大，早晚空心白滚汤服一二钱，便秘服三五钱。

中脏缓症清补主方

人参三钱 当归 白术炒，各钱半 半夏制 天麻 橘红 茯神 枣仁炒，各一钱 川芎 远志肉各五分 生姜三片

空心临睡服。

参、术益脾生气，芎、归和肝生血，茯神、远志宁志安神，天麻、橘、半利痰清气。

服灵炁丹方别见

中脏缓症培补主方

人参五钱 白术二钱五分 黄芪 茯苓 归身② 橘红各一钱 川芎 附子制 熟地黄各五分 炙草二分 生姜三片

空心午后服。

形不足者温之以气，参、苓、芪、术乃助脾益气之药；

① 三腕：当作“三脘”。按原书“脘”多有写作“腕”者，应属讹误，然古医籍多见此用法，姑仍其旧。

② 归身：原脱，据同治本及本书方后内容补。

精不足者补之以味，熟地、芎、归为填精补髓之剂；附子、生姜以温卫，橘红、甘草以和中。

中　经

或问：中经者，中于经络也。论十二经络周乎一身，既云中经，则全体皆应受病，今则但见口眼㖞斜而手足不遂者何也？

答曰：此云中经者，只中于手足阳明二经之脉也。手阳明大肠经起于食指之端，循臂入肘。足阳明胃经起于鼻，交頞①中，循颐②环唇绕吻，从缺盆下行两乳，夹脐入气街，下行足跗，出大指之端，与别经无涉。若干涉他经，必连脏腑，又非中经之轻浅者比也。况中经者，中于本经脉络之中，与内脏腑无碍，故云轻浅。但有内发外触之不同。盖邪中足阳明胃经，其脉逆行，左右环绕而反致交错，或尽交于左则㖞左，尽交于右则㖞右，左右偏盛偏虚，则连眼皮摊下。若不及手阳明大肠，则只于口眼㖞斜。若连手阳明，则手为不遂。若络脉偏盛，营气不能交会足太阴经者，其足亦不遂。然言不遂者，不过举动不便，非比中腑之偏废，竟不能动也。

中经形症　口眼㖞斜，手足不遂，外无六经形症，内无便溺阻隔，言语如故，饮食如常，神情不倦，心志不乱，病在分腠之间，故为轻也。

---

① 頞：原作“额”，据《灵枢·经脉》改。

② 颐：面颊。

中经之脉　六脉无异候，知脏腑不病也。或内热则数，血虚则弱，气虚则微，暴怒者弦，风盛者浮，有痰乃滑，气滞自沉。

中经治法　调气和血，省风清热。如有结痰，则临睡服滚痰丸利之。如大小便不通，空心权服搜风顺气丸行之。如遍身痛不可忍，用活络丹和之。如无表里形证，只以平剂调理，而祛风越痹酒及豨莶丸，以虚实酌用。

滚痰丸见中腑实症门　临卧白滚汤或淡姜汤服二钱。

搜风顺气丸见中腑缓症门　空心白滚汤或临晚陈酒服三五钱。

活络丹　凡因湿痰及风热流滞经络，以致口眼㖞斜，手足搐搦，筋脉不舒，半身不遂，肢体疼痛，用之有效。

何首乌生熟各半，四两　香附酒浸，炒，四两　当归全用，三两　天麻三两　南星姜汁制，二两　橘红三两　枳壳炒，二两　延胡酒炒，二两　抚芎一两　羌活一两五钱　独活一两　红花一两五钱　秦艽一两　乳香出汗　没药出汗，各五钱

蜜丸弹子大，重三钱，空心淡姜汤、临睡陈酒化服一丸。

祛风越痹酒　风寒湿三气留滞经络脉血之中，以致肢体酸疼，筋骨拘挛，久则半身不遂，麻木不仁，兼为湿痰流注，腰膝痿躄。常服可以利关节，通脉络。

白术炒　当归各五两　杜仲盐炒　牛膝　防风各三两　苍术　川芎　羌活　红花各二两　桂枝　威灵仙各一两

锉片，绢囊盛，用无灰陈酒二十斤浸五七日，隔汤煮透，早晚随量热饮。

中经平剂主方

秦艽二钱 牛膝钱半 车前 当归 黄芩 钩藤各一钱 荆芥 防风各五分

午前、午后服。

风热侵于血分，君[①]艽、归和血搜风，臣车前、牛膝导引血中之气下行至足，佐黄芩、钩藤以清血中伏热，使荆、防者，一曰引经，二曰省风，且有火郁发之之义。

或问：中风一症，古人有真、类之分，今则不辨真、类，不亦变乱古文乎？子将何论以尽其旨也？

答曰：知其要者，一言而终，不知其要，流散无穷。自古迄今，无能辨风之由内由外，是假是真，故不得已而分为真中、类中。及审真、类二门所论之症，则又彼此相似，原无确见以区分委别。虽有刘、李、朱三家之说，亦只言致病之因不同，原不外乎中风二字。由此观之，何必另生支节？即如杂症，其名虽一，而致病之因自有不同，凡我医者，岂可因其不同而强分真、类，反将正名淆乱，使后学有多岐之惑。

或问：真、类固可以不分，而古人之方，亦可以置之不用也耶？

答曰：古论古方，不过后人准绳，其义已悉于诸书，余不复赘。只以平素经验简易之方附载，以俟学者采择云。

或问：凡人初觉大指次指端麻木不仁，或用之不随，三

---

① 君：原作“以”，据同治本改。

年内防有中风之疾，古人以愈风汤、天麻丸预为未病之药。不识吾子以为何如？抑更有经验简易之方为调摄之法乎？

答曰：预防之理，莫若养气血、节饮食、戒七情、远房帏之为要。若以前方是赖，反至燥血助火，经脉枯萎而招风取中也。今以平日经验之方备用，随症加减，自获全效。

中风预防主方

人参　黄芪　白术各二钱　当归一钱五分　首乌二钱　牛膝一钱五分　半曲[①]一钱　茯苓一钱　橘红七分　甘草三分　姜　枣各一钱

早晚空心热服。

元气不能导引血脉，佐以参、芪、术培补宗、营、卫三气；阴血不能荣养经络，主以首乌滋补肝肾之真阴，且能治热；当归活血通经，牛膝滋肝降火，二陈和中利痰。脾胃虚燥，火盛咳逆者，去白术，加山药二钱，石斛三钱。肺肾阴虚，口渴烦咳者，减芪、术之燥，加麦冬二钱，五味五分。肺胃浮逆之火，痰气不利者，减芪、术，去半曲，加枯芩一钱，贝母一钱五分。风痰内盛而眩晕者，加天麻二三钱，菊花一钱，以省风热。腰膝疼痛，倍制牛膝，而加杜仲一钱五分。腿脚无力，益以石斛、牛膝。心虚无睡，加枣仁二钱，茯神一钱，而去茯苓。盖中风将发之前，未有不内热者，热极生风，此子能令实母也，故先辈谓以火为本，以风为标。治法先以降心火为主，心火既降，肝木自平，此实则泻其子

① 半曲：同治本作“夏曲”。

之法也。前方不妨加川黄连七分，清心与肝胃之火。若作风治，而以辛热之药疏散之，反致耗血助火，贻害不小，即调气破气一法，亦百无一验。惟有肥人，神气虚浮，过于饮啖而湿胜痰多者，方宜风药以燥湿，调气以理痰。然亦审其气血之虚实，而加减补泻之法，庶无他虑，是在学者精思之。

中寒门

或问：前言中风二字，在有无真假之间，则今中寒之义，同乎？否乎？

答曰：中风尚有真、类之疑，中寒确无真、类之别，惟中之一字，自与伤寒、感寒不同。如感冒寒邪，邪在皮肤腠理之间，浅而轻者也，只头重如裹，眉棱酸痛，拘紧恶寒，乍寒乍热，饮食如常，或身体不热，虽热而止，发不定，其势缓于伤寒，故曰感冒。若伤寒之邪，六经受病，先表后里，自经传腑，腑传脏，其势缓于中寒，故犹曰伤。所云中者，乃真寒直入阴经，深而危笃，险在旦夕，惟有三阴虚实内外之别，故亦谓之中也，学者辨之。

或问：风寒暑湿燥火乃天地本有之气，如何谓之六淫，犯者必病也？

答曰：盖天地有正气，有淫气。如寒热温凉，顺四时而无舛错亢逆之灾，则万物生长收藏之令正焉，谓之正气。若太过则谓之淫，淫者，盈溢之义也。今言中寒者，乃天地过于严寒，虚家受其寒淫杀厉之邪而病，病且必危，是天气不可过寒者也。又冬令当寒，寒则万类潜藏，精神闭密，以为来春发生之本。若当寒不寒，应藏而反泄，则谓之冬不藏精，至春奉生者少。又曰：冬不藏精，春必瘟病。可见精神不可不藏，正气不可不寒者也。然同一寒淫，何以有犯有不犯？盖卫气者，人身真阳之气也，起于下焦，昼则行阳二十五度，外护皮毛而充腠理，以捍御六淫之外袭者也。若阳虚之人，卫气不密，则寒邪乘虚而直入肝脾肾之三阴，更因平素失调，致五脏伏匿之真阳亏损，是以表里虚寒之体而敌阴凝肃杀之气也，宁有不病、病而不危之理？原[①]有不由外邪，只因平素中气虚寒，而多食生冷寒凝湿腻之物而病者，亦谓之中寒，其治法即附于太阴脾经之后。

寒中太阴脾经之脉　中气久虚，寒邪直入，脉必沉紧而弦细。若内因生冷，中虚而发者，脉必沉迟弦紧或弦滑。

寒中足太阴形症　中腕疼痛，吐利腥秽，恶心腹满，四肢厥逆，惟头不疼，身不热。

寒中太阴治法　温中补脾，顺气行痰，兼之温消食积，而外用熨法以止腹痛。

寒中太阴主方

白术三钱　陈皮　半夏各钱半　肉桂一钱　干姜八分　炙草二分　生姜三片

不拘时，日服二剂。

因中气久虚，故以白术、炙草之甘温，为君；中虚者必气滞，气滞者必痰凝，故以陈皮顺气，半夏利痰，为臣；寒

① 原：同治本作“亦”。

淫之毒，非姜、桂之辛温不能散，故用之为佐使。如元气虚极，不能接续，加人参钱半。如真阳亏极，肢体厥逆，加附子一钱。如饮食停滞而不消化，加厚朴一钱。如寒食阻碍，气道不通而发呃逆，加丁香五分。如肢体骨节疼痛，加羌活一钱，川芎五分。如寒邪暴中，头疼寒战，呕吐腹痛，身冷无汗，煎剂一时无办，急用太阳丹温散表里寒毒。如上则呕吐恶心，呃逆不顺，下则胸腹绞痛泻泄，急服苏合香丸。愈后脾胃虚寒，命门无火，呕恶腹痛泄泻，止发不常，因其缓，而用参附理中丸以温补之。

太阳丹 培补脾肾阳和之气，温散表里寒沍[①]之邪，盖取太阳所照，幽谷可以生春，重冰因之立泮[②]也。

北细辛 麻黄去节，各五钱 干姜二钱五分 桂枝二钱五分 附子一钱五分

为细末，收贮。遇症，即以生姜汤调服二钱，暖卧，里实者以出汗为度，虚则听其自然。

苏合香丸 外感风寒暑湿、山峦毒瘴、尸侵鬼注之客邪，内伤湿热、郁痰积饮、阴寒凝滞之气，或宿食停饮、凉冰水果、生冷难消之物，以致阴阳不和，上下阻隔，呃逆恶心呕哕，心腹绞痛泄泻，与夫干湿霍乱之症，皆可通治。

香附一两 白术五钱 广藿香五钱 木香 檀香 沉香 丁香 乳香各二钱五分 麝香五分 诃子肉 荜茇 广陈皮 朱

① 寒沍（hù 户）：寒气凝结。

② 泮（pàn 判）：散，解。

砂　苏合油　肉豆蔻各二钱半

为极细末，炼蜜和丸，重五分，外用蜡圆封固，不拘时以浓姜汤化服一丸或两丸。不省人事者，乘热灌下。

参附理中丸　盖土无火则不生，命门真阳有亏，所谓釜底无火，脾胃平素虚寒而饮食少减，或难于消化者，陡被外袭之寒淫所中，或内因有形之冷积所伤，一时肢体冷厥，心腹窘痛，恶心呕吐，暴泄清溏。可以备急，可以常服去参、附，为理中丸。

白术四两　人参二两　附子五钱　肉桂　干姜　陈皮各一两　甘草五钱

蜜丸，早空心姜汤服二三钱。

如胸膈饱闷，腹痛不止，泻者用麸皮一升，结者用盐一斤，炒热，为两分，以重布包紧，熨于胸腹之上下左右，冷则轮换热者。

寒中少阴肾经之脉　房劳过度，命门真阳亏损者，两尺自应不起，或沉细虚微，或虚散①欲脱。

寒中足少阴形症　一时暴昏，不省人事，口噤舌强，失音不语，小便清冷频数，两足厥冷过膝，骨节疼痛，强直不舒。

寒中少阴治法　导火益气、温补下元为主。

寒中少阴主方

人参三钱　当归　白术各钱半　附子　肉桂各一钱　炙草五

① 虚散：同治本作“细散”。

分　生姜三片　大枣二枚

煎，不拘时服。

元阳一时暴绝，非参、附不能挽回造化，非姜、桂之辛温，亦不能扶阳散寒，而导阴火以归命门，且参、术、归、草皆甘温之品，气血兼补，乃房劳虚损所宜，且助脾胃之营气而培养精血，非若熟地、枸杞之腻滞而反益阴凝之气也。如自汗不止，加炒黄芪二钱。如烦躁而渴欲饮冷，及饮而不能下咽者，寒气固结于下，隔[①]拒真阳于上，非真有热也，颧红如染，四肢厥逆，六脉虚浮细数，按之空散不应，皆虚阳泛上之症，倘若认为阳厥则误矣，以其烦渴而躁，故于前方加麦冬一钱，五味子七粒，滋金水之化源而生脉。如腹痛难忍，用胡葱一大把，粗线缚紧，切为几段，约长二寸，用火烘热，置脐上，以熨斗火徐徐熨之，烂则易之，痛止为度。前丸丹三种，皆可审其兼症而用之，以备其急。如汗虚不敛，可以熨斗贮炭火，以醋喷之，令病者嗅其烟气，则汗自止，且能祛阴邪秽恶之毒。

寒中厥阴肝经之脉　谋虑不遂，郁怒暴怒伤肝者，脉必沉涩虚弦。阴血素亏，禀性多怒者，脉当弦急。若沉细如丝，六脉空弦散乱者，死。

寒中足厥阴形症　四肢厥冷过肘过膝，或强直不舒，或挛急蜷卧，少腹疼痛，唇青囊缩。

寒中厥阴治法　滋肝补血，润燥舒筋，温散下焦寒凝

---

① 隔：原作“膈”，据同治本改。

之气。

寒中厥阴主方

当归三钱　吴茱萸钱半　川芎钱半　附子　干姜各一钱　桂枝　炙草各五分

煎，不拘时服。

肝本厥阴风木，为纳血之脏，本经气血两虚，则寒毒直中于内，故芎、归、桂枝之辛润以和血舒筋；燥气入肝，则用吴萸之辛热以达幽隐，用姜、附之辛温以散其固结；炙草甘温而善缓，用和诸药之燥烈，以防僭①上冲逆之害。如元气虚者，加人参一钱五分。如呕逆，加橘、半各一钱五分，去芎、归不用，减甘草三分，桂枝二分，以呕家不喜于甘也。丸丹三种，亦不妨视兼症，量缓急而用之。如寒邪闭塞经络，筋骨挛急为痛，可用雷火针针之。如少腹痛不可忍，用盐汤泡过吴茱萸升许，焙干，乘热分为二分，以布包，轮换熨于大小腹之上下左右。

止痛雷火针　寒湿二气，有一流注于经络关节之间，便成痛痹，或沉着一处，或流走不定，甚至气血虚寒不能营运，加之风寒外袭，筋脉凝塞不通而痛，或过食生冷坚硬之物难消，胸腹胀满，窘迫而痛，或房劳亏损肾气，而寒邪侵于肾俞，督脉为痛，不分虚实，皆可通治。

蕲艾末一两　雄黄二钱　乳香　没药　丁香　白芷　阿魏各一钱，治痞方加　麝香三分

---

① 僭（jiàn 件）：超越本分。

为末，匀摊细草纸上，卷紧如筒一钱粗细，外用棉纸封固，每料分作五条，晒燥收贮，用时灯上烧红，隔青布五七层，于痛处针之。

中暑门

或问：暑热火三者，其性若相似，然亦有所分别否？

答曰：暑与火，名虽为二，其热则一也。然天地万物，各具五行，莫不有火，又不可与暑同论，故另有火门，不在此例。夫暑热者，本天地间无形至阳之气，从地上升，顺时而行长夏之令，其气过热则炎蒸酷烈，有铄石流金①之势，故虚人感之难免于病也。

或问：诸家所论，有以伤暑为中暑，以中暑为中暍者，又云静而得之为中暑为中暍，动而得之为伤暑为中暑，各是其说，从无定论，何也？

答曰：伤暑者轻，中暑者重，中暍在轻重之间，乃寒暑兼病也，致病故有轻重动静虚实之别，而暑热之邪则一也。后列三门，可为一定不易之准绳。

伤暑之脉 脉者，吾身之元气也。凡遇暑热所伤，阴虚者脉必浮溢空散，盖阴血亏损则元阳无所依附也，气虚者脉必浮濡而虚数，盖热则气驰血溢，因元气素虚，故脉不能静敛也。

伤暑形症 有三：凡人体薄而气血两虚者，谓之阴虚火

① 铄石流金：销铄金石，形容酷热。典出宋玉《招魂》。

盛之人，不能胜暑热之气，则至肢体困倦，饮食不甘，烦躁口渴，眩晕自汗。若体肥性躁而元气素亏者，谓之阳虚之人，不能当暑热之气，则喘息自汗，肢体懈㑊[①]，眩晕痰塞，不思饮食，烦躁不宁，而独不渴，纵渴而不引饮。更有一种辛苦作劳之人，平素虽无暇于酒色，斲削精神，然未免于勤劬[②]，伤其筋骨，冒暑应酬，一时感发，多由劳倦所致，四肢困乏，烦躁不宁，恶心痞满，饮食不甘，上则呕哕不和，下则腹痛泄泻。此等只可名为伤暑，伤者，其邪轻，其势缓也。

伤暑治法 有三：阴虚之人，其脉虚浮而数，以清补滋血为主，兼之清暑；阳虚之人，其脉微弱而带数，以补益营卫为主，而兼清暑；劳顿之人，其脉缓弱，以调中益气为主，而佐以清暑之味。

阴虚伤暑主方

麦冬二钱 干葛 当归各一钱 茯苓 人参各七分 陈皮 白芍各五分 五味子 川黄连 甘草各二分

煎服，午前午后。

肺主腠理而统周身之气，故伤暑者肺先病之，用生脉散，正补益肺之元气也；热则血驰，以归、芍和之，干葛、黄连清散表里之热邪，总为清暑；茯苓、甘草、陈皮和脾胃之气，以脾主长夏，扶脾正所以抑暑也。气虚者，加人参七

① 懈㑊：同治本作“懈惰”。

② 勤劬（qú 渠）：辛勤劳累。劬，过分劳苦。

分，黄芪一钱。汗多者，去干葛，加黄芪。不烦渴，去黄连。暑气已清，去干葛、黄连，加木瓜、黄芪。如烦渴引饮，欲得凉水，及小便不利，即利而短涩，热而不清者，先以六一散井水调服。

辰砂六一散 暑毒干于心脾，则身心烦躁，咽干口渴；暑热陷于大小肠，则前阴不利，大便泄痢。以此散清解在表之风暑，通利脏腑之结热。因其水调，不碍脾胃，谓之益元散。能清解时行热症，故又谓之天水散。顾名思义，乃有益于暑家之圣药也。

滑石飞净，六两 粉甘草一两 朱砂飞净，五钱

为极细末，新汲窨井水调服三五钱。

阳虚伤暑主方

人参一钱五分 黄芪炒 白术炒，各一钱 当归 陈皮各七分 藿香 木瓜各五分 川黄连三分 甘草 香薷各二分

煎，午前、午后服。

人参补宗气，白术补营气，黄芪补卫气，故以三味为主；佐当归、木瓜以和血；使陈、甘、藿香以和胃，黄连、香薷以清暑。如痞满，加砂仁五分，去当归；如腹胀，加厚朴三分，去黄芪；如渴烦，加麦冬七分，五味子七粒，去藿香。暑气已清，可用千里水除烦解渴。

千里水 暑毒伤元，元气不能主持，以致自汗烦渴，神昏喘急，药饮一时不及，阳虚冷水未宜，急以此药噙化。至于虚弱之人，事繁劳心，奔走伤力，冒暑远行，茶水不能接济者，可预备此丸，不时噙化，大有裨益。

麦冬二两　薄荷叶一两　真柿霜一两　人参五钱　乌梅肉　嫩儿茶各三钱　硼砂　冰片各五分

蜜丸约重钱许，水磁盒盛，包置袖中，不时取用临用入蜜，久糊令燥。

劳倦伤暑主方

香薷二钱　扁豆　干葛各钱半　木瓜　陈皮各一钱　白术　厚朴各七分　人参　黄芪各五分　甘草二分　生姜一片

煎，午前、午后服。

暑湿伤于脾胃，以香薷、干葛清暑，以扁豆、厚朴清湿，参、芪、术益元气，木瓜舒筋和血，陈皮、姜、草调和脾胃。如呕恶，加半夏一钱，藿香五分，去参、芪之过补，木瓜之酸寒，以中宫有寒痰积食为碍也。如泄泻，加泽泻一钱，白术一钱，去木瓜、香薷。

中暑之脉　暑毒暴中，元气不能维持，其脉必虚，故多空大而急疾，或虚软而无根。若沉微欲脱者，死。形神暴脱而脉散大或虚微者，不治。

中暑形症　卒然昏晕颠仆，头重体热，口开手撒，气喘而呼吸短促，口干齿燥，烦渴躁急，不语自汗，状如中风。

中暑治法　时当盛夏，冒暑途行，卒然中毒而仆地者，不可轻动，即将道旁泥土绕脐堆起成圈，以小便溺于圈中，再将泥土用童便乘热搅匀，澄清灌服。如牙关紧闭，以乌梅擦开，或以引线刺大指内侧指甲尽处少商穴，亦开，俟其苏醒，抬至静室，方可服药。

中暑主方

香薷三钱　扁豆二钱　干葛钱半　陈皮　木瓜各一钱　黄连五分　甘草三分

煎浓，井水顿冷服。

如气虚，加人参一钱五分，减干葛五分。如烦渴，加知母一钱，减香薷一钱。平素中寒者，不必顿冷通口，可服千里水，不时噙化，以生津养神。

中暍之脉　浮弦而数，数为内有暑热，浮弦则外有风邪。或沉弦而数，是寒暑交冱之候。或浮弦滑数，乃风暑痰积所干。沉弦滑数，系寒暑食积停滞也。

中暍形症　凡人在天地气交之中，天热则人气血亦热，热而有汗者，暑气得以发越者也。若避暑凉亭广厦，兼食冰果冷物，外且迎风挥扇，卧地藉凉，表里受寒，致暑邪郁遏，无从发泄，谓之中暍。暍者，遏逆不通之义。心为火脏，暑为热邪，所以神昏气喘，身心烦躁，头疼口渴，恶心痞满，身热无汗，关节酸疼，体重烦冤，畏寒恶热，总属本热标寒，郁遏不散之故。前人误以中暍为中暑，以中暑为伤暑，淆乱难明，故余详列三种形症，庶几学者知所指归焉。

中暍治法　暑热在内而风寒外固，必先疏散表邪，兼清里热，脾胃不免于寒积所伤，又当温中顺气，煎剂不能卒办，可用正气丸以救其急。若平素气虚中寒，病发而肢体厥逆者，用二炁丹即来复丹先服。

正气丸　暑伏于中则神昏烦躁，口渴体倦，寒侵于外则身热无汗，恶寒拘紧。此药表里兼疏，火郁发之之义。

飞净滑石八两　香薷四两　藿香三两　陈皮　扁豆各二两　干葛　苏叶　厚朴　泽泻　木瓜各两半　猪苓　青皮各一两　砂仁五钱

水叠丸，空心淡姜汤吞服二三钱。

二炁丹　夏月阳气外泄，伏阴在内，加之元气久亏，脏腑虚寒，陡感暑湿寒冷之邪，以致心腹肠胃绞痛，霍乱吐泻，身冷恶寒，四肢厥逆，神昏志惰，此阴症也。此丹调和阴阳，追失①元气。

制硫黄一两　制玄精石一两　五灵脂去砂土净　青皮　陈皮各二两

酒和为丸，空心姜汤吞服一钱。

中暍主方

干葛三钱　防风　陈皮各钱半　荆芥　香薷各一钱　藿香　苏叶各五分　生姜三片

水煎，不拘时服。

暑郁于内，忌用寒凉润下之剂，须以香薷、藿香辛甘发散之药以越之，所为顺其性也；寒闭于外，忌用香燥辛温之味，以苏、防、荆、葛辛散甘凉之剂以解之，所谓达其表也；陈、藿顺气，姜、草温中，固脾胃之本也。如骨节疼痛，加羌活钱半，去荆芥；如痞满，加厚朴一钱；如恶心，加半夏钱半，去香薷；如有食积，更加豆豉三钱，以腐熟生冷，宽胸理气，且能便吐涌越为阳，吐中兼有发散之义也。

---

①　追失：同治本作“追复”。

或问：古人以大顺散治静而得之之病，恐前方未为入彀，奈何？

答曰：古人禀气独厚，后天兼之保养，根本坚固，脏腑充实，投之古方，必然获效。今人禀受浇薄，古方存为准绳，难言不用。余生也晚，所遇之症或有如古者，而所接之人皆不如古，故以今日之方治今日之人也。从古从今，是在学者与时消息[①]，临机制变可耳。

① 消息：斟酌。

卷　二

湿　门

或问：湿之为病，何丹溪独重？且曰西北方风高土燥无湿，东南地卑土薄无燥，二说是耶？非耶？

答曰：湿之为言实烦，不能尽举，只以两间必有之湿、平日常见之病分列于后。若四方高下，有无是非，可不必辨。盖湿有有形之湿，无形之湿。如郁蒸阴霾，山岚云瘴，乃无形之湿也；如饮食乳酪，茶酒水果，以及雾露雨雪，泥淖汗液，有形之湿也。在天地间均有此湿，在人不拘表里上下均有此病，且有兼感不同，湿本属土，常兼四气，若木胜合为风湿，火胜合为湿热，金胜合为燥湿，水胜合为寒湿。丹溪揣摩十得八九，余则除兼证之湿附见各门，但以上下表里之症详论于下。然而脾属太阴湿土，统运中州，喜燥恶湿，故病湿者必因脾弱，所以治湿者又当专责于脾也。

表湿之脉　微浮而濡软，按之无力如絮，湿感于腠理脉络也。

表湿形症　面黄畏风，体重困倦，皮肤浮肿，淫湿多汗，四肢烦疼，关节肿痛，腰膝酸软。

表湿治法　宜疏风燥湿，培土理气，调和血脉，导引经络，先用胜湿丹，后服煎剂。

胜湿丹 外感风湿、寒湿、湿热之邪，面目浮肿，肢体沉着，不能转侧，关节疼痛，脉濡自汗。

苍术四两 羌活 防风各二两 川芎 厚朴 陈皮各一两 藁本 独活各五钱 桂枝 甘草各三钱

为末，空心姜汤调服二三钱。

表湿主方

防风三钱 白术钱半 苍术 川芎各一钱 羌活 独活 桂枝各五分 生姜三片

煎，食远服。

脾主喜燥恶湿，以苍、白术培之，适其性也；湿沦[1]血脉，以川芎、桂枝疏通；湿碍关节，以羌活、独活导引。盖湿从外侵，故用羌、防、芎、桂轻扬辛散之剂以解表邪，正所谓风能燥湿之义也。无汗，去桂枝，加苏叶一钱。冬月，加麻黄五分。痞满，加陈皮一钱。

里湿之脉 沉滑而濡软者，湿痰食积之病。沉弦无力者，所谓浊气在上为膜胀；沉弱而虚微，清气陷下为飧泄也。

里湿形症 恶心呕逆，口不渴而喜香燥之物，否否[2]胀满，绵绵腹痛，肠鸣泄泻，小便不利。

里湿治法 温中开胃，健脾燥湿，分利阴阳，温消积滞。初起平胃散可愈，日久气虚，湿热为病，褪金启脾丸常服。

---

① 沦：浸渍。

② 否否：阻隔不通貌。

平胃散 湿淫于胃，中气不和，分消失职，食积与浊气填胸，胀满不通，恶心呕吐，大便溏泄，小水不利，嗳腐吐酸，饮食难化，以此温消内积之湿。

苍术四两　陈皮三两　厚朴二两　甘草一两

为细末，空心姜汤调服一二钱。如中气虚寒，腹痛吐利，肢体冷厥，小水不通者，配五苓散同服，谓之胃苓散。

五苓散 脾胃平素虚寒，膀胱复干寒湿，土寒则滞，水寒则凝，饮食难克，二便不调，以此温消分利中寒之正剂也。

茯苓四两　猪苓三两　白术三两　泽泻六两　肉桂一两五钱

为细末，空心白滚汤调服二三钱。

褪金启脾丸 中气久虚，湿热内滞，胃强脾弱，多食易饥，面目肢体虚黄浮肿，呕恶喘急，绵绵腹痛，形神困倦，腰脚酸软，行走不利，兼治懒黄诸症。

白术　茵陈各四两　苍术　陈皮　香附　神曲各二两　青皮　红曲　猪苓　泽泻各两半　针砂　绿矾各一两

醋糊为丸，空心，米饮汤或姜汤吞服一二钱。

里湿主方

白术二钱　茯苓　泽泻各钱半　陈皮　半夏各一钱　神曲六分　苍术五分　甘草二分　生姜三片

煎，空心、午后服。

君白术者，益脾元以助营气也；臣茯苓、泽泻，分利水道而湿从下渗也；湿者多痰，以陈皮、半夏消之；食积不化，以苍术、神曲运之。如痞满腹痛，加厚朴五分，木香二分，苍术五分，去甘草。如元气虚陷，泄泻不止，加防风五分，升麻二分，以升阳燥湿。如小水不利，加猪苓一钱。如恶心，加藿香一钱，砂仁五分。如伤酒面茶饮，加白蔻仁一钱，干葛二钱。

上湿之脉 两寸关浮缓，按之濡软，两尺沉缓，虚微无力者，湿家之候也。微数为湿热，微弦为风湿，滑为湿痰，迟为寒湿，此兼症也。

上湿形症 头重如裹，鼻息不利，言如空①中出，面目浮肿，气粗痰塞，此至高之湿从外感而得。

上湿治法 高者因而越之，故以轻清之剂以散在上之湿。盖肺主颠顶，而鼻为肺之外窍，故湿淫于肺者，头必重，鼻必塞，气道为之不利也。后方专取轻扬辛散以清肺，辛润以降气，合上下而分消其湿也。先用圣灵丹宽胸理气，导痰浚水。

圣灵丹 脾肺肾三焦之元气为湿邪所蔽，上不能输运气道则喘嗽胀闷，下不能通调水道则二便不调，以此导水渗湿，宽胀利喘。

苦葶苈四两 人参 白术 茯苓 汉防己 槟榔 木通各二钱半

枣丸绿豆大，食远桑皮汤吞三十丸。

上湿主方

苡仁三钱 茯苓皮 桑皮各钱半 陈皮 荆芥 半夏各一钱 杏仁 藁本各五分 生姜皮一钱

---

① 空（kǒng 孔）：洞穴。

煎，午前后服。

盖脾与肺为子母同气，面目有湿而用苡仁、茯皮者，正理脾肺之气使湿下行也；桑皮、杏仁疏泄肺气，而使湿可散可降；高者越之，藁本、荆芥可使风湿从上而散；壅者开之，陈皮、半夏可致湿痰滞饮由下而利也。山泽通气，凡地中湿气上蒸而阴霾闭塞空窍，则天为之阴雨晦冥，其气人触之则病，物遇之则腐，苟非疾风震霆为之驱驰迅扫，而阴凝之气不能涣散，所以病者必用荆、防、藁本诸风药，以取风能胜湿，阳升阴散之义也。如头重而疼，加川芎五分，北细辛三分，去苡仁。如气逆痞满，加枳壳五分。如兼风邪，筋骨酸痛，加防风一钱，羌活五分，去苡仁。

下湿之脉 湿滞于下，两尺脉反浮缓，然按之而濡软无力者，脾气下陷也。此不独足三阴之脉不能上行，即三阳之脉亦因而陷也。

下湿形症 足跗先肿，渐至腿膝，行动重着，两腰如坠重物，大便泄泻，小便黄涩，外则臁疮，湿火流注。

下湿治法 生阳益气，健脾燥湿，升清利浊，分消湿热胃苓散可通用。

下湿主方

白术三钱半　防风　泽泻各钱半　苍术　羌活各一钱　汉防己五分　生姜二片

煎，空心午后服。

或问：下部有湿，足膝无力，苡仁、牛膝反置不用者，其故何居？

答曰：足跗肿者，外则湿从下受，内则脾湿下陷也，合宜升阳燥湿，故用白术为君以益土，苍术为佐以渗湿；风能胜湿，则用防风为臣，清阳下陷，则用羌活为佐；以泽泻为臣，分利水道，以防己为使，渗下焦隐伏之湿。此剂升中有降，降中有升，不似苡仁、牛膝有降无升，能使清阳之气反陷。今人不解此义，凡遇下部有病，气分必用苡仁，血分必增牛膝，不惟不能治肿而肿愈甚者，岂非清气愈陷之明验哉？如下焦湿久郁遏而生热者，用盐酒炒黄柏五分；如元气久虚者，加人参一钱；如中气不顺而痞结有痰者，加半夏一钱五分，陈皮一钱；如自汗，加桂枝五分。如心脾之火郁陷于下焦，为痰火流注，或臁股生疮，流脓腐烂，即以前方加连翘七分清心火，酒炒黄连五分清心脾之郁火，盐酒炒黄柏五分清湿火，金银花二钱解毒，外用滚过葱椒汤温温洗，拭干净，以后白玉膏、隔纸膏、铜皮膏药贴用扎紧，四五日一洗一换，内则必须保养精神，忌食诸般发毒滞气之物。如年久气虚，脾胃虚寒，食少脾泄，脓少血多，痛不可忍者，不可再作湿治，除外用生肌收口膏丹，内必多服补中益气汤加桂、附以大补精神元气，使脾胃健旺，饮食日增而易克，气血调和，肌肉内生而疮愈也。

神妙玉灵膏即白玉膏

麻油一两五钱　嫩松香七钱五分　嫩乳香出汗　嫩没药出汗，各二钱　轻粉乳细，一钱　官粉水煮透，炒干，细研，一两

先将麻油熬去烟净，下松香化过，缓火熬至滴水成珠，或纸上不渗水，必须搅不停手，勿使焦粘罐底，春夏宁老，

秋冬酌中，倾出俟冷，渐渐调入后四种药末令匀，浸清水内盖好，天热换水。每用照疮大小，以药揿[①]做薄饼贴之，外以陈油纸扎紧，切勿见水，数日一换，亦勿频动。

隔纸膏

黄蜡　轻粉研细

用陈油纸一块，照疮大小略放宽些，将针密搠[②]细眼，先以净瓦一片烘热，将纸放瓦上亦热，以黄蜡一块乘热化匀纸上，再以轻粉糁匀蜡上，用贴患处，扎紧，数日一换。不可令见生水。

铜皮膏药

薄铜皮一片，愈薄愈妙

用新杉木一块，将铜皮两面不住手擦磨两三日令匀，然后火上烧红，用清凉水淬冷，再烧再淬，如是两日后，于深土内埋三日夜，后出土收贮净处。每用照疮大小剪一块贴上，用布扎极紧，不可轻动，久则脓干收口。

或问：升阳用羌、防而不用升麻、柴胡者，亦有说耶？

答曰：盖以清纯之元气虚陷于至阴之下而不能举，当用升提之法，故以升麻升发脾胃之营气，以柴胡升达肝胆之生气，其力能佐参、芪、白术，为补中益气之用，故不可少。今湿乃有形凝浊之物，苟非羌、防气辛味厚之药，焉能发扬鼓荡，以散其阴霾遏逆之气？此二品者不独有功于下焦，即

---

① 揿（qìn 沁）：手按。

② 搠（shuò 烁）：刺。

上下表里之湿可祛。若误用升、柴，反提有形之湿热上冲，能不令人增喘胀浮肿之患哉？

燥　门

或问：风寒暑湿，得而知之矣，未知燥者，在天地间为何气而亦配于六淫之中？其从热乎？寒乎？幸详言之。

答曰：经谓诸涩枯涸，强劲皴揭，通谓之燥，俱属手足阳明燥金之气，其气在天为凉，在地为燥。盖燥之为病，热亦能燥，寒亦能燥，何也？热主消耗，寒主收敛也，然总不越于津精血液涸竭为病。经谓无阳则阴无以生，夫精血之不足，本五脏之生气先虚，不能化生阴血，阴血衰少，自不能灌注脏腑经脉，润泽皮毛腠理，所以成燥。大概虚为本，寒热为标，所见燥症，各随脏腑之虚实而现，故有表里寒热之不同。今分而主治，庶得其要。

诸燥之脉　脉紧而迟涩，或虚弦而涩者，此为寒燥，浮主表，沉主里，有力为实，无力为虚。弦急而涩数，或虚弱而涩数，此为热燥，浮主表，沉主里，有力为实，无力为虚。脉若微弱而细数，或沉涩而不应者，非关外淫寒热之燥，而实为虚燥也。

表寒燥症形证　卫为阳，阳虚者，即如冬令严寒，必至水冰地坼，故血因气寒而凝，液因气寒而燥，以致皮肤干皴，指甲断裂，形神枯槁也。其燥在表而不在里者，盖因冬天阴气外越，阳火内伏也。试观严冬久晴，血虚之人多患此症，是此验也。

表寒燥症治法 益卫气以肥腠理，和营气以温分肉，营卫气充则精血自溢，加之肺气四布，金能生水，适其润泽之性，则燥宁有不愈之理？

表寒燥症主方

黄芪三钱　当归二钱　秦艽钱半　防风　川芎各一钱　桂枝五分　升麻二分　姜皮一钱

煎，午前、午后服，服后饮醇酒一二杯，助药力以达于腠理经脉之中也。

气为阳，阳生则阴长，以黄芪为君者，益脾气而生表液也；防风为使者，地气上为云，清阳发腠理也；芎、归为臣者，补血生液，血主濡之，润泽之义也；防风、升麻、姜皮，取其益气以达肌表，秦艽、桂枝，取其和血而润肌肤。元气虚者，加人参一钱五分。如恶寒，加附子三分。

表热燥症形证 血脉者，营养百骸，滋润五脏者也，惟其血枯内热，则金燥液竭而皮肤皱裂，搔之屑起，血出痛楚，指甲厚折，肌肉枯燥，筋缩拘挛。

表热燥症治法 补气血以和营卫，发腠理以通津液，清燥火以凉血脉，滋肺金以助水源。

何首乌三钱　生地二钱　麦冬　当归各钱半　知母　甘菊各一钱　生黄芪五分　薄荷　荆芥各二分　人参五分

煎，早空心服。

参、芪、归、地补益气血而营卫和，故以为主清燥，以知母、菊花凉血，以首乌、生地滋肺，以人参、麦冬壮水，以生地、知母透达腠理，以薄荷、荆芥兼散郁火。如大便秘结，由气虚血枯者，去黄芪，另研松子肉五钱，以药泡服。如血虚内热，热极生风，为之风燥，可用搜风顺气丸润燥清风；如大肠实火燥结，咽干口燥，欲得冷饮者，可用润下丸清火通幽。

搜风顺气丸见中风门中脏缓症

润下丸见中风门中腑实症

里寒燥症之脉　脉多沉而涩滞，或沉而弦急，此气滞血凝而虚寒冰结也。甚有阴寒固结于下，阳火逼散于上者，当察其六脉浮大搏急，按之空豁如无，而外症畏寒不渴，即渴而不欲饮，上部面红喘嗽，下部足冷至膝者是。

里寒燥症形证　大便秘结难解，及解而不甚燥硬，喜食温热之物，面红不热，气促痰凝，小便清长，此坎中无气，肾水虚寒而冷燥也。

里寒燥症治法　导火归元以益坎中生阳之气，使寒水得暖而气腾，不独肠胃之燥可润，而周身亦被春温融畅之益也。

里寒燥症主方

肉苁蓉五钱　当归三钱　牛膝　杏仁各钱半　枳壳一钱　肉桂五分

煎，早空心服。

云行则雨施，故欲天气下降，必先地气上升。今若水中无气，即为坎中无火，而山泽之气不通，云蒸之液不腾，安望皎皎晴空而澍[①]甘霖时雨，以濡枯润槁哉？其燥有由来矣。

---

① 澍（shù 树）：降雨。

今以苁蓉之温润，峻补肾中真阳之气而温水脏，使水气上腾也；又肾苦燥，急食辛以润之，故以肉桂之辛温滋肾；燥由血液先枯，故以当归之辛润、牛膝之凉润以滋补之；杏仁、枳壳名为理肺气，其意实在宽肠而通幽门之结滞也。益血润肠丸可以常服。

益血润肠丸 治久病及老年肾水虚寒，精枯血竭，脾肺之元气虚，失统运传导之用，里急后重，时泄清水，利之恐气下脱，固之则燥矢膨胀，升之浊气反逆，呕恶不堪。煎剂不能常服，宜此缓治，自获殊胜。

熟地黄六两 杏仁炒，去皮尖 麻仁去壳净 枳壳炒，各三两 广橘红二两五钱 阿胶炒，两半 苁蓉酒洗，炙干，半两 苏子炒 锁阳酥炙 荆芥穗各一两

先将地黄、麻仁、杏仁三味捣极细成膏，和诸药末杵千余槌，加炼蜜丸如桐子大，早空心白滚汤吞服五六十丸。

里热燥症之脉 脉多沉涩而数，或短而紧涩，或沉弦急疾。

里热燥症形证 燥万物者，莫燥乎火，火壮则金衰，而水之上源先竭。盖肺为天，天一生水，天地之气不交，雨露之泽不施，遂成亢旱而万物焦枯。又肺属金，金水相生，若金为众火所烁①，自成热燥之症，失其承流宣布之职，而金水之化源自绝，脏腑亦为之枯涸，况肺与大肠相表里，肺燥则大肠无不燥之理，所以大便秘结，坚涩难解，粪如羊矢，

① 烁：通“铄”。《周礼·国语》：“众口烁金。”

胸膈痞满，不思饮食，或嘈杂吞酸，三消口渴，肌肤皱裂，筋缩爪枯，风癣疥癞，燥症不一。

里热燥症治法 滋金润肺、顺气益血为主，以虚火非滋补不清，虚燥非血液不润也。

里热燥症主方

松子肉捣泥，五钱 紫菀三钱 当归尾二钱 生地 牛膝各钱半 红花 杏仁各一钱

煎，空心午前服。

天气不降，金燥水穷，以松子之辛润，杏仁、紫菀之辛苦，以利肺气而滋阳明大肠之燥；血以濡之，归、地、红、膝益心、脾、肾之津精血液，以滋厥阴肝经之燥。如口渴，加麦冬二钱，知母一钱五分，去红花、杏仁。如元气虚，加人参一钱五分。如中宫痞滞，加枳壳、杏仁各一钱，去生地。滋燥润肠丸可以常服，金水膏不时兼用，且能顺气止嗽，生津解渴。

滋燥润肠丸见中风门中脏缓症

金水膏 肺与大肠相表里，肺燥则大肠亦燥，乃自然之理，况金为水源，凡津精血液皆属于水，故金燥则精津血液亦枯也。此药能治里热虚燥之症。

生地六两 麦冬四两 山药四两 天门冬三两 紫菀三两 葳蕤三两 款冬花二两 白芍二两 百合二两 茜根一两 川贝母去心，另研极细末，一两，听于膏成后用 知母一两 广陈皮一两

上药用泡制净足分两，清水煎浓[①]汁聚一处，药味已净，出渣不用，以汁熬膏，用竹片不停手搅，俟至滴水成珠，或滴绵竹纸上不渗水为度，春夏须老。然后用炼蜜四五两收之，冷过一周时，将贝母粉渐渐调入令匀，放好[②]窨泥地上，以轻纱蒙口，出火气三五日后，每用三四匙，不拘时噙化口中，临睡及睡醒时服尤妙。忌用汤调。出火后收贮磁[③]瓶内，扎紧，霉天不时蒸晒，毋使化[④]。

或问：屡见润剂必用熟大黄、玄明粉、车前、郁李仁，今方中不用何也？

答曰：津精血液枯而生燥，令肺金不能生水，肾精不能生液，心血不能生津，脾阴不能生涎，肝木不能生滋，则五脏皆枯，方成燥症，甚至肠胃干枯，气道闭塞，传为关格而死。安可再用硝、黄咸寒苦燥之物削伐脏腑之生气，以走气利水之药竭肠胃之津液哉？非徒无益，而又害之矣。

或问：燥本火症，如何不用芩、连、知、柏以泻诸经之火？

答曰：芩、连、知、柏，苦寒之药也，苦以燥之，寒以收之，犹之硝、黄之苦寒，反耗津液，愈增其燥。大约此类，实火方宜，虚燥最忌。苟不审虚实而妄投，此医者之故，非药之罪也。

① 浓：原作“脓”，据同治本改。
② 好：同治本作“于”。
③ 磁：同“瓷”。
④ 化：原作“花”，据同治本改。

火　门

或问：火在天地之间，无处不有，无物不具，小则一星，大则燎原，人皆得而知之。独人身中有云少火、壮火、虚火、实火、君火、相火、五志之火、三焦之火、龙火、雷火、阴火、阳火、湿火、风火、燥火、五脏六腑十二经之火、民火、食火，种种火名不一，究竟是火非火？旺则何因？熄归何地？幸详悉之。

答曰：火之名，分而悉之则多，总而言之，一气而已。其气随脏腑而命名，亦即随气之虚实盛衰升降而现病，所以火之症不同而火之名亦不一也。然则气有余便是火，一言足以蔽之矣。盖气为阳，贵乎舒畅流通，稍有郁滞则诸病丛生，皆为气之变象，非人身真有光焰炳耀之火也。古人论火[①]者，河间、丹溪至矣极矣，后人焉容复赘一词？故余但以一气概之耳。大凡人之生长乎两间[②]，莫不恃气血以维持其性命，所以气不能离血，血不能离气。若血离气，则为死阴，为真寒；若气无血，为孤阳，为虚火。火即气，气即火，天地无此火，不能生育万物，人身无此火，不能长养精血，是即少火生气，于人有益无损，但须水火相配，气血流行，方得无恙。正所谓气血相从，阴阳相和，何火之有？倘使七情交感，六欲损伤，谋虑不遂，心脾郁结，营卫失调，

---

① 火：原作“次”，据同治本改。

② 两间：天地之间。

阴阳舛错，即我之真元正气变而为销金烁石之烈焰，此乃壮火食气之谓也。若人之气血变乱，则精津血液由此而枯，枯则虚火愈炽而百病咸生，轻为头风斑疹，舌破口糜[1]，齿疼目痛，吞酸呕吐，二便淋秘，上下不清等症，重则痰红呕血，气逆痰壅，骨蒸痨嗽，喉痹[2]失音，甚至精枯液竭，热极生风，风痰内鼓，头目眩晕，痰厥气喘，或瘫痪不遂，或暴中卒死，种种急症骤至，谁谓火之患小而可不预为之地哉？今凡风痰燥湿诸火，另悉各门不赘，只以脏腑虚实之火开后。

心与小肠虚实火症之脉 心脉多洪，实则洪大有力，或沉实而数，虚则微洪无力，或空大而数。盖左寸有余为心与包络之火，左尺盛为小肠之火，虽曰心与小肠为表里，然小肠实居下部，脉无反现于上之理也。

心与小肠虚实之火形证 实则心烦焦燥，烦渴引饮，舌破口糜，小便短赤，梗涩作痛，淋漓不净，及诸痛痒疮疡，斑疹痤痱；虚则心嘈微痛，虚烦无睡，神思困倦，魂梦飞扬，咽干口燥，上下消渴，或淋浊不清。

心与小肠虚实之火治法 心经实火以苦泻之，虚火以甘寒补之。小肠实火分利乃清，虚火滋补自退。心为君主之官，神明出焉。若心自病，危在顷刻，岂可轻言患哉？今之所云心者，乃厥阴包络之谓，非实言心也。

---

① 糜：碎烂。

② 痹：原作“脾”，据同治本改。

心与小肠实火主方

生地黄三钱 连翘 玄参各钱半 黄连 犀角稍各一钱 甘草 薄荷各五分 灯草二分 竹叶十片

煎，午前、午后服。

心主血脉，心包络有火者，血热也，故以生地凉血为君，以连翘散包络之火为臣，以黄连之苦寒泻火为佐，以薄荷之辛凉散火为使，佐玄参者壮水以制火，犀角清热以解毒，使甘草者，以其缓火之势而又泻之也。如小便热结，加木通五分以导火。如淋浊不净，加车前一钱以利之。如阴颈[①]痛者，加牛膝、车前各一钱五分，乳、没各五分，以通之，去连翘、薄荷。如斑疹，加荆芥一钱。若前诸症，凉膈散、上清丸可以通用。如疮疖痈疽之类，更有外治诸方，对症施治可也。

凉膈散 或心火刑金，或胃火壅逆，头目不清，痰气不利，口舌生疮，牙疼目赤，周身斑疹，二便不调。以此清散上焦有余之火，兼治表里郁滞之风热。

连翘四两 生大黄二两 玄明粉二两 生山栀 薄荷 荆芥穗各一两 甘草 桔梗各五钱

为细末，午后白滚汤调服二三钱。

上清丸 治火刑金燥，热极生风，痰凝喘嗽，口燥舌干，咽喉肿痛，鼻息不利，上焦一切浮火之症。

薄荷叶四两 粉甘草 嫩桔梗各一两 官硼砂五钱

---

① 阴颈：当作“阴茎”。

为极细末，炼蜜和大丸，不拘时分为数分，噙化口中。

心与小肠虚火主方

生地三钱　麦冬二钱　玄参　知母各一钱　黄连　丹皮各五分　甘草三分　灯草二分

煎，午后、临睡服。

生地补心血，佐丹皮以清包络血分之火，热去凉生，则神明敛而魂梦安矣；麦冬清肺气，佐知母以滋金水之化源，使金不受制而反制所不胜之火也；黄连、甘草泻心与小肠之火，玄参制刑金之火而滋肾水，金水相生，火有所畏，而诸症悉平。是方补中有泻，允[①]成清热之平剂也。如不睡，加枣仁钱半，茯神一钱；如小便不清，加车前一钱以利之。安神丸可以常服。如热极生风，风痰壅塞，头目眩晕，胸膈不利者，少以牛黄清心丸以清之。

安神丸　经谓静则神藏，躁者销亡，矧[②]人之心宜静而恶烦，于神喜清而畏热。若劳烦太过，谋虑不遂，五志之火内炽，而致神明不安；或肝虚胆热，相火行权，包络热而心液竭，亦致神明不安，梦寐若惊；或久病血虚，心肾不交，火炎水涸，其神不敛而无睡；亦有伤寒之后，邪热未尽，遗于心肺，使神明不清而无睡。此药专清血中之伏热，滋心液之内燥，能凉血清心，宁神定志，所谓静则神藏是也。

生地黄　枣仁各六两　柏子仁　茯神　麦冬各四两　川黄

---

① 允：确实。

② 矧（shěn 沈）：何况。

连　当归各三两　五味子二两　甘草　朱砂飞过，各一两

蜜丸，朱砂为衣，临睡灯心汤吞服三钱。

牛黄清心丸见中风门中腑实症

肝胆虚实火症之脉　肝脉多弦，实则弦长有力，或沉弦实数，虚则微弦无力，或虚弦而数。近人迎盛者为肝火，近神门盛者为胆火。

肝胆虚实之火形证　肝乃多气多血之脏，实则风木为变，当得头眩、抽引为痛、耳疼目胀之症。木郁化火，则胸胁刺痛；若暴怒伤肝，火炎气逆，则阳络满而血溢枯；肝气郁结，瘀血凝滞，则致二便不通。虚则血不足以养筋，则筋缩拘挛，如痉如痓，风木之变，或搐搦如惊。血虚则流经络如痛痹。邪在胃则为目昏，邪碍空窍为目痛，肝肾之窍开于耳，复为耳鸣，虚风鼓掉为头眩。

肝胆虚实之火治法　肝胆有余者，气滞气逆而火郁火炎也，当以疏泄之剂达其结滞之气，苦寒之味泻其曲折之火也。虚由阴血不足，木燥火炎，治当凉润之剂以滋肝润燥，辛凉甘润之味以凉血清火。

肝胆实火主方

防风二钱　柴胡一钱半　酒大黄　生山栀各一钱　龙胆草酒浸，炒透　青皮各七分　木通　甘草各五分

煎，午前、午后服。

木郁达之，则用柴胡，火郁发之，则用防、胆，从其性也；山栀、木通屈曲下行，使郁结之火疏泄下利也；大黄、胆草借酒性而达于血脉，以泻火下降也；使青皮之苦辛，泻

肝胆结滞之气；以诸药过于迅利，独用甘草以缓之。此方正所谓降者必先使其升，升者必欲令其降，滞者泄之，急者缓之，虽泻药之中，原不失升降出入守中之义也。如血溢，加炒白芍一钱；如血郁，加川芎五分；如血虚，加当归一钱；如血热，加丹皮五分。如狂笑妄言，舞手掷足，而大便燥结者，加玄明粉三钱，大黄二钱。如大便不调，加酒炒黄芩一钱，去大黄不用。气郁，加枳壳一钱，可服当归龙荟丸。

当归龙荟丸　肝木有余而抑郁不达，暴怒伤肝而气逆火化，以致头眩眼痛，目赤耳鸣，口苦胁痛，瘀血凝滞，二便不通。

龙胆草一两　芦荟五钱　当归　山栀　黄连酒浸，炒　黄芩酒浸，炒，各一两　大黄酒浸，炒，五钱　黄柏盐酒炒，一两　木香一钱半　麝香五分

酒糊为丸，午后淡姜汤吞服五分至一钱。

肝胆虚火主方

何首乌三钱　当归一钱半　甘菊　牛膝　秦艽各一钱　川芎　丹皮各五分

煎，午前、午后服。

肝血不足则木燥火炎，以首乌凉润之品清血中之伏火，为君；当归、牛膝滋补本经之血虚血燥，为臣；丹皮、川芎和本经之血虚血郁，为使；秦艽、菊花省①本经风热燥热，为佐。是肝家血虚火盛之妙剂也。目昏，加生地二钱。目

① 省：同治本作“去”。

痛，加连翘一钱五分。风热甚者，加防风一钱五分，羌活一钱，去牛膝。如头眩，加黄芩五分。

脾胃虚实火症之脉 脾胃本脉，实而有力，或滑数而弦急，虚则滑数无力，或沉滑而数。气口盛为胃火，神门盛为脾火。

脾胃虚实火之形证 头疼齿痛，口干作苦，两颐掀肿，结痰壅闭，喉痛口糜，呕恶嗳气，吞酸嘈杂，肠鸣腹胀，二便燥结，甚则痈疽疮疖，两股湿毒，遍身浓窠[1]，外症虚则面目浮黄，四肢倦怠，小便黄浊短涩，大便泄而不利，吞酸嗳腐，饮食难消之症。

脾胃虚实火症治法 胃火因其高而清散，脾火随其势而分利，虚火宜清，实火宜泻。

脾胃实火主方

石膏五钱　白芍一钱五分　黄连一钱　防风一钱五分　枳实一钱　升麻五分　甘草五分

煎，午前、午后服。

石膏甘寒而气辛，可升可降，专泻脾胃之实火，故以为君；白芍之酸，甘草之甘，以缓石膏下行之势；防风之辛，升麻之升，以佐石膏辛散之力；用黄连者，清脾胃之实火；加枳实者，泻肠胃之结热也。如齿痛，加连翘一钱五分，去枳实。头痛，加川芎五分，蔓荆子二钱，去枳实、白芍。胸中痞满，加陈皮一钱。大便不通，加大黄二钱，去石膏。防

---

① 浓窠：脓疱疮。浓，当作“脓”。

风通圣散及紫雪可以参用。

防风通圣散 治脾肺积热，肠胃燥结，兼之风寒外蔽其表，则头疼鼻塞，皮寒内热，诸火交固于内，则两颐肿痛，舌破胎黄，耳疼目赤，斑疹毒疮，二便结涩。

薄荷 荆芥 防风 川芎 当归 麻黄 连翘 白芍 大黄 芒硝各一两 甘草 滑石 石膏 黄芩 桔梗各二两 白术 山栀各五钱

为细末，午后、临睡白滚汤调服二三钱。

紫雪 伤寒热邪传里，火毒攻心，狂躁谵语，神昏自汗，舌胎芒刺，二便秘结，以此清解肠胃有余热邪。

石膏四两 玄明粉二两 硼砂 薄荷各一两 朱砂 甘草各五钱

为细末，不拘时白滚汤化服三钱。

脾胃虚火主方

茵陈三钱 干葛 连翘各一钱五分 黄连 神曲 泽泻 红曲各钱 枳壳五分

煎，午前后服。

湿热不化则肠胃不通，郁蒸发黄，遂成疸症。君茵陈之陈朽[①]而分清湿火以下行；臣干葛之升散而透发湿火以达表；黄连、连翘之苦寒，用以泻诸经之郁热；神曲、红曲之热腐，藉以消内蒸之积滞；泽泻、枳壳渗泄宽利之药，总在通

① 陈朽：《本草纲目》卷十五引陈藏器：“（茵陈）经冬不死，更因旧苗而生，故名茵陈。”

利二便闭结之气。大便燥结，加瓜蒌一钱以润之；小便不通，加猪苓①一钱以利之。若眼白皮肤黄肿，肢体懒倦，肚腹绵绵作痛，脾胃虽弱而元气无恙者，可暂服褪金启脾丸。

褪金启脾丸见湿门里湿

肺与大肠虚实火症之脉　有余则浮弦而数，举按有力；不足则虚浮而数，举按无力。右寸盛为肺火，右尺盛为大肠火。

肺与大肠虚实之火形证　肺属金，与大肠相表里，故大肠亦属阳明燥金。金喜清润而恶燥逆，无论外感内因，总为热淫所胜，则为之实火，病当息粗气喘，鼻塞咽干，浓痰咳嗽，甚至衄衄嗽血，大便燥结。虚则本经精血不足，虚火内燥，或心火刑金，失其金水之化源而气逆作咳，喉间淫淫作痒，干嗽无痰，即有而清薄不多，或鼻息不利，鼻衄痰红，或胸膈胀闷，二便枯涩。

肺与大肠虚实火症治法　实则火郁于上焦，当以辛凉之剂散之，热结于大肠，宜以凉润之味清之。虚则滋金润燥，降气清火，所谓虚热非滋补不清，虚燥非滋补不润也。

肺与大肠实火主方

花粉二钱　玄参一钱五分　黄芩一钱　薄荷一钱　枳壳五分　桔梗五分　甘草二分

煎，午后、临睡服。

---

① 苓：原作“芩”，据同治本改。按底本茯苓、猪苓之“苓”多有讹作“芩”者，今据同治本改，后见仿此。

肺为天，其位至高，其体至清，故用轻清顺利之剂投之，使肺气清肃而火易散也。以玄参制刑金之火，以花粉清热结之痰，以黄芩泻中焦之热，以薄荷散上焦之火，以枳壳利气宽肠，以甘、桔为诸药舟楫。如干咳，加杏仁一钱五分，瓜蒌仁一钱。如痰多，加川贝母一钱五分。如大便燥结日久，加玄明粉、生大黄各二钱，去桔梗、花粉。或用滚痰丸利之，清金丸、上清丸可以随症而服。

滚痰丸见中风中腑实证

清金丸 脏腑实火内炽，以致肺金枯燥，气逆喘嗽，甚至热极反兼风化，则头疼目胀，鼻息不利，或为渊[①]，或为衄，耳脓胀闷，舌破喉干，斑疹发痒，三消燥渴，二便不通，悉能治之。

黄芩四两　黄连二两　黄柏八钱　山栀一两六钱

水叠为丸，午后、临睡热茶吞服一二钱。

上清丸见本门心与小肠实火症

肺与大肠虚火主方

麦冬三钱　紫菀茸[②]　知母各一钱五分　干葛　玄参　白菊花　杏仁各一钱

煎，午后、临睡服。

麦冬之甘寒清心补肺，同知母、玄参专滋金水之源；肺苦气上逆，急食苦以泄之，杏仁、紫菀泄肺气，使气衰而火

---

① 渊：鼻渊。

② 茸：原作“葺”，据同治本改。

自清也；高者越之，火郁于肺，则鼻息不利，故以干葛、菊花辛凉升散之品，清散上焦之郁热。如痰多，加贝母一钱五分，橘红一钱，清金化痰丸可服。如胸膈不利，加橘红、苏子各一钱。如大便枯燥，加松子肉五钱，杏仁五分。如鼻塞，加荆芥一钱。如衄衄咳血，加生地二钱，茜根一钱，金水膏可服。

清金化痰丸 金为火烁，则水枯津燥，咽嗌不润而干咳，胃火熏蒸，则气结痰凝，上焦不利而嗽喘。久服润燥清咽，化痰缓嗽，和血止血，兼治老年肺胃痰火有余，与滋阴导火之药兼服。

紫菀 茯苓各五钱 杏仁 陈皮 苏子各四两 黄芩 花粉 桑皮各三两 黄连 蒌仁 半夏 桔梗各二两 甘草一两

水叠为丸，午后、临睡白滚汤吞服二钱。

金水膏 盖金燥不能生水，水竭不能制火，火复刑金，则气逆痰凝，喘嗽不利，甚则咯血吐血，喉哑声嘶，久嗽成痨。久服润泽燥金之体，滋养肾水之源，制无根之火，止嗽止血，壮真一之水，济阴补血方见燥门里热燥症。

肾与膀胱虚实火症之脉 肾脉沉实为平，实则沉大而弦数，或沉弦而数，虚则微弦而数，或沉细而数。

肾与膀胱虚实之火形证 实乃肾气郁陷于下焦，膀胱之湿火有余，为淋为浊，或为腰痛，或成浮[1]肿；虚为肾阴不足，水涸精枯，少火不能潜伏以生气，而时有虚炎僭上之危，

① 浮：原作"脬"，据同治本改。

或因志气不扬而虚火内闭为病，以致溲便赤涩，小腹痹痛。

肾与膀胱之火虚实治法 升清利浊，以泻有余之火，散闭结之气；滋金壮水，以补不足之阴，制无根之火。辛以润之，苦以坚之，后方气血兼治，补泻实有同功也。

肾与膀胱实火主方

当归三钱 茯苓 泽泻各一钱五分 黄柏 知母各一钱 丹皮 升麻 荆芥子各五分

煎，空心午后服。

当归气味辛温而性滑润，能滋血脉而行气滞，故为君；茯苓淡渗，泽泻咸润，用以导泄痹气而分消湿热；知、柏之苦辛以清下焦之实火；丹皮之辛凉以散三焦之相火；升麻、荆芥赖以举扬清气上行而释下滞之苦，正所谓降者欲其升，涩者欲其通也。小便不通，加车前一钱五分。如血淋而黄浊，加生地三钱，车前一钱，白芍一钱，去当归不用。

肾与膀胱虚火主方

熟[①]地三钱 知母 麦冬各一钱 牛膝 黄柏各一钱 丹皮 车前各五分

煎，空心午后服。

壮水之主，以制阳光，故君熟地以补肾阴之不足；臣知、麦者，虚则补其母也；水涸则三焦之火必盛，以牛膝、丹皮泻之；气闭火郁，则成痹而痛，以黄柏、车前导之。骨蒸内热者，服济阴丸或加减地黄丸。

---

① 熟：原作“热”，据同治本改。

滋补济阴丸 治心肾不交，水火不济，心液竭而心火独亢，肾水枯而骨蒸痨热，或干嗽痰红，或精滑淋漓，总属阴虚不足之故。

熟地五两 山萸肉 山药各三两 茯苓 泽泻 丹皮 芍药 龟板各二两 地骨皮二两 黄柏 知母 青蒿 五味子各一两二钱半 牛膝 杜仲各一两五钱

蜜丸，早空心白滚汤吞服三五钱。

加减地黄丸 润肺滋金，益水之上源，补阴壮水，制阳火之空发，培土以畜火生金，滋肝以养血润燥。

生地 熟地 茯苓 山药 天冬 麦冬 牛膝各二两 枸杞小茴、川椒、盐酒、芝麻四制 人参 萸肉各四两 当归 何首乌各一两 丹皮 泽泻各五钱

蜜丸，早空心白滚汤吞服四五钱。

卷　三

气　门

或问：风寒暑湿燥火，为天地之六气，凡人有所感触，则现症不测，既得闻命矣。今言人身之气亦有七情九气之不同，其气从何而生？因何而病？可得闻欤？

答曰：天道善贷[①]，贷人以三气，上曰始，其色青，中曰元，其色白，下曰玄，其色黄，即是宗、营、卫之三气也。故曰人身之气即天地之气，为造化之主，神变莫测，万物得之则生，失之则死者也。况人在气交[②]之中，一呼一吸，未尝不与天地之气相接，故《内经》又云：天食人以五气，地食人以五味。五气入鼻，藏于心肺，上使五色修明，声音能彰。五味入口，藏于肠胃，味有所藏，以养五气，气和而生，津液相成，神乃自生。抑知人之气与天地之气无二，为吾身造化生长之元不缪[③]也，其气顺之为生生不息之机，逆之则灾害并至，夭扎随焉。所以《内经》谆谆告诫曰：恬淡虚无，真气从之，精神内守，病安从来？又《道藏》云：含

① 贷：给予。

② 气交：天气在上，地气在下，人在天地二气交合之中，因称。参见《素问·六微旨大论》。

③ 缪：通“谬”。错误；荒谬。《礼记·仲尼燕居》：“不能清，于礼缪。”郑玄注：“缪，误也。”

精养神，德通三元[1]，精液[2]腠理，筋骨致坚，众邪辟除，正气常存，累积既久，变形而仙也。今人不独不能佩服[3]妙训，而且不知所以节省，反恣意斲削，致真元受亏而病。医者又昧于兹理，并不分营卫脏腑虚实，每每用劫夺之剂取快一时，以致真气耗散，生机绝少，乘成[4]不救。正所谓一误再误，良可叹息者也。余虽愚鄙，凡治一病，必先审其元气之虚实而后用药，大约中病即止，不敢妄投，盖以有病则病受之，无病则元气受之也。经不云乎必先岁气，无伐天和，若不曲体[5]此义，暗夺人寿，宁免鬼神之责乎？

脏腑诸气虚实之脉 脉长，为气治而无病。若弦长，为怒气伤肝，木燥火炎之象，宜以疏泄之剂平之。短则气郁不舒，当用调畅之剂开之，所谓木郁则达之也。洪大者，血不足而气有余也，气无体，以血为体，血虚则气无所依归，故以清润之剂和之，使其相平也。数则气结塞而化火，五心为之烦热不宁也，以辛凉甘润之剂清之。脉上盛而气高，高则逆而喘嗽，以清顺之剂和其肺胃。下盛为气滞，乃膀胱、大小肠癃闭结涩之病，随其虚实寒热而通之。沉细虚微为三焦元气不足，以温补之剂益之。涩数为心气郁而化热，主心与包络血液枯燥，而得嘈杂烦痛怔忡之症，以甘寒辛润之剂滋

① 三元：指精气神。
② 精液：谓润泽。
③ 佩服：遵循。
④ 乘成：同治本作“致成”。
⑤ 曲体：深入体察。

之。脉代为气衰，乃脏腑之元气虚脱，不能接续，有盛衰代谢之意，当急用竣补之剂以夺之，夺之不能，则与死期。凡病脉自小而渐大者为病进，自大而渐小者为病退。脉之为道甚精微，自在学者神而明之者也。

心包络膻中虚实之气形证 盖大气积于胸中，胸中即膻中也，为宗气之源，心肺统之，本为清纯至高之气，轻而上升，与营气并行于十二经络之中，以为血脉，所以言心主血脉也。若人忧思郁抑，怀抱不舒，志气不扬，使宗气失其宣化流动之机而逆归膻中，以致否否不快，怏怏不乐，久之郁而化火，隐隐作痛，梗塞不通，遂成噎膈者，是此气之为病也。

包络膻中虚实之气治法 实则气郁而化火，故膻中痞结为痛，为烦躁嘈杂，或怔忡惊悸，以开郁顺气、清火消痰为主；虚则气衰而血亦不足，必至心虚胆怯，神思昏惰，胸中抑抑不乐，怏怏不舒，当以益气滋血、宁神定志、发扬疏散之剂主之。

包络膻中气实主方

紫菀三钱　贝母二钱　橘红一钱　菖蒲　远志　益智仁各五分　黄连三分　甘草二分

煎，午后、临睡服。

肺主宗气，忧愁则伤肺，肺主收引，故气郁而不通，紫菀、贝母辛苦之味，能清肺顺气使之下行，益智、远志、菖蒲能开郁散结而调心气，醒神明，气郁化火，火郁生痰，以黄连、甘草清火，橘红、贝母消痰。若火盛而膻中嘈痛者，加黄连五分，当归一钱，去益智、远志之辛燥。如痛极难忍者，为心疝，加延胡、川楝子各一钱五分，去黄连不用。安神丸可以常服。

包络膻中气虚主方①

枣仁三钱　当归　丹参各一钱五分　人参　茯苓各一钱　远志　菖蒲　益智仁各二钱

煎，午后、临睡服。

思虑伤神，心脾之营气阴虚而停滞不运，逆归膻中。膻中者臣使之官，喜乐出焉，气逆膻中，心②致抑郁不舒，快快不快，神思昏愦，睡梦不宁。今以枣仁、茯神安神宁志，丹参、当归养血开郁，人参育气而使宗气运行三焦，远志、菖蒲、益智之辛温可以散结而醒神。如元气虚，再加人参一钱；如中气不足，饮食少思，加白术二钱；如心家有热，加生地二钱。天王补心丸、宁志丸可以随症调治。

安神丸见火门心与小肠实火症

天王补心丹　忧思郁结，谋虑不遂则伤神，劳苦心勤，用力作务则伤气，使心运智，决策筹画则伤血，因而液竭虚烦，血枯内热，以致心不清，神不宁，胆怯气弱，怔忡恍惚，睡梦不安，咽干舌燥诸症。

人参二两　黄芪一两五钱　茯神　枣仁　麦冬　生地各三两　丹参　天冬　柏子仁各二两　玄参　知母　远志肉各一两五钱

---

① 主方：原作“丸”，据文例及同治本改。

② 心：疑为“必”。

百部　菖蒲　五味子　甘草各一两

蜜丸，临睡空心，灯草龙眼汤吞服三五钱。如大圆，化服。

宁志丸　足少阴肾在令为冬，在神为志，本藏精之脏，为生气之源。若人情性抑郁，志气不扬，精神虚惫，形容枯萎，昼则贪眠，夜反不寐，虽寐而惊悸易醒，或谋虑不遂，劳烦过度，气逆膻中而怔忡否闷，彻夜无睡，及睡而神昏气惰，甚至饮食不思，肢体懈㑊，盗汗怯寒，梦遗滑泄。总由心肾不交，精神不固之故。此药气血双补，精神兼固，阳虚火弱者宜之。

枣仁五两　人参　黄芪各二两　白术　茯神各三两　当归身三两五钱　莲须　远志各二两　朱砂　益智仁　甘草各一两　乳香五钱

蜜丸，早晚空心，灯心汤吞服二三钱。无睡，用陈酒送下。

肺与大肠清浊之气形证　肺气通乎天，上主咽喉鼻息颠顶，凡有所病，则鼻渊脑漏，不闻香臭，咽嗌不利，喉咙肿痛，气闭火郁则喘急，痰凝梗塞而痛者是也；大肠之气通乎地，凡有所病，则里急后重，窘迫作痛，肠鸣腹满，浊气滞下而后泄者是也。无论虚实，总以调气为主。余症尚多，自有本门可考。

肺与大肠清浊之气治法　经云高者抑之，使天气下降而浊气化，下者举之，使地气上腾而清气升也。

肺经浊气主方

贝母二钱　荆芥　苏子各一钱五分　杏仁　橘红各二钱　薄荷　枳壳各五分

煎，午后、临睡服。

肺气专于通调四布，以征清肃下输之令，今本经之气秘而不散，故有前症。盖苦能利气，辛能散气，以贝母、杏仁、苏子之苦辛而理肺，使肺气清而天气降，橘红、枳壳利于下，以其苦也，荆芥、薄荷越于上，以其辛也，而兼有利痰散火之能。如气逆而喘促，加紫菀三钱，桑皮一钱五分，去荆芥之辛散。

大肠清气主方

生黄芪二钱　当归一钱五分　人参　白术　陈皮各一钱　柴胡　防风各五分　升麻二分

卫气出于下焦，恃其悍气之慓疾，昼夜行于阴阳经脉之中，外及皮肤分肉，内暨五脏六腑，虚则陷于至阴之下而不能举，故有下迫渗泄诸症。黄芪专补卫气，生则其力更旺，用以为主；人参补宗气，白术补营气，气不足者血亦虚，血不足者气无附，当归补血，正以辅气也，气血冲和，则营卫有益；升、柴、防风引生阳之气达上焦，入腠理，以陷下而化为清升也。

脾胃营气形证　脾胃所有诸病另见，本门不赘。今只将脾胃之元气表而出之。此气即营气也，营者经营运动之义，即天地斡旋造化生成万物之元气，人之脾胃与之相匹，故能健运不息，融化水谷之精微，布于四脏，四脏禀受其气而成精津血液，以奉生身滋养灌溉之用。即所服之药，或补泻，或升降，或通利，或发散，亦莫不藉其营气而运化分消，入于诸经者也。若脾胃之元气一虚，则五脏无所禀受而生机绝少，故曰脾胃者万物之父母也。

脾胃营气不足治法 脾为太阴湿土，言湿则土原赖水为用，盖因水土相滋，动植得以化生，土不得水，草木为之焦枯，此造化以相克为用之妙也。故脾土过燥，则干枯坚硬而不能运。又脾胃之性喜燥恶湿，喜温恶寒，若过于湿，则脾又为之凝滞软弱而不能运。治之之法，以培补三焦之元气为主，腐熟水谷之精微为佐，盖气化而阴阳和，营卫调，永无燥湿之偏克，正健行之用矣。

脾胃营气不足主方

白术　麦芽粉一钱五分　人参　陈皮　神曲各一钱　黄芪七分　砂仁　白蔻仁各五分　炙甘草二分　木香三分　生姜一片　大枣一枚

煎，空心午后服。

胃为水谷之海，无物不容，脾为转输之官，无物不运，能纳能运，皆后天资生之本也。是方以白术启脾为君，参、芪佐之，以益三才之元气；神曲、麦芽，谷类也，藉之以腐熟水谷，为臣；香能开胃醒脾，和中理气，故以香砂、白蔻为使；陈皮、甘草和中，姜、枣温胃滋脾，皆助营之要药，性禀中和，不偏燥湿者也。资生丸、固本健脾丸、香砂健脾丸、胃爱丸可服。

冲和资生丸 盖胃主司纳水谷，脾主运化精微，人因谋虑过度则伤肝，饥饱失时则伤脾，肝脾之气不和，则资生造化之机日拙，遂致胃强脾弱，既食而运化不及，气逆膻中，不食而犹然否满，日久五脏无所禀受，三焦清气虚陷，精血日亏，形神销铄，大便滑泄，溲便短浊，浊气僭上，渐成中满，土虚水泛，周身肿胀。是药不独培补脾胃之营气，兼能补肺以统气，疏肝以达气，滋心以育气，益肾以生气，五脏之元气有裨，而精津血液赖以有成也。

白术四两　茯神　枣仁　当归　莲肉各二两五钱　人参二两　黄芪　陈皮　砂仁　楂肉　神曲　麦芽粉各一两五钱　白蔻仁　远志　益智各一两　木香五钱

蜜丸，早晚空心，米汤或参汤吞服二三钱。

固本健脾丸　胃虚恶食而不能容，脾虚能食而难于消，上则嗳腐否满不舒，下则膨胀迫滞而泻。久服温补脾元，和中醒胃，进食止泄，推陈致新。

白术四两　陈皮　茯苓　陈冬米各二两　神曲　麦芽粉各一两　肉果①　砂仁　木香各五钱

水叠丸，早空心、午后白滚汤吞服三钱。

香砂健脾丸　喜温恶寒，喜燥恶湿，喜香恶臭，喜通恶滞，本脾土之性也。此丸即前方加制香附八两，以疏肝健脾，开郁理气，兼之甘温香燥，适其性而启发营气，则胃自易纳，脾自易化，渐至三腕通畅，二便均调，肌肉肥腻，体肢强旺矣。凡男妇小儿有不思饮食，即食而不消，倒饱嗳

① 肉果：肉豆蔻。

气，吞酸呕恶，肠鸣泄泻，面黄肌瘦，四肢浮肿者宜之，食前姜汤吞服二三钱。

胃爱丸 脾胃虚寒，闭塞不通，不食则嘈杂而似饥，及食则呕恶而难进，此土虚胃败之故，非伤食、恶食之比。其症口干而不欲饮，喜热而畏寒。其脉两寸口虚弱无神，知其三腕空虚，中气有亏也。以此药急进之，培脾胃之真元，醒垂绝之生气，不拘老少，可俾常服。

人参 白术 山药 茯苓各二两 莲肉一两 白豆蔻六钱 陈皮五钱 苏叶 甘草各三钱

炼白蜜为丸，重三钱，早晚空心，米汤化服一丸。

如泄泻，加咸炒益智仁五钱，用荷叶煎汁调谷芽粉为糊，丸绿豆大，早晚米汤各吞二三钱。

肝胆生发之气不足形症 甲胆乙肝，为春令发生之始，能令万物向荣，其性喜条达而恶抑遏，古人所以方长不折①者，顺其性而毋伐天和也。今人只论肝木多有余而无补法，必以克削为事，此但言其标而竟忘其本也。其标固有木燥火炎，热极生风之变，及愤满②否胀刺痛之苦，其本则春令不行，木气郁陷，失其条达之性，伤其生发之机，所谓春伤于肝，夏必洞泄者也。惟东垣独悟此理，能以补中益气之剂升发清阳之气于至阴之下，而救千载之弊也。

肝胆生发之气不足治法 肝胆具风木之体，全在滋养以

① 方长不折：不折正发芽的树枝。典出《孔子家语》卷三。

② 愤满：壅满。愤，满盈。

制其燥，疏畅以适其性，治有余亦不过平肝滋燥，补不足无出于升阳益气，所谓木郁达之者，即此义也。

肝胆之气不足主方

当归身二钱　陈皮一钱五分　人参　白术　川芎各一钱　柴胡五分　升麻三分　甘草四分①　生姜一片

水煎，早空心、午后服。

睡则血归于肝，肝得血以滋养，则春升之令行。故用芎、归以补本经之血而制其燥，以参、术益本经之气，升、柴佐升发之机，木陷于土中，则脾为之不舒，以陈、甘和之。如两胁作痛，胸腹如刺，加木香三分，楂肉一钱，炒白蒺藜一钱五分；如两腰重坠，加羌活、独活各五分。

肾与膀胱之气不足形证　肾与坎卦同体，外阴而内阳，《易》云天一生水，地六成之，故坎具一阳之气，而肾为生气之源。又曰山泽通气，其气在天地，出自水中至阴之分，腾而上之，为云为雾，在人则子后一阳生，时其气出阴入阳，循脊而上透于高巅，化而为精为髓，故脑为精髓之海，犹之云从地生而雨由天降，所以古人云水出高源也。其气一虚，则水成寒水，地冻水凝，气不舒泄，遂致雨露不施而精枯液竭。今人惟知肾属水脏，误为有形之物，非苦寒不足以滋补，究未达气为水母之义，益气正所以滋水之化源也。且此气出乎肾，又系于心肺，为吾人呼吸之主，三焦生化之源，前哲之主助阳生炁，而又能招虚火之归阴，良有以也。

① 四分：原脱，据同治本补。

肾与膀胱之气不足治法 水中无火则地气不腾，故以温补肾元而兼培脾土。

肾与膀胱不足主方

人参二钱 熟地一钱五分 茯苓 山药各一钱 泽泻 丹皮各七分 山茱萸 肉桂各五分

煎，早空心服。

肾脏所主者真炁也，故以人参益元气为君，熟地壮水，山茱填精，水无土不畜，故以茯苓、山药培土，丹皮启发三焦之生气，肉桂补益坎水之生阳。有土则水蓄，有精则水壮，有火则气腾，有气则水升，经云地气上为云，云出地气是也。

古方肾气丸 盖肾具水火，备阴阳，统气血，左右互相为用，乃男女玄牝之门[①]，系天地化生之本，离言之则分肾与命门，合言之则肾为一脏。今人但知壮水之主以制阳光，未悉益火之源以消阴翳，况天地非此火不能生万物，人身非此火不能长精血，而可以偏用苦寒主于滋阴抑火以绝其生阳之炁乎？大概黄柏、知母，虽禀北方寒水之气而生，然其性降而不升，杀而不生，真阴不足，阳火有余者，或可暂用。其寒而抑水制火，倘久服，其苦反能生燥而助火，且能寒胃而伤脾，火无土则不藏，水无土则不摄，愈见其火炎气逆、

① 玄牝之门：指生殖之器。典出《老子·第六章》。玄，幽妙。牝，溪谷，亦指阴性。

土败水溃之为害不浅也。是方以六味滋阴，象坤之六爻①，加桂、附之热，象乾之一阳，以阳填阴，遂成坎体②，阴中有阳，水暖气腾，得春和之性，培生长之基，以无形之造化生有形之精炁，用之得宜，功难备述。凡少年阳萎，高年乏嗣，脾肾久泄，便溺不禁，下元虚冷，腰膝痿痹，火不归元而顿嗽，水泛为痰而喘逆。年深痰饮隐伏，日远五积窃发，孤阳在上，阳络伤而吐血衄血，结阴在下，阴络伤而便血溺血，水溢于四肢为浮肿，寒固于三焦则胀满。诚为虚损久病培元固本之要药，医与病家不可不知者也。

熟地四两　山药二两五钱　山萸肉二两五钱　丹皮　泽泻　茯苓各一两五钱　肉桂一两　附子五钱

蜜和，槌千余杵，丸梧子大，晒焙极干，早空心，百沸汤吞服三钱，渐加至五钱，服后用糕果压之。

金匮肾气丸　脾肺肾三经之元气虚，失其统运输布固摄之用，致有气逆火炎、土败水溢之病。气无根而气短促喘嗽，气逆上而胸腹刺痛，小腹胀满，火不归阴而壮火食气，致面赤烦躁，舌破咽疼，水不归源而水泛为痰，烦嗽呕逆，浊气在上则中满䐜胀，气寒化水则四肢浮肿。此仲景专为肾与膀胱之元气不足、寒水不能施化而立也。

茯苓四两　熟地二两五钱　山药　山萸肉各二两　丹皮　泽

---

① 坤之六爻：坤卦六爻皆阴，因称。《周易》六十四卦中坤卦之卦形为“☷”。

② 坎体：坎卦之形体。《周易》六十四卦中坎卦之卦形为“☵”。

泻各一两五钱　车前　牛膝　肉桂各一两

蜜丸，早空心吞服三五钱。

此方分清利浊，浚水化气。加沉香一两，治奔豚气攻逆上焦为痛。

益气丸　坎为阴，内函真阳之气，其气即天一之真，藉以发生万物，长养精神，为生生不息之本。若两尺举按无力，阴中之阳有亏，安望生机之日进乎？

熟地八两　人参　山药　山萸肉各四两　茯苓　丹皮　泽泻各三两　附子　肉桂　补骨脂各两半

蜜丸，早空心，滚汤吞服三五钱。

和中益气丸　培补三焦不足之正气，疏泄肠胃有余之浊气，温养在下之真火，以消凝结之至阴，浮逆平而喘嗽自已，元阳复而肿胀渐消。

人参二两　白术四两　茯苓一两　广橘红一两二钱五分　泽泻一两　丹皮七钱五分　沉香七钱五分　川椒　肉桂各五钱　桑皮　苏子各一两　附子二钱五分

水叠丸，早空心，滚汤吞服二三钱。

固本暖脐膏药　男子先天不足，下元虚冷，劳伤痿痹，腰膝酸疼，精寒阳萎，白浊梦遗，用此培元益气，祛寒和血，调补精气。兼治妇人经水不调，沙淋白带，子宫虚冷，难嗣半产，不拘老少，暴泻久泄，肚腹疼痛，遍身寒湿风痛。

第一次，真麻油一斤四两，桑柴火熬透。

第二次，甘草片二两，入油熬焦，去渣。

第三次，天冬、麦冬、熟地、肉苁蓉、牛膝、枸杞、当归、杜仲、汉防己、防风、羌活、独活、川芎、续断、锁阳、虎胫骨、远志肉、桃仁、杏仁、菟丝子、巴戟肉、蛇床子、红花、木鳖子、姜黄片、延胡索、南星、半夏、天麻、威灵仙、淫羊藿、骨碎补、鹿茸、肉桂、附子、蓖麻仁、紫梢花、谷精草、肉果、益智仁、人参、黄芪、何首乌、苏木屑、苍术、五灵脂、白僵蚕、川山甲、苍耳子、麻黄、荔枝草、三角尖、益母草、清风藤、五味子、皂角刺、粟壳、诃子肉、葱子、韭子。上药六十种各五钱，入油熬焦，重绵绞去渣净。

第四次，东丹飞净，炒黑色者十两，入油搅匀。

第五次，嫩松香绞去脚，提至色白者四两，入油搅匀，以时候之寒暖，看老嫩出火。

第六次，嫩黄蜡提净脚者四两，入油搅匀。

第七次，硫黄、雄黄、龙骨、牡蛎、玄精石、赤石脂俱用制净末者各三钱，入油搅匀，俟冷，再入后药。

第八次，乳香、没药、沉香、丁香、木香俱用制净末各三钱，入油搅匀。

第九次，麝香、蟾酥、阳起石、阿芙蓉制净末各三钱。

血　门

或问：人生之血，有曰心生，有曰脾生，有曰气属卫，血属营，似从营生。又曰无阳则阴无以生，盖气为阳，血为阴，则血又当从气以生也。究其所以，应属何生？幸以教我。

答曰：气血者，后天之阴阳也，阴生于阳，血配于气，自由气生。盖人有三气：宗气者，天气也，积于胸中，出咽喉，贯心脉而行呼吸；卫气者，地气也，出于下焦，行于四末分肉皮肤之间，昼则行阳，夜则行阴而无休息；营气者，运气也，出于中焦，泌其津液，注于脉中，化以为血，以荣四末，内注五脏六腑。由此观之，则血仗营气以生，亦必本于五谷精微之气而变化者也。大凡五谷之入于脾胃，即从而运之，以清纯之气上输于肺，使宗气统之，所谓宗气以浊气归心，淫精为脉而化为血液，以灌五脏，实经络，注百骸，以奉生身者是也。因其属五谷之精微，由脾胃而运化出之，故曰脾统血。蒸其津液，由心而注于脉中，故又曰心主血脉。究其实，血必藉营气以生，非血即为营气也。

或问：吾闻乳汁之与月水，皆系营血所化，然而在上则白，在下则赤者，何也？

答曰：人与天地造化本同一体，阴阳互为其用，阳中有阴，阴中有阳，理固然也。血本五谷之精微，所云中焦受气取汁，变化而赤，是之谓血。若下注冲脉，则成月信，所谓女子二七而天癸至，月事以时下也。冲脉即为血海，血海复禀丹田至阳之气而统摄其血，所以月事犹仍其赤色而不变。若上溢包中，注于中气之海，则成乳汁。气海属于肺经，禀太阴之气而化成之，其色故白。虽乳房为阳明胃腑所络，因离肺不远，故不及变赤而仍为白也。血本阴物，其色赤者，阴中之阳，乳本阳质而色白者，阳中之阴，所以言阴阳互为其根也，信然。

或问：人之所患血症不一，而血从何来？复从何止？所谓引血归经，则又从何归？请详晰之。

答曰：气为生阳，血为死阴，统运血脉而周流一身者，营气也，故经曰营行脉中，又曰血随气配也。由是气行血亦行，气止血亦止，气溢血溢，气陷血陷，有自来矣。所以怒则肝气上逆，甚而呕血，是其证也。至云引血归经者，非谓引已离经之死血而复还本经也，唯调气清火，使血安流而各守其位，不致上溢下渗，此即归之之义也。

或问：既言血从气配，如何又有三焦火盛，载血妄行之说？

答曰：气有余便是火，岂人身真有所谓火哉？经云：少火生气，壮火食气。壮火者，即有余之淫气也。吾人但知气逆火炎而血遂因之妄溢，竟不解血之在脏腑，又有膈膜为之固摄，而不致散逸于外也。其膈膜者，极薄极脆，而性又奇燥，倘遇慓悍之气、炎亢之火而攻之，极易破损而渗血，故云阳络伤而血上溢，阴络伤而血下注也。但所伤之膜，初则甚微而火势犹缓，血来自少，更有余血凝结伤处，则血亦遂止。若不加意静摄，息心调气，或因形劳动气呕逆而触损其伤，或虚火空发，驾胃气冲逆而重伤其旧，则血来如潮涌，自觉有声，必至龙雷之火一齐升发而势难止遏，甚则喘息不定，面如酒醉，心神惑乱，烦躁不宁，而较前尤甚矣，轻则三日，重则七日，直待气平火退而后止。医者知此则治血有本，病者体此则身心宜静，慎毋纵性肆志而徒恃[1]医药为长

① 恃：原作“特”，据文义改。

城也。

诸血症虚实之脉　寸脉独盛，血必上溢；尺脉独盛，血必下陷；两关盛者，呕吐不已。血后阴火空发，应现芤数之脉。芤者空大之象，因虚火附于血络，故大，以其失血，经络已虚，其脉故空。空大者，浮数无力之候也。大凡失血之脉，喜其微弱平缓，或不妨细数，或先大而渐小，或先数而渐缓，皆称吉兆。如弦急短促疾而无伦，或搏指空硬者，为难治。

咳血形证　咳血者，或无痰干咳而见血，或因痰致嗽而带血，或一丝一点，或一口两口。云门、中府微胀而气急促者，乃肺体自燥，且为火制，因而咳伤肺膜而血随痰出，当以清火顺气、滋金润燥之剂多服。若脉弦气促，咽痛声嘶者，不治。大凡血症，非身心静养，难以回春。

咳血主方

麦冬三钱　生地二钱　阿胶　川贝母　知母　紫菀各一钱　百合五分

水煎，午后、临睡服。

麦冬专于润肺而清本经之燥火，知母抑龙火之僭逆而保肺，阿胶、生地清血中之热而止其妄行，贝母、紫菀、百合清肺家浮逆之气以缓痰嗽。如火盛而脾胃强者，加玄参一钱。血不止，加白芍一钱。气急，加紫菀、桑皮各一钱。元气虚，加人参一钱五分。金水膏、琼玉膏、固本丸必须兼服。

金水膏　金为水源，肺为肾母，房劳过度，肾水虚涸，坎水少，火无水以济，则不能静伏而空发于上，谓之壮火。

壮火食气，反正为邪，销铄精神而肺金反受其克，所谓子能令母虚也。肺主气，因虚则不能统摄宣布，反逆归本经，未有不咳逆喘嗽，以致痰红咯血之理。是膏非止清痰治嗽，和伤止血，盖专于润肺滋金，力培金水之化源，肃清诸气而下引。兼用固本丸大补肝肾之真阴，使阳火有所依附而归元返本，水暖云蒸，天泽下沛，还成坎离既济①之体。水足一分则火退一分，火既渐退，则精神自成而诸患亦渐平，其时壮火复为少火，静藏本位，犹之招来乱民复为良民，且能耕桑力作以供王税，方谓之少火生气也。既曰生气，则精神血液咸能克足矣。凡老幼男妇虚痨烦咳，肺痿痰红，必须之药，当亟用之。

天门冬　紫菀茸　葳蕤炒，各六两　怀生地十二两　麦冬肉八两　白芍炒　百合　款冬花各四两　知母炒　山药略炒　陈皮　川贝母另研细末，听用　茜草各二两

如法熬膏，炼蜜收，冷后调入贝末，不拘时噙化口中，听其自然，临睡及睡醒时服尤妙。

培元固本丸　夫肾为阴脏，于卦为坎，其形有二，左属阴水，右属阳火，阴阳互用，原成一体，居下焦地道，万物无不藉之以化育生成者也。吾人不能体此精义以调摄，恣情纵欲，损气伤精，必至阴阳舛错②，水火分张，火无水则飞

① 坎离既济：《周易》六十四卦有“既济”卦，坎（水）上离（火）下，为水火既济。

② 舛（chuǎn 喘）错：差错。

扬僭越，水无火则不能生炁，由是朝凉暮热，烦嗽痰红，神驰不寐，盗汗遗精，肌消色痿，肢痿体弱，饮食不甘，脾胃虚泄，遂成虚损痨瘵之症。此药专补坎体之阴水以生血，益坎中之阳火而培元。必兼金水膏滋金润肺，以佐金水之化源，所谓母能令子实也。从此地气升而为云，天气降而为雨，又何患根本之焦枯、生机之不复哉？挽回造化，莫此为最，毋视为肤浅而忽诸。

人参五两　麦冬四两　五味子　肉苁蓉制净，炙干，各二两　熟地八两　山茱　山药各一两　茯苓　丹皮　泽泻各三两

蜜丸，早空心，滚汤吞服三五钱。

太平膏　男妇壮火炎上，消铄肺金，气失清化，致干咳烦嗽，痰红咯血，呕血吐血，咽痛喉哑，喉癣喉痹，梅核肺痿等症，总由火盛金衰，津枯液竭之故。此药散结热以止痛，生津液以润枯燥，顺气清痰以治咳嗽，便于噙化而无伐胃伤脾之患。

紫菀茸四两　款冬花　杏仁霜各三两　知母　川贝母　茜根　薄荷末各二两　百药煎　粉草　海粉飞净，各一两　诃子肉　嫩儿茶各五钱

为极细末，炼白蜜烂和，不拘时噙化。

咯血形证　不因咳嗽而咯出者，谓之咯血。或一口，或两三口，其色紫，或黑或黄，此系心包络受伤，随气逆火炎而咯，亦有时乎因痰嗽而咯。病由劳烦思虑过度，日久失治，急宜息念安神，调气静养，服清热和血、安神育气之剂。

咯血主方

生地三钱　麦冬二钱　枣仁一钱五分　茯神　白芍各一钱　山药　茜根各五分　莲子肉五枚

水煎，午后、临睡服。

血热而后妄溢，以地黄补血凉血，兼清包络之火；谋虑不遂，多伤肝动火，以白芍抑肝而敛血；血虚则心不清，神不宁，故用枣仁安神，麦冬清心；山药、莲肉用以健脾胃而育心气；茜草性温色赤，以和伤止血。如内热盛而脾胃旺者，加玄参以助水制火，知母肃清龙雷之火以保肺。血虚，加归身五分，去茜草。气虚，加人参钱半。无睡，加枣仁一钱，桂圆肉一钱，去白芍、茜草。安神丸、琼玉膏、固本丸早晚兼服。

朱砂安神丸见火门心与包络虚火方后

培元固本丸见咳血

琼玉膏　脾肺肾之元气不足，情志郁结，生机不能启发，致精神气血有亏，遂成虚痨咳嗽，嗽久音哑，咳血咯血，渐及神销形萎，自汗气促，睡梦不宁，遗精泄泻，皮寒骨蒸，肢体酸弱诸症。凡阴火冲逆，畏寒喜热者宜之。

熟地　麦冬　枸杞各八两　葳蕤　牛膝　桂圆肉　黑枣各六两　人参　黄芪　白术　天冬各四两　广陈皮二两

熬膏，炼蜜收，早晚隔汤顿热，噙化二三钱。

如无寐，加枣仁六两，茯神四两。骨蒸盛，加制何首乌六两，地骨皮四两。如有郁痰，加白蒺藜六两，川贝末四两。

呕血形证　呕者有声有血，一气五六口，或数口之外，其色或黑或紫或红，此胃腑之血也。盖胃为多气多血之所，生血之乡，致病多由纵饮，或喜姜桂辛辣炙煿厚味，酿成湿热及燥烈之毒，以伤阳明胃络之膈膜，加以本经有余之火，而呕逆不已。患此血者，当忌一切助火动气致嗽生痰之物，宜用清淡滋润，静居高枕，坐卧不使形劳气逆，轻则五日，重至七日，其势自定。以后方为主，视其缓急加减调理，愈后三年不发，方为全好。倘仍前纵恣不谨，触发不常，必增痰嗽诸症，击动诸经虚火，则死不旋踵，虽卢扁却走①矣。

呕血主方

生地五钱　白芍二钱　知母　茜草各一钱五分　干葛　玄参各一钱　甘草二分　鲜藕节一大枝

水煎，午后、临睡服。

阳明胃腑多受饮食之积热，阳络伤而血自妄行，故多用生地以清火凉血，甚则用童便捣生地为汁和药尤妙；芍药之酸，茜草之寒，可以敛火止血；玄参、知母清三焦之热，以救炎炎之势。如血不止，加山药一钱，已止，加麦冬二钱，去干葛、茜根、藕节。如火盛，加茅根二钱，已清，加麦冬一钱五分，茯苓、山药各一钱，去玄参、干葛、茜根，金水膏宜服。如肝肾素弱，关尺空弦者，兼服古方六味丸。

① 卢扁却走：扁鹊也会退走，表示病重不能治愈。典出《史记·扁鹊仓公列传》。卢扁，即扁鹊。扁鹊为卢国人，亦称“卢医”。

金水膏见咳血条

古方六味地黄丸 先天元阴不足，后天精神亏损，致水火为仇，金木相刑，而有咳血唾血，痰红烦嗽，喉哑声嘶，朝凉暮热，遗精盗汗，形神枯萎，虚痨不足之症。此药大补肝肾之真阴，俾阳火得所归依，不致僭越也。

熟地八两　山药　山萸肉各五两　茯苓　泽泻　丹皮各三两

蜜丸，早空心吞服五六钱。

吐血形证 吐者独有血而无声，一吐数碗，甚至倾盆，非散块即或黑或紫或红，此肝经之血也。盖肝统受心脾之血而藏之，故为多血之脏。病由暴怒，或郁怒伤肝，或负重疾走，或斗殴跌扑，因内伤而发，发则不宜速止，止则使败血瘀积，复不宜攻逐，致伤元气胃气，只用后方缓治，加意调摄，自愈。

吐血主方

生地五钱　白芍二钱五分　茜草一钱五分　玄参　花粉各一钱　车前　黑山栀各五分　鲜藕节一大枝

水煎，午后、临睡服。

血去既多，则三焦之火必乘虚而逆上，故多用生地，佐以白芍平肝清火，滋阴凉血，茜草、藕节止血消瘀，玄参、花粉之甘凉清热，车前、山栀之苦寒泻火。如中腕作痛，必有瘀积，加山楂肉二钱，减生地一半。大便秘结，以润肠丸行之。滋补济阴丸须常服。

滋燥润肠丸见中风门中脏缓症条

滋补济阴丸 专主心肾不交，水火不济，心液竭而心火独亢，肾水枯而遗精淋浊，五心烦热，晡热骨蒸，干咳痰红，上下失血，咽干唇燥，性急善怒诸症。

黄柏　知母各一两二钱五分　熟地五两　山茱肉　山药各三两　泽泻　丹皮　白芍　龟胶　地骨皮　茯苓各二两　青蒿穗　牛膝　杜仲　五味子各一两二钱五分

蜜丸，早晚空心吞服三五钱。

衄血形证　春病善衄者，春气上升也。足阳明胃脉从头走足，起于额[①]中，由鼻之两旁环绕唇吻，从两颐由肩内胛下，引至两乳房，再由肋及两内股直下，至两足次指之端而止。春夏之交，阳明之气自多升发上行，其火亢极，血亦因之而上溢，故有衄衄之病。衄血竟[②]自胃来，其色犹赤。若衄者，由肺经气海传变而至，犹之乳汁，其色故白，然亦由鼻出者，肺窍开于鼻也。概因酒色过度，阴虚火盛多犯之，而幼童胃火有余，亦有是症。倘不善调摄，日久屡发，多有眩晕喘急而死者，宜清金化热救其标，壮水滋阴治其本。

衄衄主方

麦冬三钱　生地二钱　知母一钱五分　天冬　熟地　车前各一钱　玄参　牛膝各五分

水煎，午前、临睡服。外用凉水浸青布贴眉心，及口衔窨水，以遏壅逆之势。

金水二脏，子母同病，以二地、二冬滋补化源，玄参、

① 额：当作“頞”。《灵枢·经脉》作“鼻之交頞”四字。

② 竟：全部。

知母清约僭逆之火以保肺之受烁，车前、牛膝顺气导火以分炎上之势。如血不止，加白芍一钱五分，茜草一钱，去熟地、天冬。金水膏、固本丸常用兼服。若初起，则用剪红丸。

金水膏见咳血条

固本丸即古方六味丸，见呕血条

便血形证 先血后粪，大肠之肠风脏毒，痔中之血是也，此阳明热毒蕴积所致，以辛凉升发之剂、祛风清火解毒之药止血。先粪后血，乃冲脉之血，足厥阴肝经主之，谓之结阴便血，宜甘温之剂调补气血，使血有所统摄，则不至于下渗而自止。倘日久不愈，邪乘脾胃，渐传肢肿腹满、腰脊酸疼、泄泻诸症。

大肠便血主方

生地三钱 防风 秦艽 槐米各一钱五分 川黄连一钱 升麻 乌梅肉各五分 甘草三分

水煎，早空心、午前服。

大肠结热，以生地之甘寒凉血，川连、槐米之苦寒清火，防风之辛、秦艽之苦以搜风，佐升麻而升发滞下之气以止血，盖取血随气配之义，乌梅之酸涩，力能敛气固血，甘草之中和，用为清热解毒。如腹痛，加金银花二钱。剪红丸兼服。

剪红丸 治男妇脏腑不和，龙火陡发，冲于肺则鼻衄痰红，乘于心则烦躁咯血，附于肝则气逆吐血，伤阳络则牙宣鼻衄，呕血咳嗽，伤阴络则便红溺血。大凡上下血症初发，其势汹涌者，急用此丸以治其标。

生地八两　白芍四两　茜草四两　扁柏二两五钱　牛膝二两五钱　熟大黄一两

蜜丸，不拘时白汤吞服三钱。

结阴便血主方

生黄芪二钱　人参　山药各一钱五分　防风　茯苓各一钱　陈皮　炮姜炭各五分　炙甘草二分　荷叶蒂一枚

水煎，早空心、午前服。

血为死阴，附生阳之气而为升降，故以生芪为君，人参为臣，益气以摄血归经，山药为臣，茯苓为佐，实脾土以防血之下渗，防风、荷蒂助春升之气，陈、甘、炮姜暖阳和之性，不使结阴虚陷。结阴丸兼服。

结阴丸　脾虚气滞，肝虚血热，血随气而沉陷于阳明大肠，始为肠风脏毒，久则渗漏无度，传为阴结便血之症。盖脾统血，肝藏血，肾固血，三经阴脏，血本属阴，诸阴沉聚于下焦，故曰结阴。以前方升发清阳之气，引血归经，用此丸清热凉血，祛风散滞，以解沉郁痼闭之毒。

生地四两　白芍　山药各二两五钱　槐米　川黄连　黑荆芥　茜草　地榆各一两五钱　乌梅肉　升麻　扁柏①　罗汉松叶各一两

蜜丸，早空心吞服三钱。

溺血形证　前阴解血，男妇俱属房劳过度，甚至热药助阳，伤其阴络，致血下渗。若心包遗热，或膀胱积热，亦能

① 扁柏：侧柏。

令血由小便而出者，虽童稚所不免。总由血热妄下之，故轻则少而易治，重则多而成块，难出者难愈，日久形神枯萎，饮食减少，虚眩①喘急，行立艰难，则与死为邻矣。专心绝欲静养，庶有生色。

溺血主方

熟地三钱　麦冬二钱　白芍一钱五分　知母　阿胶各一钱　茜根五分　甘草二分　鲜藕节一枝

水煎，早晚空心服。

肾主二便，开窍于二阴，若房劳不谨，及有所触，内伤阴络而溺血，必藉滋阴壮水②，故以熟地、知、麦助金水之源，而且清火凉血，白芍之酸寒，藕节之凉涩，阿胶之凉润，皆能止血，山药③、甘草和中益脾者，实土以防血而生血也。如痞闷，加陈皮五分。上焦热甚，加玄参一钱。如茎痛，或频举胀硬，加知母五分，黄柏一钱。如元气虚者，加人参一钱五分。如心脾郁结痨烦④，思虑过度，肝脾不能统摄，亦有是症，当审其虚实寒热，以归脾汤、补中益气汤加减参用，所谓二阳之病发心脾，溲便为之变也。

补中益气汤　治思虑伤脾，郁怒伤肝，肝脾不能统摄阴血，恰因房劳而发，脉洪大而按之无力，或沉弱而虚数少神，四肢倦怠，口干发热，饮食无味，虚烦躁急，以此方加

---

① 眩：原作“弦”，据同治本改。

② 水：原作“火”，据同治本改。

③ 山药：原方无，同治本作“茜草”。

④ 痨烦：疑为“劳烦”。

减治之。

黄芪一钱五分　人参　白术　当归身各一钱　陈皮八分　升麻　柴胡各三分　炙甘草二分

水煎，早晚空心服。

如溺血，加熟地三钱，麦冬二钱，阿胶一钱，荷叶蒂一枝，黄芪五分，人参、白术各五分，杜仲一钱。

归脾汤　思虑过度，致心脾营气大伤，不能统血，下渗小肠冲任之间，男则溺血便血，女则崩漏赤白带下，上则健忘怔忡，惊悸盗汗，心胃作痛，嗜卧少食，下则大便不调，疟痢久泻，白淫遗浊等症。凡气血两虚，阴火不缉[①]，阳火不足者，宜之。

人参　白术　黄芪　茯神　枣仁　桂圆肉各二钱　远志肉　当归身各一钱　木香　炙甘草各五分　生姜一大片　黑枣一大枚

水煎，早晚空心服。

如溺血，加熟地三钱，麦冬二钱，阿胶一钱，杜仲一钱，柴胡二分，去木香、生姜。如虚寒腹痛，加炮姜五分，肉桂三分。

瘀血形证　斗殴跌扑，伤损经络，疾走恐惧，负重积劳，能伤脏腑，气不流通，血液停滞，初发易于疏散，日久凝结难消，或青紫变色，或掀肿寒热，痛不可按，二便结涩，六脉沉涩数而有力，或弦紧洪大有力。

① 不缉：不和。

瘀血主方

苏木三钱　延胡索二钱　归尾　川续断各一钱五分　桃仁　红花各一钱　枳壳五分　滴乳香　没药各三分

水七酒三煎，空心服。

行血消瘀，和伤止痛，不专攻逐而恐损胃伤元，久服自获全效。如大便久秘，燥渴有火，加酒浸大黄二钱，枳壳五分，和伤拈①痛丹兼服。

和伤拈痛丹　治跌扑损伤，瘀血停留，二便热结，肚腹膨胀，邪火恶血上攻心胸，闷乱呕恶，头目肿胀，眩晕昏花，寒热交作，饮食不进之症。

制大黄四两　玄明粉　桃仁　归尾　红花　制鳖甲　枳壳各一两　延胡索二两　桂枝　木通各五钱

蜜丸，苏木汤或陈酒空心吞服三钱。

或问：和血有芎、归、丹皮，清火有芩、连、知、柏，古人多用而前方不用者，何也？

答曰：芎、归、丹皮气味辛而性燥，多窜上而动血，凡气虚血寒而凝滞陷下者，藉其统运流行。若失血之症，多由阳火独炽，以致血热妄行，惟宜甘寒凉润之剂顺其性而平其势，苟能中病则已，误用之，反有助火动血之患。至于芩、连、知、柏，虽禀北方寒水之气而生，丹溪误为补肾之药，然其性降而不升，其气味苦寒，最为伤脾损胃，暂用或可益

① 拈：原作“粘”，据文义改。后同。

水清火，多服反能助火致燥而生机不浃[1]，传为痼疾，可不慎欤？

或问：所吐之血或黄或紫，甚有黑而成块者，宁非瘀积凝滞之寒血耶？

答曰：血始离经，鲜红而散，少停则紫而渐凝，若半日或一日瘀积而成者，其色自黑，其形成块矣。吐久有余未尽之血，继来则色渐淡而黄，如丝如缕，实非瘀血。若血经久积，形色有如败酱，全无血意者皆是。

或问：每见血症，服凉剂不效，竟以姜、桂温补而愈，亦有说否？

答曰：凡病有虚实寒热新久之别须审，何况血症更有阳火、阴火、虚火、实火、结阴、虚陷之当究。大约实火、阳火及阴虚血热之症，宜于甘寒凉润，清火滋燥，凉血顺气，以下导之。设遇五脏六腑三焦元气虚弱，有降无升，结阴便血，或有升无降，阴火冲逆，呕吐咯血，而元阳不足，脾胃虚弱，面白无神者，苟非参、芪之补益，桂、附之甘温，焉能奏功？误用生地、麦冬、知母，不亦谬乎？倘有呕吐不已，血去倾盆，其时有形之阴血将竭而不能速生，几微之元气无所依附而渐至暴脱，当急用独参汤两许救之。如素属阳虚，或两尺不应，四肢冷厥，虚汗如注者，更加附子。

---

① 浃（jiā 家）：和洽。

卷　四

痰饮门

或问：吾人自幼至老，自壮及衰，莫不有痰，若言因痰致病，原有有痰而竟不为害者，若曰因病致痰，则又有病后而竟无痰者，其故何居？

答曰：人身本无痰，有痰者，乃津液所聚也。盖津液本出自五谷之精微所化，由三焦宗、营、卫三气统摄，分注于五脏六腑及皮肤肉分、四肢百骸、脉络隧道之间，随气之盛衰动止为停留消长之节，气实则行，气虚则聚，聚则为痰为饮，散则还为精津血液。初非经络脏腑中别有邪气秽物可称曰痰，以为身害，必去之而后已者也。大凡元气渐复，则痰不治而自消，元气渐虚，则痰愈消而愈多，况消痰之剂又多伤脾胃之元气，正所谓欲出其蠹而不顾根本者矣。

或问：既因气病而生痰，复因治痰而损气，则痰岂终无去法哉？

答曰：人有虚实，而病有新久轻重，则治有标本缓急。大约病久而虚者应治其本而补先之，新而实者宜先其标而补后之，重者急之，轻者缓之，无不以扶元固气为本而治病为末也。犹之用兵，必须剿抚兼施，招良纳叛，方称仁者之师。倘不分良善，恣行杀伐，残害地方，则良民不能安其身，而势亦必至为乱矣。何异粗工，不审虚实，罔顾元气，泥于治痰而妄施克削也哉？

或问：既曰津液所聚而成，则一“痰”字尽之矣，何又有痰饮、痰癖、风、火、寒、湿、虚、实、五饮之别哉？今既别矣，则治法又当何如？

答曰：经云：邪之所凑，其气必虚。盖人平素因元气不足而生痰，隐伏于中而无苦，即尔之所谓有痰而不为害者也。忽逢风火寒湿之邪乘虚而入腠理，为外感，或受饮食之辛热生冷，或触肝脾之怒火沉寒，为内因，于是内患外侮一时生发为病，则不得不因其所感何气而分之也，曰风、火、寒、湿、痰、饮、虚、实耳。然虽有多种之别，总不出于三焦元气所主。故上焦宗气不足，则无论风寒燥火，其痰多聚于咽喉胸膈，为之鼻塞气粗，喘嗽胀闷，此心包、肺、胃所统之部也。中焦营气不足，亦无论风寒湿火，其痰则壅闭脉络肠胃隐曲[1]之间，为酸痛，或肿胀，或呕吐，此肝、脾、胃与大肠之分也。若下焦卫气不足，则势不悍疾，亦无论风火寒湿，其痰随之滞于四末分肉之中，为麻木不仁，为关节不利，此脾肾所辖之地也。至于痰则稠黏浓结，饮则散薄清稀，状如污水，变幻不一，故分为五癖者，隐伏深痼之义。治之之法，不外乎稠者澄而清之，散者收而摄之，下虚上溢者导而复之，上壅下塞者引而坠之，寒者温之，热者清之，湿者燥之，燥者濡之，结者散之，留者行之，坚者削之，涌

---

① 隐曲：隐蔽曲折之处。

者越之，客者除之，走者摄之，见于《素问·至真要大论》者，应变无穷，尤为治痰之要，是在圆机之士熟察而妙用，不可执一途而取也。若乃并无感触，亦无兼症，惟有一虚，看其主于何脏，当勿理其痰，但治其虚，虚者既复，则气血健旺，津液流通，又何痰之有？今人乃谓补药能滞气生痰，真所谓聋瞽之言，流害无尽矣。

痰饮之脉 浮大而滑者为风痰，濡软而滑者为湿痰，沉紧而滑者为寒痰，洪数而滑者为火痰，沉实而滑者为食积痰，沉微细弱而无神者为气虚痰，空弦细数而无力者为血虚痰。浮濡，按之无力而两尺不应者，为水泛为痰。空大，按之无力而六脉相类者，为阴火冲逆而生痰。若饮之为脉，则当沉滑有力，或兼弦细而滑者为是。再审诸脉现于上中下之何部，五脏六腑之何经，并知痰之起伏根源，则更不难于穷治矣。

饮之形证 夫饮者，较痰则散薄而多，比水则微稠而黏，其形仿佛似汤饮之类，其色亦有黑绿清浊不同，而所处之地则又有高下隐显之不一，古人因释而名之曰五饮焉。

溢饮者，满而溢之，其饮积于胃家三腕之间，上腕则数日，中腕则弥月，下腕则数月，或以地之远近为呕吐之期，或以气之虚实为举发之数，大约盈满则有覆溢之象，吐则倾倒而后已。

悬饮者，虚悬无著、流行不定之义，其饮在六腑及脉络关节隧道之中，随气之上下出入，为害于所经之处，而难迹其踪。发必头眩项强，肩背为痛，胁背前后隐隐胀闷，腰脊酸疼，胫脚肿坠，而痛处微肿，迁转不定。治亦随其上下而攻逐之。

支饮者，乃分支别条之谓，犹之江汉[①]之有支流小港[②]，无一非此水之灌注。其饮之于人，旁通曲引，渗入周身胸胁腰背经络脉道之中，比悬饮无二，但无流走不定之患，而痛处始终不移，其害或上下左右牵引而痛，或窘迫而痛，或因寒而痛，或因热而痛，或乍寒乍热，有似外感。治以疏散分浚之剂。

伏饮者，犹济水之伏[③]，流行于地中而不见，其饮伏匿于脏腑之募原、脉络之隐曲及关节空隙之处，为疼痛，为麻痹不仁，或肿或胀，而行走不利，坐卧不安，一时药力难到，不能速效，以重剂利之。

留饮者，积而不溢者也，居于肠胃之外，空隙之处，中下二焦，辘辘有声，为呕恶吐酸，痞满泄泻。盖其地宽转能容，非若胃之易满，而覆溢[④]可指日以待也。

五饮治法 盖致饮之因，总不外于脾胃之营气先亏，不能健运，而肺复不足，失于输化而成。为患之法，受害之处，各有不同，而饮则一也。后方止于调气为主，化痰为

① 江汉：长江与汉水。

② 港：河汊。

③ 济水之伏：济水为古时“四渎”之一，史载其流“三隐三现”，因称“济水之伏”。今黄河下游为其故道。

④ 覆溢：倾覆而溢出。

辅，审其形证之所属，为之加减，以分治之。若拔本澄源[1]之法，则更有丸散以备采用。

五饮主方

茯苓三钱　制半夏二钱　广橘红五钱　车前子　嫩桑皮各一钱　前胡五分　生姜二片

水煎，午前、午后服。

饮即水类，茯苓渗水而能降气，故为君，半夏燥湿利痰为臣，橘红佐桑皮，调和脾肺之气，使有所统运，车前佐茯苓，分利水道，所谓引而决之，前胡之辛消痰下气，生姜温能治呕，辛能豁痰。此为通治痰饮之方，后分五饮加减之法。

溢饮病在中脘，专责于脾胃。加白术一钱五分，以培营气而固本，以枳实之苦辛利气逐痰，去前胡不用。

悬饮流走不定，在上部，加天麻二钱，佐荆芥、甘菊以省风豁痰，去桑皮不用；如在下部，加泽泻一钱，车前五分，分消水气，从下而去，苡仁二钱，甘平益脾保肺，力能去湿消肿，理脚气，舒筋骨，去前胡不用。

支饮，加前胡一钱搜肝胆之风痰，柴胡一钱宣通气血，开郁清火，治寒热往来，止周身诸痛，更除饮食痰水结聚，白芥子一钱，辛热能散肺胃之寒痰积饮，凡痰匿胁下及皮里膜外，非此不达。

伏饮者，隐匿于至阴之处，兼风湿而闭固不通，苟非气味辛温浓厚之药，力不能至。加前胡一钱，专去风痰，羌活

① 拔本澄源：义同“拔本塞源”。典出《左传·昭公九年》。

一钱，入经络而理游风，理周身诸痛，手足不随，麻痹不仁，苍术一钱五分，发汗而祛寒燥湿，下气而消痰湲水，开郁舒肿，止呕住泻，去桑皮不用。

留饮乃停留结聚之义，以白术二钱为臣，苍术一钱为佐，专于健运转导而释滞破结，更加防风燥湿行痰。

此五症加减之大概。若初病而精神血气犹旺者，照此用之。如病久元气衰惫，形神虚萎，饮食不甘，脾胃泄泻，无论五症，必加人参二钱，白术三钱，以培元气，兼于治饮。倘下元虚冷，则桂、附、干姜亦所不免，盖辛温总属治痰行气之要药，自在医者用之适当耳。

导痰丸 治停痰积饮隐僻难除，犹贼之盘踞巢穴，艰于剿捕，当称[①]形神壮健，正气未衰，以此导利，肃清源流，即前论中所谓稠者澄而清之之义也。

黑丑三两　枳实　橘红各一两五钱　朴硝三钱　生矾　枯矾各二钱五分　牙皂一钱五分

浓萝卜汁丸芥子大，早空心，姜汤吞一钱。

神佑丸 治积水成饮，内壅肠胃，辘辘有声，逆上则否满呕恶，咳嗽喘急，外溢皮肤分肉则肿胀疼痛，酸麻不仁，滞下则窘迫而痛，泄利不畅，随气流注，或轻或剧。早用此丸分导以折泛滥之势，亦所谓下者引而竭之也。

甘遂醋煮　大戟醋煮　芫花醋煮，各五钱　黑白丑　生大黄各一两

---

① 称：疑为“趁”。

滴水丸绿豆大，早空心，姜汤吞服三五十丸。

瓜蒂散 肺胃气虚，失其游溢宣布、通调转导之职，致水饮壅蔽上中二焦，气道为之不利，饮食阻隔，喘急不舒，早用此药使之涌吐，以断蔓延之根，所谓高者因而越之也。

瓜蒂七十五个 赤小豆七十五粒 人参芦五钱 甘草三钱

细末，用淡白萝卜汤空心调服三五分。

橘半枳术丸 脾胃元气久虚，不及消导饮食，运化精微，渐有停饮积于三脘，以致痞结倒饱，痰唾稠黏，呕逆咳嗽，肠鸣泄泻。此丸消补兼施，治标之缓剂耳。

白术四两 枳实 前胡各二两 广橘红 半夏 神曲 麦芽粉各一两 陈黄米炒，八合

荷叶汤叠丸，午前、午后姜汤吞二三钱。

金匮肾气丸见气门肾与膀胱气虚条

痰之形证 痰字从“炎”，乃火之势盛而气之变现也。人之气血均调，阴阳配合，何病之有？苟元气偏于有余，则为阴虚火盛，痰由是生，偏于不足，则又为阴盛阳衰，真火不足，气不能化，凡五谷之精微并周身之血液聚而为痰。故无论风寒燥湿之痰，总责成于一气。盖气为本，痰为标，其形有厚薄稀稠之别，其色有黄白青黑之分。若病者素有积痰，其气反因痰而滞结者，必先逐去其痰，则滞气自行，亦一法也。

风痰，别见于中风、伤风二门，伤则头胀鼻塞，浓痰流

涕，中则虚风掉眩，手足瘛疭①，痰声汹涌。方亦附见。

湿痰者，脾胃气虚，命门火衰，土中无火则阴气凝聚，釜底无火则饮食不消，两者俱能生湿，由湿生痰。其人必体肥气浮，动则多汗喘息，外为肿胀，关节疼痛，内为中满，肠鸣泄泻。以健脾燥湿、分清利浊为主。

寒痰者，平素卫气先亏，表虚则阳气不能外护，陡遇风寒而痰喘不宁，营气先亏，里虚不能健运，则肠胃虚寒，积痰痞塞，喘嗽恶心。故内以温中益气，外以散寒固表。

火痰者，金为火制，津液不能四布，结聚于上焦而为痰，气壅痰结，喘嗽喉干，大肠枯燥，治以凉润通利之剂。

肺因脾胃虚而多痰者，谓之气虚生痰，其痰色不一，稀薄似涎，而形神萎弱，宜补益元气为主。

心血不足，阴虚火盛而痰多者，谓之血虚生痰，痰多必嗽，血少心热，口燥咽干，息粗气短，当滋补金水之源以济心火。

肾经元阳不足，水不归源而泛滥为痰。其色黑，其形薄，其味咸，以肾气②丸补逐之，所谓复之之法也。

痰症主方

茯苓二钱　半夏一钱五分　橘红一钱　甘草二分　生姜一片

水煎，午前、午后服。

二陈汤，治痰之准绳也，四味为主，审病之寒热虚实，

① 瘛疭：原作“瘈纵”，据文义改。

② 气：原脱，据同治本补。

加减而分治之。

湿痰，脉来濡软沉滑者是，加白术一钱五分，苍术一钱，健脾燥湿，泽泻一钱，佐茯苓浚水利浊，使有形之湿从下而去也。

寒痰，脉来浮紧而滑，为表寒，加防风一钱，前胡一钱五分，去风痰，桂枝五分，辛温达表以去寒。其脉沉迟而滑者，寒痰在里，加炮姜、肉桂、苏梗、桔梗各五分，增生姜二片，藉辛温以温中，则沉寒自释而痰气自散。若脾胃虚寒者，更加白术钱半。

火痰，则气口脉必洪滑有力，乃气实火盛痰凝之候，去半夏、生姜之辛燥，而用花粉一钱，甘凉清热，贝母一钱五分，瓜蒌仁五分，开郁气而消热结之痰，桔梗七分，枳壳五分，佐诸药豁痰利气。

食积痰，盖寒能停食，而食积又有生火者，故附于寒痰、火痰之后以加减。如寒痰食积，加厚朴、枳实、白术、苍术、香附、砂仁、山楂、卜子温消之类，而减茯苓之半。如食积化热生痰，当照火痰加减，而再用麦芽、神曲、陈皮、枳壳之类，去半夏、生姜，减茯苓。寒用橘半枳术丸，火用清气达痰丸、清金化痰丸、上清丸、沉香滚痰丸。

气虚生痰，加人参一钱五分，黄芪一钱，白术二钱，炙草二分。

血虚生痰，去半夏、生姜、甘草，减橘红五分，茯苓一钱，加生地二钱，清心火以滋血，麦冬一钱五分，清心润肺以滋嗽，贝母一钱，清痰顺气。如痰结不利，色黄便燥，加杏仁一钱。如肺气不顺而反逆者，加紫菀一钱，桑皮五分。胃火浮逆而作喘，加苏子七分。太平膏、金水膏、固本丸、济阴丸可服。

肾虚水泛为痰，加熟地三钱，泽泻一钱，人参一钱五分，牛膝、车前各一钱，去半夏、生姜、甘草。金匮肾气丸可服。

橘半枳术丸见饮症

清气达痰丸 肺属金以应天气，轻清成象，肃而顺下，有输布宣化之能。若或寒邪客于肺俞，郁热闭于上焦，则肺气失之清润，致津液凝滞而为痰为嗽，甚之痰气壅逆而喘急，或咽嗌不利而烦咳，或浊气痞结而不舒，或寒痰久伏而哮嗽。无论远年近日，一切有余痰火悉皆治之。

广陈皮 茯苓 杏仁各三两 苏子 嫩桑皮 制半夏 前胡各四两 枳实 南星 白芥子 瓜蒌仁各三两 甘草一两

水叠丸，午后、临睡清茶、白汤吞服二三钱。

清金化痰丸见火门肺与大肠虚实火条

沉香滚痰丸见中风门中腑实症条

上清丸见火门心与小肠实火条

太平膏见血门咳血条

金水膏见血门咳血条

固本丸即古方六味丸，见血门呕血条

滋补济阴丸见火门肾与膀胱虚火条

金匮肾气丸见气门肾与膀胱气虚条

或问：嗽必有痰，有痰亦必因嗽而出，前方只言痰而不

及嗽者何欤？

答曰：有痰为嗽，无痰为咳，故嗽必因痰而致。前论专于治痰，则止嗽之义在其中矣。然咳虽曰无痰，而咳之良久，亦必有微痰出而后已。大概未咳之先，自因气逆火炎，金燥水涸，以致喉干咽燥而烦咳不休，必致提动下焦肝肾之气，一时龙雷火驾诸经津液而上逆喉间，反得藉此微润而咳亦自缓，实系下焦肝肾之液，究非痰也，故另有咳嗽门，以为后学参考。

郁　门

或问：天地不外乎阴阳，人不外乎气血，言郁止于气血为病，何有六郁之分哉？

答曰：郁者抑也，抑有屈而不伸之义，又郁者结也，结有凝而不散之象。盖气贵乎宣畅流通，则生机为之启发，稍遇摧抑拂郁之情事，遂使志不能伸，气不得畅，随所触而为患，则有六郁之病。犹之天地阴阳之气，失其常度，非郁而成阴雨，则积而为亢旱。此言六郁者，但言其末而未究其本也。

或问：古今方书治郁之论，不出乎散气破结，消积导痰，从未有及本末者，何也？

答曰：凡霪霖[①]亢旱，奇灾异荒，皆本于阴阳舛错不和，

① 霪（yín 银）霖：久雨。

四时寒燠①不正而致，故曰时和则世泰也。今人有六郁之病，孰不知由脏腑不和，三焦不利，营卫不调之故而然哉？若更推原其本，则又有不然者。盖人气血之盈虚通塞，实本乎情志之逆顺，怀抱之伸屈，意兴之抑扬。倘三者有一不遂，其气便郁，郁久而生机不浃，饮食渐减，则五脏六腑无所禀受，而精神气血亦无不病，故六郁之症有自来矣。苟不揣其本而惟病是求，每见嘈杂吞酸，呕逆倒饱，渐至于噎膈番胃②，不可救药而坐视其毙也。大约方书所载多论其末，而余独揭其本以勖后学焉。

或问：郁既本乎情志，则不当复论六郁之症矣，今从本乎？从末乎？

答曰：凡病为标而致病之原为本，又病为本而所兼之病为标，故治法亦在衡其缓急而后先其标本也。即如因卫气虚而受寒，则表虚为本而寒邪为标，先散其寒而后固其表，是先标后本之征也。受寒为本而头痛身热呕恶为标，散其寒而诸证自愈，则又先本后标之征也。今此症当以情志为本，而气血不和为标，既病之后，则又当以气血为本，而以嘈杂吞酸、倒饱呕恶为标。为治之法，必先调其情性，遂其心志，开其怀抱，节其喜怒，慎其饮食，和其气血，但用滋血顺气之剂以缓图，毋使辛香燥辣苦寒伤胃之药劫夺元气，耗散精血以求快。吾常见胸满腹膨，悒悒不快，未必成胀也，服破

① 燠（yù 喻）：热。

② 番胃：翻胃，亦即反胃。番，用同“翻”。

气之药而胀症成矣。气滞膈塞，饮食不下，未必成膈也，服青、陈、枳宽中之剂而不已，则膈症成矣。古人所以不治已病治未病也，可不慎哉？不体此意，而又茫然乎病之标本，吾未有不立见其殆者也。

或问：据言情志先病，以致五脏之气不和，方显六郁之症。人惟五脏而病反有六，其故何居？郁固可开，而气血亦不难复，但情志之病将何以疗之？幸以教我。

答曰：喜怒思悲恐，五脏所属之情志也；金木水火土，五脏所禀之气也。郁怒伤肝，木气不能条达，则成气郁；悲哀伤肺，金气不能转输，津液不能四布，则成湿郁；思虑伤神，心包之火不能宣明敷畅，则成火郁；忧思过度伤脾，失饥过饱伤胃，土气不能营运腐熟，则成食郁；暴怒伤肝，则冲脉不和，木旺乘脾，则营气不和，二者不能统摄，其血散溢于三焦肠胃之间，为之血郁；三焦元气不能统运精津血液，行于五脏六腑则停聚成痰，为之痰郁。凡此六症，据鄙见立有成方，随病加减，可以获效。但"情志"二字大费商量，虽经云怒胜思，悲胜怒，喜胜悲，恐胜喜，思胜恐，盖因其情性过于执著，遂成痼疾，药石所不疗，古人即以其情之所胜者制之而愈，或以其所旦暮思之而不果得者，一朝获之而愈。昔晋郗超①死，其父愔思之，至废寝食，门生弟侄忧之，因以超平日与桓温谋逆书示之，愔反恨超死之不早，

① 郗超：东晋大臣，曾与桓温谋逆，事见《晋书·郗超传》。

而寝食如故。此怒胜思之验也。明季[①]松陵富宦厚藏，一旦[②]被盗，因乡城之隔，闻报，遂暴病城邸，昏迷瞀眩中历数所蓄多寡，念之不置，时怒时悲，寝食遂废，医药罔效，即耳目亦为之不明。无可奈何，谋之于众子，范锡[③]数百锭，贮其卧床之内外左右，使其自摸而得，一时欣喜无任，问所从来，方言所失无几而窖金具在，于是诸病不药而愈，日事饮食，渐有起色。诸子恐其复明而见此赝宝也，因以乡城多盗恐之，耸[④]其分授一空，所存为怡老计者，诸子则以真者易之。由是精神复旧，而昔之歌哭怒骂凡医之所为痰者火者，并未进方寸匕，竟不知何自而去。此予之所亲历而为之筹画，非得之于传闻，见之载记者，此又喜胜悲之一证也。然而此翁之思故物，乃楚弓[⑤]也，尚不能妄冀其复来，而以假鼎售之。可叹生当末季，世富民贫，凡饮食被服无不以纷华靡丽是尚，概以淫逸游惰之人而设虚诬诞妄之念，欲遂其欲，何啻登天？既不能知命守分，复不悟幻世空华，每每怨天尤人，攒眉蹙额，即有熙熙[⑥]其外，能免慽慽[⑦]于中？一病难起，十之八九，如此人情，何可挽回？庶几天雨金粟，各

---

① 明季：明末。季，末期。

② 一旦：一天之间。

③ 范锡：用模子铸锡（假作银锭）。范，用模子浇铸。

④ 耸：劝。

⑤ 楚弓：指人人可有可用之物。典出《说苑·至公》。

⑥ 熙熙：和乐貌。

⑦ 慽慽：忧悲貌。

餍[①]其志，而立起沉疴也，区区方药，顾安能补偏救弊，以至于胜天也哉？

六郁之脉 盖郁结之脉，自然沉涩弦细而数，若随症现脉，更有不同。六脉沉弦者，气郁也，气郁化火，亦应带数；六脉濡软微滑，按之无力者，湿郁也；两关脉沉涩，或沉弦而数者，血郁也；两寸及右关脉沉滑而数者，痰郁也；两寸关沉数，有神而带滑者，火郁也；两关沉实而弦滑者，食郁也。

六郁形证 气郁则肝木不得疏泄，郁陷于土中，故三脘为之痞满，与两胁胀痛不舒，吞酸嗳气。

湿郁于上，则头目浮肿，眼白带黄，鼻流浊涕；湿郁于肠胃，则呕恶欲吐，小水短浊，大便溏泄；湿郁于肉分经络，则周身肿胀，关节酸痛；湿郁于四肢，则肢节重著不利，足跗肿胀至腿。可与湿症参究，因其有内外上下之不等也。

血郁则心坎上下胁肋左右为痛，膈间若有物碍而不妨饮食，郁久生热，眼白微黄，略似蓄血，小腹或有块作痛，大便或下坯[②]血。

痰郁咽嗌，则咳唾不清；痰郁胸膈，则气为喘促。

火郁于上焦，则心烦发躁，郁冒不宁；郁于中焦，则嘈杂易饥，口苦舌破，大便秘结；郁于经络，皮寒骨热；郁于

① 餍（yàn 燕）：满足。

② 坯：疑为“衃”。

下焦，小便短赤，甚则淋浊。

食郁则三腕膨胀，倒饱恶食，吐酸嗳腐，脾泄飧泄。

六郁主方

楂肉三钱　贝母二钱　橘红一钱五分　神曲一钱　黑山栀七分　红花五分

水煎，空心服。

郁有六症，不外一气，辛香燥烈之药始终宜慎。楂肉有疏肝和血之功，能消阴分之积聚，故以为君；贝母、橘红为臣，诚有开郁化气消痰之力；神曲为佐，化食积而消湿热；红花为使，助山楂消瘀血而活经络，山栀导火清热，开郁平肝。此方不偏寒热，无损胃气，洵乎平剂。

气郁者，去红花，加制香附一钱，砂仁一钱，白蔻仁五分，散三腕愤积之气，柴胡五分，疏达肝气，勿使陷于土中而止胀满胁痛。有痰，仍用贝母，无痰则去之。初起，越鞠丸、沉香化气丸、芩连橘半枳术丸可用以止痛，或消痰清火。精神不足者，用三因冲和丸。

湿郁者，去贝母、红花，加苍术一钱、防风五分以燥湿，茯苓、泽泻各一钱以渗湿，生姜一片温中和脾。如有湿热蕴积于肺胃之间，肌肉浮黄，可留山栀导上焦之湿热下行，无则去之。有痰，加半夏曲一钱。平胃散及胃苓汤可加减用。

血郁者，去山栀、贝母不用，加桃仁辛苦，佐红花之辛润，以滋燥行气而去瘀，抚芎滋肝，开血中之郁气。如疼痛，加延胡索一钱五分，止痛消瘀，桃仁、抚芎各一钱。兼服清郁丸。

痰郁者，去红花、神曲、山栀，加枳壳一钱，桔梗五分，佐贝母、橘红以开郁利气，庶结痰可散。若因痰喘逆不舒，加桑皮七分，苏子一钱，降肺胃浮逆之气。有余则用清气达痰丸、芩连橘半枳术丸以理痰，神气虚者用三因冲和丸。

火郁者，去红花、神曲，加柴胡一钱以散上焦郁滞之火，黄连一钱清包络肝胆脾胃之火，增山栀五分去肺胃浮结之火而使下行。凉膈散，用以清热。精神不足，虚火郁滞，用三因冲和丸。

食郁者，去贝母、红花、山栀，加厚朴五分温中下气，枳实一钱佐神曲消食，半夏一钱五分消食积之痰，生姜二片温中益脾。保和丸可服。

越鞠丸 七情六郁九气为病，以致痞满嗳气，嘈杂吞酸，饮食减少，食后倒饱，渐成番胃、噎膈等症。此药通治诸郁，不止为气郁而设也。

苍术 神曲 抚芎 麦芽粉 香附 山楂肉 黑山栀各一两

水丸，午前后白汤吞一二钱。

沉香化气丸 治气积食积，积痰积饮，久滞肠胃，痞满刺痛，痛连心腹，两胁胀满，渐成痞块，膀胱寒疝胀痛，一切五积六聚，有余之气，初起可服。

三棱 蓬术 大茴香各三两 黑丑 白丑 陈皮 桑皮 青皮 枳壳 木通 卜子各二两

神曲糊丸，午后姜汤或砂仁汤吞服一二钱。如疝气，茴香汤下。

芩连橘半枳术丸 肝脾之气不和，气郁化火，火郁生痰，三者结滞于胸膈而不开，渐致痞满倒饱、嘈杂嗳气、吞酸泄泻等病。此药疏肝健脾，营运水谷，清火消痰，杜郁之平剂也，痰气火三症皆可参用。

黄芩二两 黄连一两 神曲 麦芽粉 半夏 橘红各二两 陈皮 枳实各四两 白术八两

水叠丸，午前、午后姜汤吞服一二钱。

平胃散 中气不和，不能分消有形之津液，以致湿浊之气停滞不散，而有胸腹胀满、恶心呕吐、饮食难消、大便溏泄、小水不利诸症，以此散温中和胃，消内积之湿。

平胃散：

苍术四两 陈皮三两 厚朴二两 甘草一两

为细末，空心姜汤调服二钱。

胃苓散 脾肺元气虚寒，不能统运有形之津液转输四布，因而滞于小肠，闭于膀胱，失之泌别分注，遂使阴阳不分而大便绵绵泄泻，小水闭绝不通，胸膈痞闷，小腹肿胀，以此温消湿积，分理阴阳。

胃苓散：

泽泻六两 茯苓四两 猪苓 白术各三两 肉桂一两五钱

为细末，入前药，空心姜汤调服二钱。如皮肤眼白发黄，加茵陈三两，即名茵陈五苓散。

清郁丸 盖血随气配，气行则血行，否则停滞于三焦，或渗积于脏腑，久则胸胁否胀，结涩为痛，或小腹窘痛，渐至饮食难进，形枯色萎，传为关格血郁之症。

楂肉六两　神曲　川黄连　青黛飞，澄净　黑山栀各二两　桃仁　红花　延胡索　抚芎各一两

韭汁丸，空心白汤吞服二钱。

清气达痰丸见痰门

芩连橘半枳术丸见前

凉膈散见火门心与小肠实火条

保和丸　男妇小儿脾胃元气素亏，饮食停滞难消，胸膈否满，吞酸腹胀，呕恶泄泻等症，以此健脾开胃，和中运气，化积清痰。

山楂六两　陈皮　茯苓各三两　神曲　半夏各二两　连翘　卜子　麦芽粉各一两半

荷叶汤叠丸，午前、午后姜汤吞服二三钱。

三因冲和丸　心肝脾胃气郁化火，火郁生痰，三者并结中宫，升降出入之机不利，有否满隔塞、恶心嘈杂嗳腐等症，此药力能畅达三焦，融通五脏，乃和中开郁之神剂方见积聚门心脾之积条。

发热门

或问：发热者必恶寒，今不言恶寒而另立一门，讵有说乎？

答曰：发热兼恶寒者，系伤寒传经热症也。今之所谓发热者，由感冒而热也，受邪微浅，只于发热，或觉怯寒，不若伤寒之恶耳，所以类入热症一门，而另立恶寒一门于后，

亦与伤寒之恶寒为别也。

或问：感冒既由寒邪，必然恶寒肢冷，何反发热？既热，则当以寒凉之剂清之，何又用辛温之药散其寒也？

答曰：卫气者，阳气也，外护皮毛腠理，诸邪不得而侵。虚则腠理不密，或因天寒受邪，或因被服单薄，形寒受邪，或暴热易衣，当风受邪，寒气暴袭于皮肤腠理之间，致卫气抑遏不行，邪正相持，郁蒸为热。体固热矣，而寒邪尚稽留于太阳脉络之中，一时凝涩不通，必致拘紧酸疼，怯寒无汗，阴阳凝滞，无从解散，犹之天气郁蒸，躁闷难遣，必得暴风疾雷迅扫阴霾而骤热自除。所以不用凉剂，而仍以辛温之药助阳气，以疏泄在表之郁热，即凝滞之血脉亦藉辛温之气蒸为汗液，发泄于外，邪从汗解，卫气因之透通，热可不治自清。

或问：热症既为一门，由外感，由里因，其故可得闻乎？

答曰：发热有外感内伤、阴虚阳虚、郁蒸烦躁、劳倦虚劳之不同，其中但有标同而本不同者，有本同而标不同者，虚实真假之间最易淆讹，苟不体认真切，分别详悉，实实虚虚，误人不浅。不惮繁琐，备列于后。

外感发热之脉　但冒风寒，左寸口必现浮紧。若有寒痰食积，右寸关亦应浮滑而实，或沉滑而实。

感冒发热形证　寒邪初感，只在肌表，尚属太阳膀胱，未至别传，故曰轻浅。证现头疼身热，怯寒无汗，关节酸疼，肢体倦怠，或饮食有味如常，或饱闷恶心欲呕。

冒寒发热主方

防风三钱　羌活二钱　苏叶一钱　淡豆豉一钱五分　陈皮　川芎各一钱　甘草二分　生姜三片　葱头一大枚

水煎十分，不拘时热服。

寒邪客于肌表，非苏、防之辛散不能达，寒邪郁于太阳血脉，非芎、羌之辛温不能通，葱、姜气味辛温，能透表里上下之处，初感外邪，胃中岂无宿食？惟不因食而病，故但言疏解，以姜、豉、陈皮温中腐熟，不独停滞速化，而汗液亦易于疏泄也。此药服后盖暖安卧，随进二钟，汗吐俱可。如无汗，再进一剂。若连进无汗，其人营气必虚，盖汗乃血液所成，气虚则津液内竭，自不能汗，当进最稀热粥一碗，以助脾胃，庶营气蒸为汗液，辅药性以透达肌表，以速其愈。倘视感[①]为轻，不以汗吐早却其表里之邪，而反从事饮食，必至传变经络，反轻为重。经云善治治皮毛，其次治肌肉，其次治经脉，其次治六腑，六腑者半死半生，若传五脏，其人必死。养生之士，可不慎欤？

饮食内伤发热脉与形证　或饥饱失时，或纵性饮啖，或恣食生冷，致伤脾胃，气口之脉紧盛浮滑，或沉滑有力，胃腕痞胀，嗳腐吞酸，鼻干口燥，呕吐恶食，但热而不头疼，不恶寒。全无外感诸表症，只宜和中益脾，消导饮食，法在内伤本门。

劳力内伤发热脉与形证　左右脉沉弦虚数无力，多由负

① 感：同治本作“感冒”。

重行远，伤筋动骨，气馁血弱，经脉不和，周身倦怠，四肢无力，关节酸疼，往来寒热，自汗嗜卧，不头疼，不恶寒，饮食无味。法在内伤本门。

阳虚发热脉与形证 阳虚者，气虚也，六脉空大无力，热在子午之分，热亦不甚，交阴即止，体倦自汗，恶风怯寒，面无华色，头目胀而不疼，饮食无味。法在虚损本门。

阴虚发热脉与形证 阴虚者，血虚也，六脉虚数弦细无力，热在午后子前，烦渴干咳，唇红颧赤，不头疼，不恶寒，饮食有味。法在虚损本门。

郁蒸发热脉与形证 热郁经络血脉之中，蒸蒸然不能透达肌表，外虽不热，而时有乍寒乍热之意。其脉浮数无力，浮数因热，无力因虚。或沉涩而数，热郁于内，故现沉数，本因血虚，其脉自涩。热在午后子前，或有汗，或无汗，饮食如故，面色红活，不头疼，不恶寒。此症妇人患者居多，盖由情志不遂，肝脾郁结而成，或始因微邪，失于疏解，寒热不清，只因起居饮食失调，遂至久延不治，热之不已，则真阴消烁，天癸渐涸，月信愆期，水火不济，传为劳瘵骨蒸，烦咳泄泻而死。特为拈出以示将来，万毋缓视，以贻后悔。

郁热主方

当归二钱　干葛　秦艽各一钱五分　川芎　柴胡各一钱　陈皮　丹皮各五分　甘草二分

水煎，午后、临睡服。

热郁于血分，其血必虚，故以当归为主补血而活血，佐川芎之辛辛以散之，丹皮之凉凉以清之，三味同行血分，补而不滞，使郁结可散，正合火郁发之之义；干葛辛甘发散为阳，顺火之性而扬之，专清肌表之热，为臣；秦艽之苦搜风，柴胡之辛苦散热，总属升阳散火；而甘、陈为和中调气之用。如咳嗽有痰，加贝母一钱五分，知母一钱，此二味亦能开郁清热，去川芎、丹皮以防嗽血。如胸中否闷不舒，以苏梗煎汤代水，得其疏肝利气之益，而无辛燥耗血之虞。如口干目赤，加麦冬一钱，白菊花八分，滋金清热以益水源，而预防肝肾之虚火空发。男服济阴丸，女用调经济阴丸。

男科济阴丸见血门吐血条

调经济阴丸　盖天之阴有余而月满，地之阴有余而潮湿，人之阴有余而天癸至，任脉通，太冲脉盛，月事以时下，谓之月信，此人之阴阳与天地之理相符也。凡五脏属阴，藏精而起合谷，营卫之气不调，则精神气血不能秘藏，不藏则阴虚，阴虚生内热，热郁于经脉之中，久而不清，遂成骨蒸痨热。由是火炎金燥，水涸精枯，先致咯血吐血，咳嗽音哑，渐及自汗盗汗，虚寒虚热。后天之气血不应而冲任不和，致先天之元阴有亏而天癸闭绝。是药开郁清热，滋阴济火，早服常服，俾免沉疴。

生地五两　山药　茯苓　香附　当归　白芍各三两　山萸肉　泽泻　杜仲　地骨皮　丹皮各二两　青蒿　蕲艾茸　川芎　知母　黄柏　牛膝　鳖甲各一两三钱

蜜丸，早晚空心，白汤吞三五钱。

调经清郁丸　调和冲任之气血，清散经脉之郁火，热症初发，用以滋营散郁，以杜内蒸之患。

生地　当归　续断　杜仲各三两　川芎　阿胶　香附　知母　黄芩　川连　柴胡　干葛各二两　白芍三两

蜜丸，早晚空心，白汤吞服三钱。

虚烦发热脉与形证　劳烦过度，思虑伤神，致心火散溢于外而发热，不头疼，不恶寒，但觉烦躁不宁。盖心不宁为烦，身不宁为躁，良由精枯血少，肾衰水涸，心肾不交，水火不济之故。其脉虚数，按之无力，甚至神志不定，头目昏花，喜静恶闹，喜暗畏明。急以后方清补，自愈。

虚烦发热主方

麦冬二钱　生地二钱　枣仁二钱　知母一钱五分　人参　茯神各一钱　五味子三分

水煎，不拘时服。

麦冬、五味、人参，生脉散也，能生津而接补元气，同知母滋金水之化源而清热润燥，生地生血凉血，枣仁、茯神安神宁志。如不寐，加枣仁三钱，人参二钱。血少，加当归身一钱五分，龙眼肉一钱。如火盛而烦渴引饮，寸脉有力，加黄连一钱，甘草五分，竹叶二十片。如脾胃气血素亏，阴火乘其土位，气高而喘，身热而烦，脉洪大而按之不实，头胀而目懒开，口干而舌破燥，当以前方去知母、生地，加人参一钱，白术二钱，黄芪一钱，当归一钱五分，炮姜、肉桂、升麻、柴胡各五分，炙甘草二分，所谓甘温除大热也。安神丸、天王补心丹常服。

安神丸见火门心与小肠虚火条

天王补心丹 心乃虚灵之府，神明之宅，包络以相之，血液以养之，肝木育其气，肾水济其阴，深居高拱①，静默无为，有人君之象，为一身之主。无奈谋虑不遂则伤肝而气不足，房劳过度则伤肾而阴不足，忧愁抑郁则伤脾而血液不足，曲运神思，劳烦不节而相火妄动，于是邪贼僭居心宫，神明为之出走，而肺金因之枯燥，水源不浃，元气不充。病现内热烦躁，口渴咽干，睡卧不安，梦魂飞越，怔忡恍惚，心怯惊悸，溺短便结，种种燥症。急将后药清心滋燥，益气宁神，兼服固本地黄丸滋阴养血，壮水抑火，辑群邪而正君位也。

枣仁 茯神 麦冬 生地各三两 丹皮 柏子仁 天冬各二两 黄芪 玄参 远志肉 知母各一两五钱 五味子 百部 菖蒲 甘草各一两

蜜丸，灯心大枣汤吞服三五钱，于临睡时。

固本地黄丸见血门咳血条

虚痨发热脉与形证 肾家真阴有亏，水竭精枯，热在骨髓之中，所谓骨蒸痨热者是也。六脉虚数弦急，乃精血不足，气逆火炎之候，或涩弱，或芤数，涩弱为气血两虚，芤数则失血内热。症见烦咳痰红，唇红颧赤，肌消骨立，暮热朝凉，遗精淋带，梦与鬼交，胃气上绝则饮食不进，天癸下竭则经水不至。治法在痨瘵本门。

---

① 高拱：心为君主之官，如君王居于殿堂，拱手而治，因称。

恶寒门

或问：有寒可恶，此寒从外来，抑从内生？若外来体必热，内生中必寒，真象耶？假象耶？幸以教我。

答曰：此寒非内有，亦非外来，言有则无头疼发热诸表症，言无则确有怯之之意，此盖阴阳不和，互有偏胜之故也。夫阳者卫外而为固，其气出于下焦至阴之下，以其性慓疾悍利，不与宗营二气行于脏腑经隧之中，而独行于四末皮肤分肉之间，昼则行阳二十五度，夜则行阴二十五度，行阳则外护皮毛，肥腠理，温分肉，虽有疾风严寒不能为害，行阴则神得归藏，气得默运，目瞑而卧。若夜不得睡而昼反倦卧者，阴阳错行之故也。至于恶寒者，乃元气自虚，失其慓悍周行之势，以致卫护不固，腠理不密，本无风寒外袭而自生畏怯。此属阳虚恶寒，偏于不足，只宜温补元阳，壮卫气而实腠理，则畏怯自已，非真有寒可祛也。若夫脏腑阴阳不和，壮热偏胜，致肺金受克，亢极而反兼水化，内本为热，外反恶寒，此谓内真热而外假寒，阳气偏于有余而阴为不足，亦非真有寒邪外袭而可畏也。只宜清散在里之郁热，则寒可不治自止。

阳虚恶寒脉与形证 阳虚脉必沉细微弱，即浮而按之无神，独不至数，体不热，头不痛，无风亦觉畏缩，喜闭户重帏，亲火自处，起居饮食如常，但无故而心虚胆怯，遇事多疑，体倦懒言，面白神枯，自汗少睡，喜食热而口不干。此脏腑阳气皆虚之证，在天谓之严寒，在人谓之真寒，非温补不愈。

阳虚恶寒主方

黄芪三钱　人参二钱　白术一钱五分　当归一钱　附子　肉桂各五分　炙甘草二分

水煎，空心午后服。

宗营卫者，分之则三，合之总一元气耳，虚则皆虚，故以四君子之甘温补益三焦元气为主；桂、附之辛温大热，培阳气以益少火，所谓形不足者温之以气也；气病而血脉未有不病之理，故少加当归以滋营血，乃取阳根于阴之义也。如无寐而心胆怯弱，加枣仁二钱，茯神一钱五分，远志肉五分，以安神宁志。如自汗多，以桂枝五分易肉桂，加麻黄根五分，酒洗以敛之。如膻中气逆，否否不快，脾胃虚寒，饮食不甘，浊气不分者，加茯苓一钱，益智仁五分，木香二分，炮姜五分，温中醒脾以散凝浊之气。如大便泄泻，加益智仁七分，煨肉果一钱，茯苓一钱，白术一钱，肉桂五分，去当归不用。

参附理中丸见中寒寒中太阴脾经条

十全大补丸　三焦元气虚弱，内外真阳不足，外则恶风怯寒，面白神枯，内则心虚胆怯，意兴不扬，阳痿脾寒，奔豚疝气。

人参二两　黄芪三两　白术二两　茯苓一两五钱　肉桂一两　附子五钱　沉香五钱　川芎一两　熟地二两　当归身一两五钱

蜜丸，蚤[①]空心，烘热白汤吞三钱。

脏腑热极恶寒脉与形证　夫一阴一阳之为道，苟有偏

① 蚤：通“早”。《淮南子·天文》：“日至于曾泉，是谓蚤食。”

枯，亢则害承，故火位之下水气承之。凡脏腑素有实热，或虚热积久不散，其势必亢极而反兼寒化，淅淅恶寒，微有拘束之象，然终未若阳虚之甚怯也。或初畏而久自坦然，但内有烦躁气促，口渴欲饮，痰嗽咽干，多食易饥，二便秘结诸热症，且六脉洪大或沉数，按之有力者，为实热。若阴虚血少，则脉自涩数无力。此症虽曰恶寒而内外实无其寒，若曰因热而肌表又无其热，多由阳邪内亢，逼阴于外，内热外寒，辛温大忌，甘凉乃安。惟从清散郁热为主，后方乃借火郁发之、金郁泄之之义。大凡因火因热而外兼恶寒者，各症有之，又须体认虚实，庶无他误。

热极恶寒主方

干葛二钱　贝母一钱五分　前胡一钱　连翘一钱　黄芩一钱　薄荷五分　桔梗五分

水煎，午前、午后服。

肺位至高，肺受火克，当因其高而越之，故用干葛、薄荷辛凉轻微之剂以扬之；肺主气，肺病气亦病，以贝母、桔梗之苦开郁顺气清痰，则其火易散；黄芩之苦泻本经之火，连翘辛苦以泻上焦之火；热极生风，则前胡搜风利痰。如咳嗽，去连翘，加杏仁一钱五分。如结痰不利，更加蒌仁一钱，枳壳五分。如大便燥结，去桔梗，加枳壳一钱，泡玄明粉一钱，以其咸苦润之。

凉膈散

上清丸俱见火门心与小肠实火条

卷　五

冒风门

或问：伤风者内热鼻塞流涕，伤寒者头疼发热恶寒，据证自应有别，今则风寒混称。至于“伤”与“冒”之字义，岂无轻重之分？而病者总谓之曰“伤”，先生讵无一言以救其弊哉？

答曰：风与寒迥异，不可混称。盖风乃天地浩荡之气，有四时八方之别，其性属阳；寒乃天地阴凝之气，其令在冬，其性属阴。阴主杀伐，故伤寒为重；阳主生长，故伤风为轻。仲景所以有伤风、伤寒之论，以风为阳，风伤卫，故有汗，寒为阴，寒伤营，故无汗。二者病在营卫，与腠理不密，感冒风寒者大相迳庭。今世俗遂以病营卫之重者自为伤寒，而感冒风寒之轻者概曰伤风，正不知伤有风寒，冒亦有风寒，但伤为重而冒为轻也。感冒者，偶然感触冒犯之义，若言伤，则被物所伤之谓矣，字义原分轻重，岂病反无深浅？若以感冒为伤，尤与仲景之旨不合。且风善行而数变，伤风者亦不止鼻塞痰嗽已也。余明白晓畅，另立冒风一门，以伤风仍归之仲景伤寒门，用正俗误。

或问：不当言伤风，只言感冒风邪，理固然矣。但世俗向以伤风为轻，而感冒反以为重，恐子一己之见不足挽回众口，奈何？

答曰：风与寒，冒与伤，在病家何妨混淆？若医者，正当于此四字中分别亲切①，庶无错误。倘亦随顺世俗，漫不经心，甚至著书立言，贻误苍生于无穷，为害不浅矣。故医者非徒称能读父书，必先识字为要耳。

或问：冒风较寒为轻，只于鼻塞打嚏流涕，或咽痛痰嗽则已，如何亦有时而头疼发热恶风诸表症者，岂又兼受寒所致耶？

答曰：风寒固有不同，然风有温凉寒暖之异，非若寒之止于肃杀，故言冒风，则寒亦该之。其邪客于肺经，治法与感冒一体，但与因热生风者有别耳。肺为天，风行天上，肺之易感风邪者，声相应而气相求也。肺窍开于鼻，鼻司气之出入，一如橐籥②，风邪客肺，必从鼻受，气为风遏，窍因邪碍，故出入之息不利，不利则肺气欲出不出，欲止不止，先有酸涩难忍之势，而后嚏作为快，乃肺气宣通之应也。肺主皮毛腠理，卫气既虚，故冒风亦恶风，冒寒亦恶寒耳。风达高颠，肺为风邪所鼓，失其清肃顺下之性，冲逆于脑，故头亦微疼。而金津与胸液同降于下，则鼻流清涕，其清涕者亦即肺金所生之水源，出乎脑，所谓水出高源者是也。咽喉为肺之门户，肺窍为邪气所闭，则为音哑声重。风寒内郁而化热，热极则痰生，痰气火壅塞气道，则云门、中府之间为

① 亲切：贴切。

② 橐籥（tuóyuè 驼岳）：古时鼓风吹火之器，肺主气，因以喻肺。

之胀闷，喘急，痰嗽不清，或口干咽燥，喉痒咳逆，甚之火炎金燥，气滞痰凝，水源枯涸而大肠秘结，小便短涩，燥症毕至。故感冒一症，总属肺金受病，肺乃轻清之质，位居上而病亦在上。若太阳膀胱并病，则项强头疼，眉棱作痛，肢体酸疼，是为重感冒，与伤寒门太阳表症相同。因太阳膀胱经之络脉自脊至项，由项至颠顶，尽于发际，与脑相表里也。感之轻者则不然，只宜清利肺气，自愈。

或问：冒风既称轻浅，何以屡见伤风咳嗽多变痨病而死者？吾恐冒之一字未为确论。或有伤风之后不戒酒色，以致风邪入里，并犯荤腥炙煿，助火益燥，热沦[①]骨髓，久嗽成痨者。或有尼僧孀妇，室女童子，色欲未亲，荤酒不尝，偶因感冒，遂至斯疾者，其故何居？而子泥感冒为轻，不有说乎？

答曰：寒伤营，风伤卫，传经数变，例在伤寒一门，与冒风迥异。子之所问，皆由冒风不醒而成咳嗽，咳嗽日久而传为痨瘵也。感冒风邪，最易轻忽，惟其忽之，亦足伤生，但其致死之道不一，余不得不详悉之，为后世炯戒。盖人以冒风微病，甘犯众忌，引邪深入，或病者率意用药，补泻误施，医者卤莽发散，寒温不当，病未除而元气先伤，渐致危殆者，一也。或人气血先虚，冒风在后，乘虚陷里，邪热虚热并病，病者不自觉，医者不及详，认虚则表不及清，认表则重损其虚，因而致困者，二也。或有遗体素弱，禀性多郁，

---

① 沦：浸入。

阴虚而兼郁热者，冒风伤肺而咳逆不清，渐至热伤血络而痰红烦嗽者，三也。有因乘醉裸露行房，风邪陷入肺肾，精枯髓竭，痨热不清者，四也。有因乘热纵淫，汗出当风，邪入三阴，传为风痿及痨风者，五也。又有童子室女，情性执滞[①]，每多愁郁，罕得嬉笑，肝气过旺，心脾郁结，偶冒风邪咳嗽，表里不清，郁热不解，遂成痨病而死者，六也。又有体肥气盛，情性躁急，偶冒风邪，不能静养，惟求速愈，暴怒焦心，故犯禁忌，以致久嗽成痨，痰红烦嗽，音哑声嘶，朝凉暮热，大肉消尽而濒危者，七也。或有负重远行，劳形努力，因躁热而入水取凉，或热浴而当风图快，因而外凉内热，郁遏不清，渐成痨嗽，吐血不起者，八也。或有师尼寡妇及婚嫁愆期，情欲不遂，忧心郁结，心相二火内炽，复冒风邪咳嗽，积渐而寒热往来，既久而经枯胃绝死者，九也。有产后气血两虚，起居不慎，为风所袭，邪入血室，为热为嗽为烦渴，医者狃[②]于里虚，未及清散而早用酸敛补益之剂，邪愈固而热愈炽，遂至不救者，十也。以上十死，始虽由于感冒，岂感冒遂能杀人？实从根本先败而致。余所目睹而身犯其难者，不知其几，苟非医者曲谕[③]而痛诫之，则世人焉知后患若此而肯早为之计哉？先圣所以垂训云虚邪贼风，避之有时也。

冒风之脉与治法　形证论之已悉，脉亦所当细辨。微浮滑

---

① 执滞：固执不知变通。

② 狃（niǔ 扭）：拘泥。

③ 曲谕：多方晓谕。

数者，易治而易愈。浮弦急疾，空大搏指，或沉涩细数而无神者，为难愈。其初也止于清散，久则风化为热，随其兼症加减。

冒风主方

防风二钱　荆芥一钱五分　杏仁一钱五分　苏叶一钱　前胡一钱　川芎五分　桔梗五分　甘草二分　生姜二片　葱头一根

水煎，食后服。

风邪初感，以荆、防、苏、芎之辛以散之，前胡之苦辛用治风痰，杏仁、桔梗润燥清痰，苦能顺气，甘草和中，葱、姜佐升散之不及，且能通窍，开腠理以祛邪。初起用之，稍迟则去葱、姜，以防辛热。是方总属轻清，可以达肺疏表，清利头目，理痰和嗽。如兼寒邪客于肺俞、风府、肩井，必经太阳膀胱之络，亦当项强头疼发热，而且头重如裹，鼻流清涕，痰嗽声瘫，可加细辛三分，羌活一钱，仍用葱、姜。如天寒，加麻黄五分，宜用芎苏散。如外有风邪，内有郁热，表症外现而加内热，咽干喉燥，黄痰浓涕，加干葛二钱，黄芩一钱，宜用茶调散。如热极发渴烦咳，去川芎、葱、姜。痰结气盛而喘嗽者，加蒌仁一钱，枳壳五分，苏子一钱，桑皮五分，宜用消风百解散。如本热标寒，系热郁于内而兼风化，非外感之风，忌用发散，视其脉浮洪滑数，审其证头不疼，鼻无涕，但苦咽干喉痛，浓痰烦嗽，此因重衣厚被壅热生风之症，只宜轻扬清散，就前方加干葛二钱，黄芩一钱，薄荷、枳壳各五分，去防风、川芎、苏叶、前胡、葱、姜温燥之药。如日久风邪已散，鼻不塞，涕不流，惟痰嗽不清，加紫菀一钱五分，半夏、陈皮各一钱，桑皮一钱五分，去防风、苏叶、川芎、荆芥、前胡诸风药。如人元气素亏，体弱而易于冒风，痰嗽日久，脉必虚浮微滑而数，外证乍寒乍热如疟，发散之剂不宜多服，恐腠理不密，更易受风，以致畏寒自汗气喘，前方止服二剂，即加人参一钱，陈皮五分，去荆芥、苏叶、川芎，减防风五分。如平素阴虚火盛，曾有痰红症者，脉必虚数或浮数，忌用辛热散表发汗之药，然风邪不得不散，故加干葛二钱解肌清热，去川芎、前胡之辛燥，以助火而防痰红复发，二帖后，即加紫菀二钱，桑皮一钱，去苏、防不用。更有虚弱之人，情志郁结，精神不守，饮食减少，痰红烦嗽，盗汗遗精，经事不调，淋浊带下，偶感风邪，不得不治，加干葛一钱五分，贝母一钱五分，款冬花一钱，去苏、防、川芎等辛热之味。若三四月或八九月天气暴热暴凉之时，所感与前热极生风大同小异，内用酒食过酣，或疾走气驰，外以重衣厚被，脱著不常，以致冒风，因而鼻塞咽干咳嗽，所谓热伤风者是也，宜用辛凉发散，当加干葛二钱，薄荷七分，枳壳八分，去川芎、苏叶、葱、姜之辛热，即黄芩、花粉寒凉之药亦不宜早用，能使风热闭于肺中不散，致成咳嗽痰红、音哑声嘶之渐耳。大凡感冒一门，论症实轻而致病独易，余之所以为轻，在能虑之于先人之所以为重，每致贻悔于后也。然而防微杜渐之说，又岂止冒风已哉？以上数款，皆为风邪未清者加减。若外邪已去，止于痰嗽，则另有咳嗽本门分别调治。若久远不愈而兼虚者，又当于虚损、痨瘵二门参考者也。已后①丸散，亦为风邪初感备急而用。

茶调散 冒风初起，鼻塞喷嚏，头疼声重，外寒内热，痰嗽咽干，二便结涩，内火有余者可治。先以此散疏风解表，清热消痰。

滑石 石膏 黄芩 桔梗 甘草各二两 薄荷 荆芥 防风 川芎 当归 麻黄 连翘 白芍 大黄 朴硝各一两 白术 黑山栀各五钱

为细末，午后临睡，或浓茶或白汤调服三钱。

消风百解散 或冒风，或伤热，甚则热极生风，外则头疼脑胀，鼻塞流涕，内则咽干喉痛，痰凝烦嗽。

干葛四两 杏仁 荆芥各二两五钱 防风 桔梗各二两 前胡 薄荷各一两五钱 甘菊 枳壳各一两 甘草五钱

为细末，临睡白汤调服三钱。

上清丸见火门心与小肠实火条

防风通圣散 风寒客邪在表，则头疼鼻塞，目昏脑胀，皮寒骨热。脏腑积热在里，则痰凝烦嗽，舌破喉疼，班疹②自赤，二便秘结，疮毒颐毒。

午后临睡，白汤调服三钱方与茶调散同。

芎苏散 感冒风寒初起，其邪在表，头疼项强而鼻塞，周身酸痛而恶寒，身热无汗，急用此散疏解表邪。

防风四两 苏叶 干葛各二两五钱 川芎 羌活 前胡各一

① 已后：以后。已，同“以”。
② 班疹：斑疹。班，同“斑”。

两五钱　麻黄一两　桂枝　甘草各五钱

为细末，不拘时，葱头姜汤调服三五钱。

咳 嗽 门

或问：咳与嗽有何分别？孰轻孰重？甚至于不起，此病者失于调理，抑医者治之不得其法也？

答曰：嗽为轻，咳为重。盖因痰致嗽，痰出嗽止，但治其痰而嗽自愈。若咳由气逆火炎，无痰可出，倘火势易透，气随顺下，咳或暂止。否则喉间非痒即燥，咳不能止，必提动脏腑，少少津液为痰出而后缓，而喉亦藉此少润，暂停干痒。如气复逆，火复炎，则复咳，咳伤血络，渐成血症，所以难愈。延至血竭精枯，喉疼音哑，阳无所附，气无所归，虚脱而死。今人惟知治咳不出顺气、清火、消痰三法，不悟此气即吾身之根本，升降出入之真元，静以养之，为我生生不息之基，动以挠①之，即成损精耗血食气之壮火。苟不急于培补，壮水之主以制阳光，未有不至于危殆。病与医者皆应体此，则治咳庶几获效也。

或问：人之咳嗽亦常所有事，何至气逆火炎，遂成不起？

答曰：咳虽由肺而致，咳之因不独责肺。若非五脏之真阴不足，气逆火炎，则肺润气清，不失其统御传导之职，何咳之有？惟人或曲运神思以伤心，则包络之火刑金，或暴怒郁怒伤肝，而肝火空炎，或房劳伤肾，坎中阳火无水以制，

① 挠：扰乱。

则飞扬跋扈。始则由气逆而咳，继则因咳而火转升，久则伤经损络，血随气溢，痰从火炼，精神气血从此日削，甚至金水之化源绝，坎离之交道乖。上则喉疼声哑者，肺痿而金枯；下则泄泻跗肿者，脾虚而土败。病至于此，丧无日矣。大半以咳嗽为常事，慎之不早，而至于此极也，可不畏哉？

或问：肺家受病关系若此，应用何法蚤杜其患？

答曰：肺乃清虚之府，纤邪不容，形如覆釜，为脏腑华盖，其象法天，统率周身之气，位乎上焦，所谓宗气者是也。宗者，乃众气所宗从之，禀受津液而为润者也。又宗者大也，大气积于胸中，亦名气海，与肾间动气呼吸相应，一升一降，均平清肃。经云：肺者，相傅之官，治节出焉。本无咳逆之道，或因元气自亏，或受客火所制，则失传导宣布之用，而诸气不就[①]约束，反得逆来侮之，致咳之道实由乎此。故咳之初起，必先审确肺之虚实。肺果虚，则自治不暇，法当滋补；肺邪实，乃客火来乘，法当清火。更须认切火从内发，或自外来，来自何经，若精神元气无碍，可以一药而愈。即使根本有亏，在医者明识标本，补泻得宜，何难反乱为治？然病者亦须自知保养调摄，与医互相为理，乃获全功。若徒恃医药，而率性纵欲，劳神动气者，终无生理。多因肺之体属乾金[②]，系清空轻微之物，凡人言笑謦咳[③]之

① 就：同治本作“受”。

② 乾金：肺属金，乾卦于五行亦属金，因称。

③ 謦（qǐng 请）咳：咳声轻者为“謦”，重者为“咳”，连用则喻言笑。

声，皆出于肺，即金空则鸣之义。故其为具也，七叶下垂周身，二十四窍上通大管，连于咽喉，其间复有小系者二，一则上通乎心，一则下贯于肾。若天气下降，则离中之阴从肺降入于地，转居左肾阳部生水之道路，所以为肺乃肾之母也。其肉最嫩，其膜最薄，其窍最细，不能苟容，其管为气之橐钥[①]，出入由之，不能更纳他物，故水误入之则呛，风偶乘之则嚏。若气塞痰壅而窍闭，或火炎金燥而叶萎，或积热肺腐而成痈，或咳伤膜翳而渗血，遂致音哑声嘶，咳亦无声，咽痛喉烂，咳唾脓血。病至于此，非真有虚凝静定之功，炼息归根之法，惟责成于草木，果何补哉？然而医者必先知主气之原本乎肾，治宜导火纳气，滋金壮水，使子母交通，而诸经之气亦得平缓清顺，永无亢逆克制之虞，毋专于顺气止嗽、清火消痰为也。须知痰、气、火三者，即我之精神元气所成，气则当用纳之之法而归于根，火用导之之法而反[②]其原，痰用复之之法而塞其源，方称正治。盖坎中之阳，火气也；坎体之阴，血水也。其气无形无质，附于阴而成体，潜于水而生气。其火互从右肾之阴而上行生脾土，脾土生肺金；其水互从左肾之阳而上行生肝木，肝木生心火。所以为万物皆生于地，长于地也。至于心肺，位居上焦，法天行道，因地气生至于天，其动已极，极则复静，而天气下降。故离体之阳火退入于地，转居右肾之阴部以藏精者，即

① 橐钥：犹“橐籥”。

② 反：同“返”。

导火纳气、反本还元之义；离中之阴水从肺降入于地，转居左肾之阳部以生水者，即壮水之主以制阳光之义。吾人非忧愁思虑以伤心脾之营血，即恼①怒淫欲以损肝肾之真阴，阴血既亏，则阳无依附而不得不恣其炎上之性，以为咳嗽、呕血、骨蒸之症。苟非大补坎体之阴水，安能反坎中空炎之阳火而敛之，使反乎宅哉？医者明此，则不难于治矣。后列诸方，分治痰嗽烦咳之标，复备丸药，专主培元固本之用。

痰嗽之脉与形证 痰嗽者，系脾胃营气不足，或过于湿，或过于燥，不能泌别水谷，游溢精气而生痰，其痰壅塞肺之气道而为嗽，此正所谓因痰致嗽之症，痰出而嗽止者也。其脉若浮滑则兼风，洪滑则因火，滑数为热，沉滑为湿，寸关俱实为有余，寸关微滑按之无力为不足。审脉之属，加减分治，再用痰门参究。

痰嗽主方

茯苓二钱　橘红一钱　半夏一钱五分　甘草二分　杏仁一钱五分　桔梗一钱　枳壳五分　生姜一片

水煎，午前后服。

因痰致嗽，故以二陈汤主之；杏仁辛以润燥，苦以利气；枳壳以破滞，甘、桔为舟楫，生姜温中豁痰。不寒不燥，痰嗽之平剂也。

风热之痰为嗽，脉必浮滑而数，初起即加前胡一钱以清风痰，荆芥、苏叶各一钱以疏风清热。气滞痰凝，嗽不快

① 恼：原作“脑”，据同治本改。

利，脉主沉滑，加苏子一钱五分，清降胃中之浊气，桑皮、金沸草各一钱，清利肺家凝痰滞气。寒痰凝结，脉自沉迟而微滑，加苏叶一钱五分，桂枝、麻黄各五分，温散沉寒。毋论浮沉，但滑数不清者，火痰为嗽也，去半夏、生姜之辛温以避热，加黄芩一钱清肺胃之火，贝母一钱五分以苦润而清痰，紫菀二钱以辛温而顺气。或寸关或六脉微滑而按之无力者，此肺胃气血两虚之痰嗽也，加贝母一钱五分，麦冬一钱，知母、紫菀各一钱，去枳壳、桔梗、半夏、杏仁以顾其虚。如元气虚极，畏风怯寒，面白无神，可加人参一钱五分，相安即芪、术可用。濡软微滑之脉，肉浮气馁之体，此湿痰咳嗽也，加白术一钱五分，苍术一钱，去杏仁、桔梗。脉来洪大，或弦数不清，乃阴虚血少，火炎金燥，肺气浮逆之症也，宜预防吐血，加生地三钱凉血，使无妄行，麦冬二钱，知母一钱五分，玄参五分，滋金润燥，而且清刑金之火，贝母、紫菀各一钱五分，清痰顺气以止浮逆，去枳、桔、杏、半。

实火痰嗽脉与形证 火嗽者，因火盛金燥而嗽也。但火有虚实，须同脉症参究而后治。如六脉洪大或洪滑，举按有力，形实神旺，饮食如常而易饿，咽痛喉干，舌破唇燥，渴欲饮冷，痰色浓厚，不恶寒而恶热者，有余之痰火也。

实火痰嗽主方

贝母二钱　花粉二钱　黄芩一钱　杏仁一钱五分　紫菀一钱五分　桔梗　薄荷各五分　甘草二分

水煎，午后、临睡服。

火炎金燥，当急于清热而滋金，薄荷、花粉、黄芩散火清热之剂，杏仁、贝母、紫菀滋金润肺、顺气清痰之药，病在上，故以甘、桔载之。如痰盛结滞，大便不通，脉滑有力，加瓜蒌霜七分，先用清金化痰丸，如便秘，方用沉香滚痰丸。

清金化痰丸见火门肺[①]与大肠实火条

沉香滚痰丸见中风门中肺实症条

虚火痰嗽脉与形证　虚火者，非火虚也。因人精血有亏，无阴以维阳火之根，则少火变为壮火，食我元气，元气不足，无以约制其下，则三焦五志之火各恣其炎逆之性，同乘于肺，金为火灼，则气失其清顺之度而咳逆不宁。初起尚有津液因火成痰，少润咽嗌而嗽犹缓，久则金水生化之源绝，惟有燥火逆气，渐至咽干喉痒，烦渴难忍，而喘嗽不已，饮食减少，即痰亦清薄，其脉微弱而数，或浮弦而数，按之无力，或细数不清。此皆虚火痰嗽之症也。

虚火痰嗽主方

麦冬三钱　生地二钱　贝母一钱五分　茯苓　紫菀　知母各一钱　牛膝　车前各五分

水煎，午后、临睡服。

三焦之火非滋补不归，生地、麦冬、知母质重味厚，正补阴之重剂也；知、麦且能滋金水之化源，即所谓壮水之主以制阳光；茯苓、牛膝、车前导火纳气；肺气清则嗽自缓，

① 肺：原脱，据同治本补。

故以贝母消痰顺气以清肺。如元气虚而脉按无神者，加人参一钱。金水膏、固本丸早当兼服。

金水膏见里热燥症

固本丸即古方地黄丸，见血门呕血条

培元固本丸见血门咳血条

风寒痰嗽脉与形证 脉症与感冒风寒相同，惟多痰嗽耳。

风寒痰嗽主方

防风 前胡各一钱五分 杏仁二钱 苏叶 羌活 半夏各一钱 桔梗五分 甘草二分 生姜一片

水煎，不拘时服。

肺为寒邪所遏，则气不利而鼻塞流涕，肺窍为痰气所阻，则不通而咳嗽喘急。苏、防、羌活疏解风寒，杏仁、前胡、桔梗、半夏、甘草利气清痰。三日内宜用此方。三日后风寒化为热者，加干葛一钱五分，桑皮一钱，陈皮八分，荆芥七分，去苏叶、防风、羌活、生姜。如七日已后，不宜发散，加贝母一钱五分，紫菀一钱五分，桑皮、陈皮各一钱，减杏仁一钱，去半夏、前胡、苏叶、羌活、防风、生姜。百花膏可于初起噙化。

宁嗽百花膏 腠理不密，易于伤风受寒，寒痰伏于肺窍，气道不清，痰涎壅闭，咳嗽不已，积久遂成喘嗽，不时举发，此膏无论新久可治。

乌梅肉 杏仁霜 粟壳 粉甘草 广陈皮 前胡 知母 麻黄各二两 苏叶 紫菀 嫩桑皮 款冬花各三两 肉桂一两

细末，炼白蜜烂和，不拘时噙化。

肺胀咳嗽脉与形证　肺统周身之气，肺之元气自虚，不能宣布施化于外以润泽脏腑，而反逆归本经，则诸窍闭塞。凡中府、云门、两腋，上至咽喉、鼻孔，后至肺俞，是肺气往来出入之道，各不通利而胀满不舒，即于肾家呼吸之气亦为阻塞，故气高若喘，有升无降，实非喘症也。偏左则左体不能贴席，偏右则右体不能贴席，贴席则喘嗽不已，此为气胀之症。在左则人迎弦急，在右则气口弦急，或兼滑数。

肺胀咳嗽主方

紫菀三钱　桑皮　苏子各一钱五分　贝母二钱　车前　橘红各一钱

水煎，午后、临睡服。

紫菀气辛味苦，辛能散，苦能利，为肺家理气之要药，贝母清痰而开郁，桑皮、苏子分利肺胃凝浊之气，橘红和中清气，车前导火顺气。六脉微弱无神，加人参一钱五分，麦冬一钱，减紫菀之半，去桑皮、苏子不用；如脉弦数或细数，火盛者，加麦冬二钱，知母一钱。初起暂服清金化痰丸。

清金化痰丸见火门肺与大肠实火条

肺虚咳嗽脉与形证　此肺之元气自虚而自病也，盖肺主皮毛腠理，气虚则腠理不密，外则无风而恶风，不寒而怯寒，内则阳虚气弱，呼吸短促，微咳无痰，即有而清，神思困倦，意兴不扬，嗜卧懒言，饮食减少，面白形羸，色枯皮缓，遗精滑泄，肚腹虚泻，六脉虚微细弱，举按无神，惟宜补益元气，则嗽不治而自愈。若泥于清痰止嗽，误用甘寒凉润，损其脾胃，反速其死。

气虚咳嗽主方

枣仁三钱　人参　黄芪各一钱五分　白术　茯神各一钱　桑皮五分　陈皮三分　炙甘草二分

水煎，黎明空心及午后服。

人参专补宗气，渐加至三钱，白术补营气，须加至二钱，枣仁渐减其半，黄芪照旧，以补卫气，三焦元气旺而复行，则不至停碍气道而为咳，故用为君；枣仁、茯神宁神益志，神宁则气固，志益则气足[①]，故以为佐；陈皮、甘草和中理气，桑皮清本经之浊气以止咳逆，泻中自有补义，无碍于元气也。琼玉膏、肾气丸、金匮肾气丸、益气丸、和中益气丸皆可参酌而用。

琼玉膏见血门咯血条

肾气丸

金匮肾气丸

益气丸

和中益气丸俱见气门肾与膀胱气不足条

肺燥咳嗽脉与形证　金性喜润，润则生水，灌溉五脏，滋养百脉。若兑[②]中禀受于脾土之一阴不足，则本体自燥而水源先竭，火无所制，金受火烁，即自润而不可得，外则形神萧索，皮毛枯稿[③]，肌肤干燥，内则气滞痰凝，咳逆不利，

---

① 志益则气足：原脱，据同治本补。

② 兑：兑卦，与肺相配属。

③ 枯稿：枯槁。稿，通“槁”。《说苑·建本》：“弃其本者，荣华稿矣。”

喉干音哑[1]，烦渴引饮，便燥难解，脉必虚数，或涩数无神。法当滋阴润燥，顺气清热，与燥门里热燥症参看。

肺燥咳嗽主方

松子肉三钱　紫菀　贝母各一钱五分　牛膝　知母各一钱　枇杷叶　甘菊各五分

水煎，临睡服。

松子肉气辛香，味甘性润，本经滋补之妙药，故为君；紫菀、贝母利肺气而不燥，故为臣；甘菊辛凉，清散本经之热于上，枇杷叶之苦润，清利本经之气于下；以牛膝之甘润和肝润下，知母之甘寒壮水滋燥，大肠燥金之气藉此滋润而通利之，则无蕴隆[2]烦灼之患。如燥热之气浮逆于上，加苏子一钱五分，橘红一钱，杏仁一钱三分，以疏泄之。金水膏可服。

金水膏见燥门里热燥症条

虚痨咳嗽脉与形证　痨嗽者，因阴虚内热，郁蒸生虫，虫侵五脏，延及于肺而为咳。或先从外感风热，久嗽不清而成痨；或小儿所患五疳，其中肺疳必嗽，嗽久为痨。痨症尚多，至因嗽成痨，因痨为嗽者，不出于此。但病初起，六脉平缓有神，虽数而不至急疾无伦，饮食如常，大肉未消者，后方煎丸调理，庶获再生。若迁延日久，喉痛声嘶，脉现弦细而促数者，多不治。

---

① 音哑：同治本作“咽哑”。

② 蕴隆：郁结而亢盛。

痨嗽主方

贝母三钱　真蛤蚧二钱　百部　知母各一钱五分　地骨皮一钱　橘红　薄荷　甘草各三分

水煎，于人静亥时及鸡将鸣未鸣之际热服。

痨症起于郁结，外从风热之邪不清，内因情欲不遂，志气不畅，忧愁思虑过度，则气郁生火，火郁生痰，三者郁结不清，或内热，或咳嗽，甚则生虫，延蛀脏腑骨节。故用知、贝二母消痰清热而功多开郁，蛤蚧透骨追虫，以百部佐之而杀虫独胜，骨皮、薄荷清散内蒸之热，橘红、甘草调中和胃为先。如血虚，加茜根一钱，制何首乌一钱五分。气虚，加生脉散。脾虚，加茯苓一钱五分。大便秘结，加杏仁二钱五分。

灸肺俞、膏肓、百会诸穴，如见血后忌灸。

烧乳香昼夜不绝。如发咳，少焚及远焚之。

擦背脊及四弯法　桃头四十九枝，麝香一分，捣烂烘热，俟其睡熟，细擦脊梁上下及四肢关节之间，内服青蒿鳖甲丸。

青蒿鳖甲丸　三阴虚耗，六阳偏炽，血热精枯，朝凉晡热，痰红烦嗽，色萎肌消，梦与鬼交，寒热似疟，郁热生虫，传尸痨蛀[1]，此药主之即调经济阴丸，见发热门郁蒸发热条。

肺痿之脉与形证　痿者，即如草木，上无雨露，下失灌溉，以至萎谢之萎。凡人百骸五脏皆可云痿，不专于肺。今

① 痨蛀：当作“痨注”。

言肺者，一身七歧，本具叶形，若气血均调，则舒张翕闭[①]自如，与肾一气，相为呼吸之数，以应时刻。多因脾土有亏，母不能顾子以来生我，即肾气不足，子盗母气而为所窃，则元气为之不足，因而津精血液无所不亏而有枯萎之象。其始必因金体自燥，绝寒水生化之源，继而肾水枯涸，受龙火潜越[②]之祸，犹之既失雨露之滋，反遭风日之炙，有不萎落者乎？此症虽热，不至炎火焚灼，故止于干萎。若亢火薰蒸，必致溃烂成痈，岂止于萎谢而已哉？外症自现皮毛枯萃，肌肤皱裂，形羸神怯，内则音哑声嘶，干咳气逆，皮寒骨热等症，六脉沉涩细数不清。倘气口皮肤枯燥，脉来急疾无神，饮食减少，息粗气高者，死。治宜壮水滋金，润燥清热，兼补元气。

肺痿主方

麦冬三钱　生地二钱　人参　知母各一钱五分　葳蕤　紫菀　贝母　天冬各一钱

水煎十分，不拘时徐徐服。

此方煎膏噙化亦妙。痿本虚燥所致，以人参补元气，生地滋阴血，先顾其虚，君；麦冬佐天冬而润其燥；知母、葳蕤能清虚热；紫菀、贝母顺气清痰。气血滋培，金清水澈，内蒸不治而自除。如痞结，加橘红五分，苏子一钱，辛以散之，暂去生地、天冬之凝滞。如脾泄，加山药、茯神各一钱

① 翕（xī 西）闭：闭合。翕，闭。

② 潜越：疑为“僭越”。

五分以培土，去天冬、生地、知母之寒润，空心服。培元固本丸，不时噙化。琼玉膏、集灵膏、金水膏，三者之中用之宜者，常服莫辍。

培元固本丸见血门咳血条

琼玉膏见血门咳血条

金水膏见燥门里热燥症条

集灵膏 盖难成而易亏者，阴也，故阳常有余，阴常不足。日恒满而月恒缺，人之精津血液，凡为有形之阴，尤其难成易亏，先圣所以教人以保精而固真也。精属阴，真属气为阳，盖无阳则阴无以生，无阴则阳无以藏，藏即固之义也。是膏甘平温润，专于益气生精，壮水抑火，滋金水之化源，裨坎离之既济。凡劳烦过度伤心，思虑伤脾，暴怒郁气伤肝，房劳纵欲伤肾，诸阴亏损，六阳偏炽，而成虚损痨怯，咳嗽吐血，发热内蒸等症，用此久服，不偏寒燥，有裨气血。

熟地 麦冬 枸杞子各四两 牛膝 桂圆肉 黑枣肉各三两 天冬 人参 黄芪 白术各二两 陈皮一两 枣仁 制何首乌 白蒺藜各三两 茯神 地骨皮 贝母末各二两

熬膏，熟蜜收，冷调贝末，不拘顿热噙化。

肺痈之脉与形证 三焦五志之火总来烁金，凡中府、云门肺经所属之地，积热薰蒸，蕴结成毒，至于肺叶，尤其柔脆，易于糜烂，于是缺盆、鸠尾，或两乳之旁，抽引为痛，渐见喉腥口臭，秽气逼人，所唾似痰非痰，似脓非脓，或白或黄或红，若吐至紫黑块如烂肺者，其死更速，皆由纵色恣饮，喜啖厚味炙煿辛辣所致。初起六脉平缓，性情恬静，痰色黄白，饮食如常者，可治。若脉来空大弦数，或急数无伦，皆死候耳。

肺痈主方

贝母三钱　生地二钱　白及　桑皮各一钱五分　茜草　紫菀　百合各一钱

水煎，不拘时服。

贝母清痰开郁，且能解毒，故以为君；生地凉血清热，为臣；白及能清肺而合疮口，桑皮、紫菀能清气而宽胀闷；茜草凉血和伤，百合滋金敛肺。如火盛而脾胃旺者，加黄连五分，玄参一钱。如毒盛而痛极者，加金银花、连翘各一钱，去桑皮、百合。如血热痰红，加生地、阿胶各一钱。白及去皮，为细末，以猪肺煮烂醮末，不时食之，所谓以类补类，而白及性黏，用以结痂也。前方可煎膏，以便不时噙化。固本丸，早空心服五六钱，不可少。痈本热毒，外科辛香燥热之药概忌，只以清金润肺、凉血解毒收敛为主。

固本丸即古方六味丸，见血门呕血条

或问：致咳之因，不外气逆火炎，不专用芩、连、知、柏清火，枳、桔、苏子顺气，蒌仁清痰者，何也？

答曰：此火即我三焦之元气，命门之真火，人非此火不生。但火本无根，以阴为根，须知培养有形之精津血液以配之，使其有所依附，而不至僭越于上，飞扬于外，乃为保真之士。若既已亢炎，化为壮火，亦惟从正治，专用质重味厚之药大补其阴，以收摄浮散，返乎故乡。而误以苦寒之味为

泻火之良剂，或火属有余，脾胃强盛者，暂得其助水抑火之力，倘元气不足，真阳有亏者，无不受其克伐胃气，以速其死。至于肺之元气不足，不能清肃顺下，逆而为嗽，不得已用清润平缓之药，如桑皮、贝母、车前之类以顺之。若枳壳之苦能破滞，苏子之辛能散结，瓜蒌之寒苦泻热利痰，无不损伤元气，安敢用之？

或问：本草专以沙参能补五脏之阴，故世人多遵用之。今子独不用，反以人参补气，宁不虑补气助火，有肺热伤肺之虞乎？

答曰：肺之元气有余而生实火，或伤风热外邪，法当辛凉以横散之，寒苦以直折之，误用人参，则有以火益火、肺热伤肺之患。若内则精神不足，气血有亏，六脉虚数无力，外则形尫色萎，肉消肌燥，不于滋阴养血剂中兼补元气，而虚火焉能就敛？阴精何以克生？一用参而气血双补，寒热不偏，岂沙参平淡之味所得同日而语？况东垣、丹溪诸先哲俱称人参有泻阴火、清痨热、补虚羸、益真气之功，舍人参不用而用沙参，不亦谬哉？且沙参无道地之物，乃浙直[①]土桔梗伪充，若专用之，非徒无补真阴，反提浊气以僭乱，不亦昧乎？

① 直：指南直隶。明代称直隶于京师之地为直隶。明洪武初年建都南京，后迁都北京，以南京为留都，称“南直隶”，辖境相当于今江苏、安徽、上海等地。

喘　门

或问：喘本肺气不能清肃下行，有喘而易愈者，有终身止发不常而无恙者，有才喘而即死者，亦能历指其故乎？

答曰：呼出心与肺，吸入肾与肝。盖肾为纳气之脏，为人有生之根本；肺为司气之脏，为人一身之枝叶。病在枝叶则易愈，虽病久而不伤；病在根本则难愈，若更伤其根本，无有不速死者矣。

或问：喘症之缓急难易，固由于根本、枝叶之分，而致喘之因岂无分别？

答曰：喘之一症，有表里，有虚实，有脏腑，有寒热，有新久，最宜分晰晓畅，而后施补泻温凉之法，则病无不愈。其致病之由故有不同，具列于后。

肺经初感风寒发喘脉与形证　风寒暴感，其病在脉，其邪在腠理。盖寒邪痰积，闭塞诸窍，则出入不利，呼吸不通而喘逆者，症必头胀鼻塞，气高息粗，两寸脉浮紧浮滑。法当疏散表邪，后方主之。

外感风寒发喘主方

杏仁二钱　苏叶　前胡　枳壳各一钱　麻黄　桂枝各五分　甘草二分　生姜二片

水煎，食远服。

杏仁、枳壳辛以散之，苦以利之，使闭固之气得以舒泄；邪从腠理而入，以桂枝、苏叶之辛温，麻黄之轻扬，祛寒解表；前胡能去风痰而利窍，生姜、甘草温中和胃以益气此方七日前宜服。

定肺膏 或腠理不密，初感风寒，气闭作喘，或肺家素有寒痰，因寒邪触发而哮喘。此膏疏利表里之风寒痰气，无论病之新久，初发用之，以治其标。

杏仁三两 苏叶 前胡 枳壳 桑皮 橘红各一两 款冬花二两 紫菀茸二两 麻黄五钱 桂枝五钱 甘草二钱

细末，蜜和，噙化。

肺经寒痰哮喘脉与形证 寒痰伏匿肺窍之中，久而难出，或外感寒邪触发，或劳烦辛苦，因虚而发，或饮食生冷而发。发则喉间有声，耸肩捧腹，坐卧不安，三日后痰出滑利，喘势方缓。患者颇多，俗谓冷哮、盐哮者是。虽举发不常，竟有终身无恙者。脉必沉而不起，或沉滑，或沉紧。法当顺气为主，而佐疏解消痰。

哮喘主方

杏仁三钱 桑皮 橘红各一钱五分 半夏 苏叶各一钱 枳壳五分 甘草二分 生姜二片

水煎，食远服。

伏痰在肺，以杏仁之辛以散之，苦以利之；佐桑皮泻本经滞气，苏叶散在表之风寒，橘、半清胃腑之痰气，枳壳能破结滞，姜、草温中和胃。喘定，即去枳壳、苏叶，加苏子一钱五分，茯苓一钱，减杏仁二钱，桑皮五分。百花膏不时噙化。

宁嗽百花膏见咳嗽门风寒痰嗽条 寒痰伏于肺窍，遇风寒生冷咸醋诸物，或劳烦形冷触发，耸肩捧腹，坐卧不宁，得痰而缓，俗称冷哮者，以此治之。

南星三两　蜂房　马兜铃　矾盐矾上盐下碗中煅过三种，各五钱　半夏八钱　蛤粉　青黛各一两

炊饼丸，每服三五七分，量老少虚实加减，荠菜汤调服。

胃腑痰火①暴喘脉与形证　胃中浮逆之气化火生痰，并结而冲逆上焦，致肺气不得下降为喘，喘则喉间无声，惟胸膈痞胀不舒，可俯坐而难仰卧。气口脉浮滑，或弦滑而数，大便秘结，时唾痰涎，其喘不定，为有余。脉沉微而滑，饮食减少，神气尪怯，大便泄泻，其喘艰难而多汗，此谓胃虚。

胃腑痰气暴喘主方

苏子三钱　贝母二钱　紫菀　橘红各一钱五分　茯苓一钱　枳壳五分　甘草二分

水煎，不拘时服。

胃为水谷之海，多气多血之腑，苏子专主浮逆之气，佐茯苓有降纳之功，贝母、紫菀清痰顺气以保肺，橘红、枳壳释胸中之结滞，而以甘草和之。如胃中兼有停痰食积者，加姜制厚朴五分，半夏一钱，去贝母。如胃中元气虚者，加人参七分，茯苓五分，减苏子二钱，去枳壳。胃实，用清气化痰丸。便秘不解，用沉香滚痰丸。胃虚，脉微浮而滑，按之无力者，苏子降气汤。

清气化痰丸见痰饮门寒痰条

沉香滚痰丸见中风门中腑实症条

---

① 痰火：同治本作“痰气”。

苏子降气汤 脾肾元气素亏，胃腑浮痰逆气为喘，脉非空大无根，即沉微细滑无力，大便不实而足冷，两颧戴阳而自汗。

当归 甘草 前胡 紫厚朴各一钱 半夏曲 真苏子 陈皮各五分 肉桂三分 生姜二片 大黑枣二枚

水煎，不时温服。

此方温中降气，为虚喘之平剂。若元气虚，量加人参七八分。

肺经痰火暴喘脉与形证 脉气郁而不利，化火生痰，碍塞空窍，以致喘息不通，喉间无声，口干舌苦，结痰凝塞，胸膈不快，大便燥结，脉来浮洪滑大者，为实，理宜泻之。喉间有声，时唾痰涎，形容憔悴，梦寐不宁，饮食减少，大便泄泻，六脉虚浮不实，或微弱无力者，为虚，理宜兼补。

肺经痰气暴喘主方

贝母三钱 橘红 苏子各一钱五分 茯苓 枳实各一钱 瓜蒌霜 黄连各五分 甘草二分

水煎，午前后、临睡服。

气郁痰凝，必兼内热，故以贝母之寒润以代半夏之辛燥，黄连、枳实、瓜蒌之苦寒利气清火豁痰最速，痰气火三者清，肺窍通而喘自平矣。初起有余，此方主之。若病久元气不足，当去枳实、瓜蒌、黄连，而加麦冬二钱，紫菀一钱五分，茯苓一钱，桑皮一钱。虽非补益之剂，取其不伤元气，而使肺气清肃下行为补耳。初用神秘丸，便结滚痰丸。

神秘丹 经谓胃气不和则睡不安，胃家浮浊之气不舒，自胃而上迫于肺，肺气因之不能施布，而喘逆不舒，是为息贲之积，以此丹治之。

橘红二两　苏子　杏仁各一两五钱　枳实　桑皮各一两　槟榔　沉香各五钱

蜜丸弹子大，重二钱，临睡白汤化服。

沉香滚痰丸见中风门中腑①实症条

肺经气虚作喘脉与形证　宗、营、卫，本三焦统运之元气，不及则病，何况于虚？经谓出入废则神机化灭，升降息则气立孤危。今肺主宗气，虚而失其升降出入之常度，则喘病作矣，不待内外有所感触而后发也。形神尪怯，嗜卧而无寐，畏人懒言，气浮自汗，饮食无味，行动则喘咳愈加，安坐庶几少缓，六脉虚微欲脱，理当补益元气为主。若恶寒喜热者，为阳虚，更宜温补。不恶寒，不喜热，烦渴便燥者，为阴虚。阳虚者服集灵膏、金匮肾气丸，阴虚者服培元固本丸，亦用集灵膏。如火炎气逆，为便燥者，用金水膏。

肺气虚喘主方

麦冬三钱　人参二钱　枣仁一钱五分　茯苓一钱　车前　橘红各五分　五味子　甘草各二分

水煎，早空心、临睡服。

经云虚则补之，因肺虚不能统布诸气，以致逆而作喘，喘而欲脱，故阴虚者以生脉散补其精气，佐枣仁以敛阴固神，阳虚者减麦冬之寒，加参、芪、附子以温之。此症又有

① 腑：原作“府”，据卷一及同治本改。

阴虚之别，最易淆讹，须细审脉症，苟认以为有余，泻之即死。如有痰，加贝母一钱五分。阳虚自汗，脉微欲脱，加黄芪一钱五分，人参一钱，附子一钱，减麦冬二钱。

集灵膏见咳嗽门肺痿条

金匮肾气丸见气门肾与膀胱不足条

培元固本丸见气门肾与膀胱不足条

和中益气丸见气门肾与膀胱不足条

金水膏见燥门里热燥症条

肾经气虚作喘脉与形证 肾虚不能纳气，则气逆火炎，有升无降而喘，喘则水源枯涸，壮火空发，由是心烦燥急，神情恍惚，昼夜无睡，虽睡而魂梦飞扬，惊扰不安，心窝自汗，渴欲饮冷，而大便或泻或秘，六脉或空浮博[①]指，或虚微细数而两尺不应，或虚大无力，上部觉热而下身畏冷。若误为火症痰喘，则速其死。甚有面红目赤，唇红舌黑，身心烦躁，坐卧不定，与有余火症无二。及细审其脉，必虚浮微细，按之则无。此症多于病后真阴不足，孤阳无附而空发于上之所为。在病为虚喘，为阴躁。缓则金匮肾气丸，急则金匮肾气汤，以导火归元、纳气归根为主。

肾虚气喘主方

人参三钱　麦冬二钱　熟地　茯苓各一钱五分　车前子　山药各一钱　山萸肉　牡丹皮　泽泻　肉桂　附子各五分　牛膝一钱

---

① 博：通“搏”。明代高启《书博鸡者事》：“一日，博鸡者遨于市”。

水煎，早空心、午后温服。

六味汤，壮水滋肾之剂，加人参、麦冬，统补肺肾之元气，子能令母虚，肾虚，肺无不虚之理也；桂、附导火归阴，车、膝纳气归根。凡大病久病之后，形神已脱，目陷耳吊，鼻煤[①]齿干而喘急者，必死无疑。其时气逆火炎，反致六脉有神，此为灯尽复明之兆，切不可妄投药饵。所谓九候虽调，形肉已脱者死，医者又不可不知也。

---

① 鼻煤：鼻孔干黑如煤。

卷　六

内伤门

或问：内伤者，伤乎内也。五脏六腑，精神气血，非内乎？凡此有伤，自宜调和补益，何世俗之治内伤者反用破气行血之药也？

答曰：内伤外伤，截然不同，何可不辨？若内伤则诚如所问，岂近来概以跌仆斗殴、破损闪朒[1]之外伤称为内伤？若外伤而用行气消瘀之剂，原不为过，无奈病与医者莫不曰内伤也。试问内伤脏腑精神气血，汲汲[2]补缀不遑[3]，安敢以破气行血克伐之药妄投寸匕哉？此盖病者狃于不知，医者仍其积误耳。流而至于今日，凡遇些小疼痛，不究人之劳逸，患之内外，不曰内伤，即曰箭风。此唱彼和，牢不可破，竟致外伤、痛风两门于不辨，犹之冒风为伤风，轻重失人，误人不少。东垣且以内伤形症有与外感伤寒相类者，恐后人之谬误，论之甚详。其爱人之心若此，岂知后世置内伤、外伤于不究？余今以病之有类于内伤者，一一分解，明列于后，

---

① 闪朒（nǜ 衄）：扭伤。朒，扭折。

② 汲汲：急切貌。

③ 不遑（huáng 黄）：来不及。

破积误以诏[①]将来，期与斯民共登仁寿[②]之域焉。

七情内伤脉与形证 困苦忧愁，沉思积想，郁怒暴怒，恐怖惊疑，哀痛迫切，谋求失望，凡情之所钟，志之所在，精神气血莫不为之飞扬震荡。阻阂隔塞既久，阴阳不和，调理失宜，或火炎水涸，咳逆痰红，渐至假热虚寒，形消骨瘘而瘵症成，或中气不运，痞满不舒，或噎塞干呕，格拒饮食，非臌即膈，遂至不起。盖脉多沉弦涩数，或虚弦微滑，大概神情意气毫无开爽生发之机，法当调补气血，开郁醒神。但忧愁气恼多者，乃其天性所禀，非若酒色可戒，风寒可散，必待自能痛改，死中求活乃可。若医者虽具好生之心，而草木之滋焉能易其性哉？

七情内伤主方

枣仁三钱　当归　贝母各一钱五分　茯神一钱　远志肉　益智仁各五分

水煎，午前、午后服。

情志之病，本无形之气郁结而起，久则阴虚内热，或痰气不清而凝滞不通，随其气血之偏枯而成症，故以茯神、枣仁收摄精神元气，佐当归滋血而固神气之根，远志益精补肾，益智醒脾开郁，橘、贝顺气清痰。火盛，加酒炒黄连五分。元气虚，加人参一钱五分。临睡服宁志丸或归脾汤。

宁志丸 足少阴肾在令为冬，在神为志，本藏精之脏，

① 诏：原作“詔”，据同治本改。

② 仁寿：长寿。典出《论语·雍也》。

为生气之源。若或天性多忧疑，寡言笑，怀抱不舒而气郁，形容枯萃而神衰，昼嗜卧而夜不眠，梦昏扰而心惊悸，或劳烦不节，思虑伤神，气逆膻中，火郁包络心脾，痞结为痛，神志恍惚多惊，血枯肝燥，善怒而夜卧不安，气弱精虚，男遗滑而女多带下，总由心肾不交，神志不藏之故。

枣仁五两　茯神　当归各三两　黄芪　远志肉各二两　人参　白术　甘草　益智仁　朱砂各一两　莲须二两　滴乳香五钱

蜜丸，临睡灯心汤吞二三钱。无睡，以白酒陈浆或酒下之。

归脾汤　治思虑伤脾，营血大亏，健忘怔忡惊悸，昼嗜卧而夜无睡，神昏盗汗，心脾作痛，痞满少食，大便不调，体肿肢疼，梦遗滑泄，妇女月经不准，赤白带下。

人参　黄芪　白术　茯神　枣仁各二钱　当归　远志各一钱　木香五分　甘草三分　桂圆肉十枚　灯心二分　生姜一片　黑枣二枚

水煎，早晚空心服。

房劳内伤脉与形证　纵欲宣淫，伤精走气，有形之阴精泄之不已，无形之阳火飞越无制，于是头目眩晕，五心烦热，肢体困倦，自汗乏力，饮食不甘，皮寒骨热，经络骨节拘挛抽引，痛难转侧，腰膝酸痛，腿脚软弱，阳事不时妄举，溺出两歧而淋漓不尽，脉非空大虚数，即沉微涩数而无力。以培补精血、益气安神为主。

房劳内伤主方

枣仁三钱　熟地　麦冬　人参各一钱五分　茯神　当归　黄

芪各一钱　五味子二分

水煎，早空心、临睡服。

神、枣收摄神气，归、地补精益血，使神气有所依附而不至散越；生脉散佐黄芪益气生津，补肾水之上源，所谓虚则补其母也。内热，加知母一钱。脾胃虚，加白术一钱五分，黄芪五分，去麦冬、熟地之寒腻。

集灵膏见咳嗽门肺痿条　不热，去首乌、骨皮；无痰，去蒺藜、贝母。

河车大造丸　先天不足，精气本虚，强力入房，恣欲无度，精枯气遗，头目眩晕，皮寒骨热，肢体羸弱，神枯色萎，非此不治。兼起病后精虚血弱，妇人多产，老年虚弱，月经不调，赤白带下。

紫河车膏二具　熟地黄八两　人参　白术　当归　枸杞　茯苓　芍药各四两　黄芪　川芎　杜仲　牛膝　山药各三两　甘草　肉桂各三两

蜜丸，空心白汤吞服三五钱。妇人虚脱，淋带不止，加鹿角霜三两。

劳烦内伤脉与形证　奔走劳形，事烦劳心，言多伤气，饮食失节伤脾，由是阴血亏损，阳火有余，口干舌燥，寒热交加，肢体困倦，腰膝酸疼，神昏志惰，目①花虚眩，其脉涩数或虚数者，为阴虚，以后方滋补精血、清热养神为主。如气高而喘，身热而烦，头胀而不痛，口渴不欲饮，其脉洪

① 目：原作“日”，据同治本改。

大，按之无力，此则劳倦大伤心脾之营气，不能统运周行，致虚阳陷下，阴火冲逆，甚则舌肿燥硬，唇干口破，两目虚赤。早用补中益气汤升阳散火，晚用归脾汤养血安神。

劳烦内伤阴虚主方

枣仁三钱　人参　当归各一钱五分　丹参　茯神　麦冬　桂圆肉各一钱　五味子二分

曲运神机，劳伤乎心，多言利辩，劳伤乎肺，谋虑过度，劳伤乎肝。茯神、丹参、桂圆育心以宁神，枣仁、当归养阴血而滋肝木，人参、麦冬、五味生津脉以益肺气。心血少而内热，加生地一钱五分。火盛，加黄连五分，早晚丸药调补。

补中益气汤　启发失陷之生阳，调补心脾之营气。

黄芪一钱五分　人参　当归　白术各一钱　陈皮八分　柴胡五分　升麻三分　炙甘草二分

水煎，早晚空心服。如下焦虚寒，火不归元，加肉桂五分，附子三分。

天王补心丹见发热门虚烦发热条

归脾汤

滋阴百补丸　治脏腑不和，营卫不调，精神不足，气血不充，以至形衰色萎，骨软筋枯，腰膝酸痛，步履艰难，饮食减少，嗜卧懒言，皮寒内热，精寒阳萎等症。

熟地五两　杜仲　牛膝　枸杞子各三两　当归　茯苓　山萸肉　鹿角胶各二两半　人参　黄芪　白术　白芍　肉苁蓉　龟板胶各二两　锁阳　知母　黄柏各一两五钱　肉桂一两

蜜丸，早空心，白汤吞服四五钱。

劳力内伤脉与形证　负重担远，作务劳苦，皆能伤筋动骨，耗气损血，以致经络不和，肢体疼痛，口干舌燥，乍寒乍热，其脉虚弦涩数。调气和血、舒筋壮骨为主。

劳力内伤主方

杜仲二钱　延胡　当归各一钱五分　川芎　牛膝　陈皮各一钱　羌活　独活　枳壳　红花各五分

水煎，午前、午后服。

服后用陈酒尽醉，以行药力。劳碌辛勤，气血必虚，以芎、归补血而荣筋活络，红花、延胡和气血以止痛，牛膝滋肝以养筋，杜仲补肾以壮骨，羌活、独活行经络以祛风活血，陈皮和中，枳壳利气。胸胁否闷而刺痛者，加山楂二钱疏肝去瘀，去牛膝、杜仲，虎潜丸常服。如有瘀血，腹痛发热，加硝黄、桃仁、黄芩以涤除之。

虎潜丸　气虚不能导引血脉，血虚不能荣养经络，关节枯涩，筋骨软弱，阴维、阳维之脉虚则周身烦痛，或麻痹不仁，阴跷、阳跷之脉虚则屈伸不利而步履艰难。此药培补气血，壮骨舒筋。

用滋阴百补丸全料，加虎骨二两五钱，羌、独活各一两。早空心四五钱，晚空心二三钱，白汤吞服。

饥饿内伤脉与形证　忍饥理事，空腹远行，伤脾胃清纯之元气，反使胸膈倒饱，心嘈窘痛，肢体困倦，虚寒假热，其脉非空大无神，即涩弱无力。以和中益气、调胃健脾为主。

饥饿内伤主方

白术二钱　神曲　当归各一钱五分　人参　白芍　茯苓　陈皮各一钱　炙甘草二分

水煎，午前后服。资生丸，早晚空心米饮吞服三五钱。

失饥胃气伤于馁，过饱则脾不及运，参、苓、白术大补营气，久病所必用，归、芍以益营血，甘、陈和中，神曲助运。胀闷而嗳腐，加山楂二钱，麦芽一钱五分，去人参、当归。发热，加干葛一钱五分，柴胡一钱，去人参、白芍。劳力饥饿二症，或竟用补中益气汤亦可，但须随兼症加减。

补中益气汤见本门劳烦内伤阴虚条

冲和资生丸见气门脾胃营气不足条

固本健脾丸见气门脾胃营气不足条

食物内伤脉与形证　胃强脾弱，多食而不及消化，三脘胀满，痞痛不舒，遍身壮热，恶心呕逆，嗳腐吞酸，上则呃逆，下多失气，头不痛，不恶寒，知非外感发热也，其脉气口弦滑有力。以和中消导为主。

食物内伤主方

山楂三钱　神曲　麦芽粉各一钱半　陈皮　厚朴　淡豆豉各一钱　甘草二分　生姜二片

水煎，不拘时服。和中顺气丸，午前后服。

因脾虚不能健运，只宜平和之剂佐其消化。若以三棱、蓬术、槟榔、枳实克削元气，则更不能速化矣。如伤生冷，加藿香一钱五分，木香五分。伤炙煿，加姜炒黄连五分，枳实一钱，去厚朴。伤诸肉肥腻，加砂仁一钱，木香三分。

和中顺气丸　脾胃素亏，饮食不节，肥浓太过，坚硬难消，以致胸膈胀痛，嗳腐吞酸，用此治之。兼消五郁六积痰饮之类，而诸肉麸面之积尤宜。

山楂六两　陈皮　茯苓各三两　半夏　神曲各二两　卜子　连翘　麦芽粉各一两半

荷叶汤叠丸，食前后姜汤吞服二三钱。

香砂枳术丸　盖脾喜香恶臭，喜燥恶湿，喜开爽恶抑郁，喜运动恶停滞。今以木香、香附、砂仁开郁醒脾顺气，释胸中之否胀，白术补脾胃之元气而复营运之机，神曲、麦芽、枳实腐熟五谷而佐健行之用。

白术四两　枳实二两　陈黄米　姜制香附各一两五钱　神曲　麦芽粉各一两　木香　砂仁各五钱

荷叶汤叠丸，早晚空心，姜汤吞服二三钱。

芩连橘半枳术丸见郁门痰郁条　治食积痰火，吞酸嘈杂，倒饱之症。

备急丸　中寒脾弱，复伤生冷肉食，不能腐熟，停滞肠胃，心腹绞结为痛，大便塞结不通，精神素旺者，以此备急。

延胡索三钱　木香　五灵脂各钱半　沉香一钱　巴霜七分

蜜丸芥子大，十丸起，五丸止，空心姜汤吞服。

饮酒内伤脉与形证　脾性喜燥恶湿，酒系湿热所成，多饮故能伤脾。酒性属火，善走血脉经络之中，故易伤心，盖心主血脉也，心火刑金，薰蒸蕴酿，肺胃受毒，则有肺痈胃痈之患。酒体属水，水溢则土伤于湿，所以呕逆恶心，腹痛暴泄，甚有神昏体倦，或狂妄燥渴之病，其脉洪大滑数，治以和中调胃、上下分消之剂。

饮酒内伤主方

干葛三钱　泽泻　半夏各一钱五分　陈皮　茯苓　苏叶各一钱　白豆蔻　藿香各五分　生姜三片

水煎，午前、午后服。

和中燥湿用陈皮、半夏，温中清胃用藿香、豆蔻、生姜，透表汗以干葛、苏叶，利水道以泽泻、茯苓，如此则无形之酒积分消矣。

上清丸见火门心与小肠实火条　解酒中湿热之毒，以止心肺之烦渴。

冰梅丸　停痰积热，使肺胃之气不和而烦渴恶心干呕，及酒毒郁于三腕而作呕哕，既久而脾胃不醒，饮食不思，及霍乱吐泻之症。

干葛五钱　苏叶一钱五分　薄荷二钱　藿香一钱五分　白豆蔻一钱　甘草一钱　桔梗一钱　乌梅肉炙干，一钱　白硼砂二钱　人参二钱　麦冬三钱　花粉三钱　广橘红一钱

蜜丸圆眼核大，不拘噙化。

香连健脾丸　脾胃虚弱，不能营运，犹有积滞不清，绵远难愈者，休息痢也。以此补益脾胃而消湿热之积滞，故与酒积腹痛而泄泻者宜之。

乌梅炭十六两　生姜干，五两　制半夏五两　麦芽粉　神曲　山楂各二两五钱　槟榔一两　三棱　蓬术　青皮各七钱　陈皮　枳壳　木香各八钱

水叠丸，空心米汤吞服二三钱。

芩连橘半枳术丸见郁门　治酒毒不清，脾胃不和。

外伤脉证　跌打损伤皮肉筋骨，负重力作挫筋闪气，经络关节疼痛，不能转舒，气闭而呼吸吊痛，血虚而寒热交作，呕恶胀满，内连脏腑，此皆外伤所致气血不和，经脉阻碍为病。今医家称为内伤，岂不大为背谬哉？其脉洪大而数，沉涩而数。沉涩为气滞血凝内热之候，洪大而数，必兼伤风掀肿、寒热有余之症。

外伤主方

当归三钱　山楂二钱　防风　延胡索各一钱半　红花　桃仁　陈皮　羌活各一钱

水、酒各半煎，不拘时服。

当归养血而活血，血活则筋骨自舒；红花佐山楂、延胡消瘀止痛；桃仁、陈皮顺气以行结涩；防风、羌活能通经络血脉，无微不入，且去外袭之风寒也。瘀血不尽，加苏木五钱，先煎片时而后入药；大便不行，口干引饮者，加酒浸大黄三钱。

和伤拈①痛丹　治跌仆伤损，瘀血不行，二便不通，气逆火炎，心胸闷乱，肚腹膨胀，头目肿胀，呕恶不食，寒热交攻，口干烦躁。

酒治大黄四两　朴硝一两　桃仁　归尾　红花　延胡各一两　肉桂　鳖甲酒炙脆　枳壳　木通各五钱

蜜丸，苏木煎汤吞服二三钱。

---

① 拈：原作“粘”，据本书卷十一及同治本改。

调营养卫酒 劳烦[1]辛苦，负重力作，气血不和，经络不通，筋骨疼痛，走注不定，胸膈否闷，饮食不思，寒热交作，嗜卧烦倦。以此活血通经，顺气止痛，与劳力内伤通用。

当归身五两　川芎二两　川续断三两　牛膝四两　杜仲四两　羌活一两五钱　防风一两五钱　红花二两　黄芪二两　白术三两

锉片，绢囊盛，空悬瓮中，用无灰陈酒二十斤浸五七日，隔汤煮透，早晚随量热服。

温筋活络丹[2] 气中血滞，血中气滞，经络隧道不通，筋骨关节疼痛，内伤外伤，气郁血郁，并能治之。

酒制香附八两　陈皮　当归尾各六两　延胡索　枳壳各四两　羌活　红花各三两　抚芎　独活各二两　滴乳香　没药各五钱

蜜丸弹子大，重三钱，午后、临睡陈酒热化一丸。

疟　门

或问：疟之为病，寒热交作，独异于诸症者，何也？

答曰：疟者，虐也，有凌虐之义。寒则战栗振动，热则烦渴躁妄，经谓阴阳相争也。当其寒热交作，神志变乱，不能自主，符药不能禁截，任其凌虐，故名曰疟。

或问：疟之来，病必有其因，所云夏伤于暑，秋必痎疟，岂暑邪即为疟之因耶？

① 劳烦：同治本作“劳形”。

② 温筋活络丹：本书卷十一及同治本并作“温经活络丹”。

答曰：《内经》所谓夏伤于暑者，非为暑所伤也。夏令应热而反凉，谓之夏行秋令，暑气不伸，民病疟痢，是众所共伤之时气，非一人独受之暑也。但疟之触发，有外感内伤之不同。外感者，先足太阳膀胱、足少阳胆、足阳明胃三经，属表，凡从风寒暑湿瘴厉[1]传染，谓之外感之邪，以疏散为主。内伤者，先足太阴脾、足少阴肾、足厥阴肝三经，属里，凡从饮食痰积、郁气劳烦房劳及素有疟癖而发者，谓之内伤之邪，以和解为上。内伤者未必不因外感而发，外感者未必不因内触而病。临症用药，必须审明兼主，或内伤为主而兼治外感，或外感为主而兼治内伤，并当辨明新久虚实，三阴三阳，与伤寒热证参治，则万无一失矣。

或问：疟发必然寒热交作，不若伤寒但热不寒，不知热从何生？寒自何来？请悉其义。

答曰：寒热之故，由于阴阳相争。争者，彼此亢拒[2]，互有胜负，以现寒热之外症也。但此阴阳非三阴三阳经络之阴阳，乃指营卫之气，人身之大阴阳也。营为阴，不与卫气同行，独得行于脉中，循上下前后左右之脉，循环转运而不息者也。卫为阳，其气慓悍，不行于血脉之中，独行于肉分皮肤四末之间，以护外者也。前云受病，固有表里内外之分，大约邪从外入卫气必先受之，在内营气必先受之。所受之邪虽有风寒暑湿饮食痰积之不同，实由营卫之气先虚，邪

---

① 厉：古同“疠”。

② 亢拒：抗拒。亢，同“抗”。

得乘虚凑之。而且营卫之气各各行于所由之地，实则行，虚则聚，聚则为痰涎浊液，流注浸润于脏腑经络之中，为致病之根，而后因外感之风寒暑湿，或内触之饮食痰积而发。然不无外感兼内伤，内伤兼外感，但各有深浅不同，即分有寒热多少之相去，而况加营卫同病，本有阴阳不和，互相胜负之争哉？何以见其营卫同病而阴阳互争也？试观伤寒冒寒诸症，不过发热恶寒而已，并无寒热同作而变乱。若疟之甚者，盖发之时，凡内外表里之邪与新久积聚之痰与随，营卫不和之气交错，妄行于脏腑经络上下募原之间，为寒热，为头疼身痛，为恶心呕逆诸症。若营气偏盛，僭越于外，使卫气不得行其慓悍之势，拒截于内而不出，则阴气独盛而为寒，寒则战栗鼓动，床座为震，虽重裘烈火不能御者，多由阴盛格阳，卫气衰于内而营气盛于外也。逾时阴气亢极就衰，卫气复仇，由内而透发于外，则表里兼热，热极亦格拒营气于内，而卫气独盛，此谓阳盛格阴。故致烦渴躁妄，神昏志乱，谵语挥霍[1]，纵饮冰卧水不能济者，多由阴气已竭而卫气独盛也。逾时阳气渐衰，阴气渐复，而营卫和平，痰涎由呕而稍去，风暑由汗而稍散，或一二时而止，或五六时而止，故言疟之为虐，信不虚也。

或问：疟之发，有一日一至者，有两日一至，或三日一至者，何也？

① 挥霍：烦乱貌。

答曰：盖邪之所凑有表里浅深之分，故疟之发有远近早晏[1]之殊。如邪气与痰涎渗于经络之中者，为浅，在营卫，易触而易发，发则随汗吐清散而亦易愈。若邪气与痰涎伏于六腑募原之间者，为半深，营卫不易触发，发时必由汗吐下三法而后清解，故不易愈。若邪痰沉陷于五脏至阴之处者，为愈深，营卫更不易触发，发则诸邪不能随汗吐下三法而出，故难愈。而况病入三阴，无可汗可吐可下之症也。

或问：诸疟既得闻命矣，俗有胎疟之说，出自何典？见其一日一发，邪不为深，但有至百日或半年不愈者，何也？

答曰：俗云胎疟者，乃自出母胎始经之疟也。先哲置之不论，后学茫然不知，概以疟为微疾忽之。不分年少年暮，里虚里实，病者寒暖不节，饮食无忌，医者行痰去癖，过用克伐，或符药禁截，以求速止，使邪气不散，疟痰不清，乘脏腑营卫之元气亏损而变成别症，以至于死者不少，故不可不预为之计也。盖疟之寒热，本由营卫不和，不和则气血愈衰，而疟邪得以沉伏，其根蔓延，其势所以日久不愈。今人惟知执方治病，不求病之外感里因，邪之深浅新久，元气虚实，人年老少，率臆[2]妄治，无有不误。偶遇已发再发及新发而已经多次者，其邪本经不能久留，随汗吐下而即解者有之，或服药或不药而愈者亦有之。若胎疟则不然，初经寒热不甚而发，寒则近火饮热，热则就凉饮冷，恣餐水果以解烦

① 早晏：早晚。

② 率臆：随意。

渴。岂知已病之寒热不能因汗液而透达，则新进生冷饮食之积复停滞于肠胃，而佐疟痰以为厉？甚有初发胃气强盛，不惟不断饮食，而反触禁忌之物，于是内伤外感交互不清，更加符药强截，使疟邪闭固无从发泄，遂至流连不已，半年百日不能即愈。医者须知扶脾胃之元气，以助营卫之阴阳，阴阳和则在表之汗液自透，营卫调则脏腑经络之痰涎自清，脾胃旺则在里之食积自消，新谷渐进，胃气既昌，不惟疟邪易于清解，即精神气血亦不难于平复矣。余当此病，即以胎疟之禁忌、胎疟之调摄详示，使之外避风暑，内忌腥荤及节饮食，先服疏散风寒暑湿之药二剂，使表邪从汗液而解，继服和解表里、清痰清食之药二剂以清里，再服清痰理气、开胃健脾之药二剂以和中。凡消散诸药及禁截之法，一切不用，听其自发，发时只用热姜汤助汗，使汗透如雨。候其面目指甲黄如金色，寒热虽发，其疟邪已轻，即用升柴六君子汤四剂，则无不愈。若邪尽者，竟可不药而自愈矣。此始终清理表里之邪无误、调和脾胃营卫之气无愆之效也。若病者欲速，医者勉就，非止截太早，即克伐伤元，而祸不旋踵。要知胎疟从幼早发者病轻，多因真气未漓①，邪气易透而愈亦速也。中年发者必重，年老发者必危，大约精神气血渐衰，而汗吐下三法不能尽施，内外之邪愈深，更多七情六欲伤伐本元，不能当寒热之辚轹②也，药饵调摄，愈当谨慎，可保

① 漓：浅薄，此谓消损。

② 辚轹（línglì 凌厉）：车轮碾压，此谓伤害。

无虞。如青皮、草果、槟榔削伐元气之药，不可妄投，盖此三种本非疟症必须之物也。

或问：常见疟者，有服药不效，竟以禁法[1]愈者，人皆谓之邪疟。若以风寒暑湿为邪，必由发汗而解，则非药不愈。若以符咒禁止，则真有疟鬼为祟，而诸药可废，岂无说乎？

答曰：邪者，惟外感六淫为在表之邪，痰涎食积为在里之邪。纵使扬手掷足，躁妄谵语，头目眩晕，眼中若有所见，沉思积腾，梦魂为之飞越，实由热邪狂炽，神昏气乱所为，即伤寒里热之症亦然，非止于疟而真有鬼魅之邪，可以符咒禁截者也。即有之，其故有二：一则里外邪气原轻，汗液发泄已透，但知符术之神，竟忘药力之效者有之；一则脾主信[2]而多忧，凡疟之将来未来之际，必先忧疑，病之再至而有畏缩寒栗之态，神情意气无非疟之为患而惨然色沮，今日如此，明日复然，此所谓信也，因惧病之复来，深信法之可恃，则又预必其不发而精神焕发，情志畅达，或因广筵谈笑，或遇事冗奔驰[3]，遂至相忘而竟亦不来者有之。究而言之，来病者非鬼祟之邪，祛疟者非符篆之灵也。若遇阴疟胎疟，受其禁截，反使浅者入深，轻者变重，自一日而变为两日，由两日而转成三日，于是整年累月止发不常，为害匪

① 禁法：禁咒之法，属祝由一类。禁，禁戒。

② 脾主信：古时有将五脏与仁、义、礼、智、信“五常”相配者，其中脾与信相配。

③ 奔驰：奔波烦劳。

浅，亦符咒所贻之患也，可不慎哉？

或问：有寒多热少，有热多寒少，或先寒后热，或先热后寒，或寒热甫定而复寒复热，或有汗无汗，或日发夜发，或半日终日，或一定不移，或参前过后，其义何居？

答曰：阴邪盛则寒多热少，阳邪盛则热多寒少，营气先争则先寒后热，卫气先驰则先热后寒。寒热交互，始终藉阳邪外达，故重热汗出而解。血气足，营卫和，则有汗而易愈；气血虚，营卫衰，则无汗而难愈。邪在阳分之表则日发，日发者易愈；邪在阴分之里则夜发，夜发者难愈。由内而达外，则日早而易愈；由外而传里，则日迟而难愈。邪浅半日而愈，邪深终日始解。初起则如期而发，将愈则前后不一。

或问：患疟者求其速愈，先生独无速效之法乎？

答曰：惟营卫不调，阴阳不和，邪得乘之而疟。苟非自始至终分清和解，标本兼顾，难于速愈。倘若欲速，罔分虚实，惟发散消导，是务伤其根本，方变症丛起之不遑，安望疟之速已？王道[1]所以无近功，而欲速者多不达也。向后分别六经形症甚详，能体此推察病情，虽平剂治之，无不速愈，又何法之别求？

诸疟之脉　疟脉多弦，左关偏大。弦数为热，浮弦为风，浮紧而弦为表寒。右关弦滑多痰，弦实有力为食积，迟弦为里寒。六脉弦长气盛，弦涩血虚，虚弦无力，气血两亏

---

① 王道：儒家称以仁义治天下为"王道"，此谓平和之常法。

而疟邪未尽。病后脉来微滑平缓，无弦数空大之象，为将愈之兆。

太阳之疟脉与形证　风寒暑湿为六淫之外邪，必由表而传里。邪自太阳之表，必致头疼项强，周身关节酸疼，恶风畏寒，恶心呕逆，寒多热少。六脉浮弦为风，弦紧为寒，弦数无力为暑，弦而濡软无力为湿。后方疏散为主，汗透乃妙。

太阳之疟散表主方

防风三钱　苏叶　羌活　半夏各一钱五分　川芎　陈皮　淡豆豉各一钱　甘草二分　生姜三片　葱头三枚

水煎，露一宿，黎明、午前空心热服。

羌、防、苏、芎辛温发散为阳，佐葱、姜疏解在表之邪，橘、半、豉、草清痰顺气，和中清胃，以安其里。有食须消，加神曲、麦芽各一钱。胃寒不和而呕恶者，加姜制厚朴七分。脉来弦数无力，不恶风寒而多热汗，神昏烦渴者，暑疟也，去川芎、羌活之辛燥，加干葛三钱、香薷一钱以清之。湿邪为疟，脉必濡软无力，症必头重如裹，鼻塞声重如在瓮中，肢体重著，酸软无力，恶心呕逆而痰多盈盈，汗溢而不热者，加炒苍术一钱，去川芎不用，后备丸散可以兼服。

疏解和中丸　疟疾初起，外感风寒暑湿之邪，内伤生冷粉面之积，兼之停痰积饮为患，致表里不清。营卫不和而寒热交作者服之，重者可轻，而深者易散也。

干葛四两　陈皮　半夏各二两五钱　前胡　神曲各二两　防风　香薷各一两五钱　青皮　厚朴　槟榔　羌活　苏叶各一两

水叠丸，早空心、午前姜汤吞二三钱。

芎苏散 感冒风寒初起，其邪在表，头疼项强，鼻塞身热，恶寒无汗，周身关节酸疼，急服此散取汗。

防风四两 苏叶 干葛各二两五钱 川芎 羌活 前胡各一两五钱 麻黄一两 桂枝 甘草各五钱

为细末，不拘时，葱头姜汤调服三五钱。

此散与前[1]剂，不拘一日两日三日，疟在七日内可服，七日外当因症加减，或以和中丸表里和解。治疟之药，必在隔晚浓煎，露于星月之下，取天之正气以胜邪，黎明阳气初生，乘疟未来，隔汤顿热服下，暖睡。正寒热时，只宜姜汤助汗，不宜进药，所谓毋治熇熇之热，毋治浑浑之脉，毋治漉漉之汗者是也。盖邪正不分，气血变乱之际，服药未必去邪，正气因之反损也。后皆仿此。

少阳之疟脉与形证 外邪直感少阳者，头微疼，不恶寒，周身不痛，惟胸胁胀满，耳聋口苦，恶心呕吐，两气口脉必弦数。若从太阳转并少阳者，则寒热相等，两寸关脉必浮弦，或弦数而滑，只宜后方和中清散。

少阳疟和解主方

柴胡三钱 前胡 半夏各一钱五分 防风 陈皮各一钱 黄芩五分 甘草二分 生姜三片

水煎，露一宿，黎明空心热服，不拘日发间日发，七日内服。

邪在少阳，为半表半里之症，汗吐下三法皆禁。无论本

① 前：原字为墨钉，据同治本补。

经传并及风寒暑湿，总以柴胡之辛苦专清本经之热，防风清在表之风，前胡清在里之风而兼治痰以解表，黄芩、甘草和中清热，陈皮、半夏顺气消痰以和中。如内外热盛，鼻干口渴者，去防风之辛燥，加干葛二钱，甘寒清胃。如疟经十四日外，六脉弦数无力，内无宿垢发燥者，去防风、前胡之辛散，减柴胡一钱，加人参、茯苓各一钱，当归一钱五分，以顾气血。

阳明之疟脉与形证 阳明胃与大肠本系燥热之腑，复感热邪，其热愈甚。病则寒少热多，大热大渴，鼻中火出，目生红晕，舌燥口苦，头疼烦躁，呕吐干哕，引饮喜冷。脉必浮弦洪大，若兼痰嗽则必洪滑。法当清解，忌用辛燥。

阳明之疟清解主方

干葛三钱 柴胡 陈皮各一钱五分 贝母二钱 知母 茯苓各一钱 甘草二分 生姜二片

水煎，露一宿，黎明空心热服，不拘日发间发可用。

两阳合明，故热多寒少，躁热烦渴，目不得瞑。以干葛之甘凉清阳明之燥热为主，柴胡清表热，知母、甘草清内热，陈皮、贝母顺气清痰，茯苓、甘草和中养胃。如血虚内热而烦躁者，去生姜，加何首乌五钱，知母一钱。如有寒痰恶心者，去知母、贝母，加半夏一钱，茯苓五分，生姜一片。如日久虚热内盛，脉弦数无力者，加人参一钱五分。如汗多热渴，背恶寒而喜饮水者，去柴胡、生姜，加石膏一两，人参、知母各一钱。

正气丸见中暑门中暍条 暑邪客于太阳、阳明之间，为暑疟，热渴烦躁，小便短涩者，以此清解表里之热邪。

防风通圣散即茶调散，见冒风门　外冒风寒，内有结热，头疼身热，恶寒口渴，二便秘结，用此表里清解。

太阴之疟脉与形证　脾本太阴湿土，喜燥恶湿，外受风寒湿气，内伤生冷食积，兼之寒痰伏饮，因而成疟者，发于辰戌丑未之日。三腕胀满，恶心呕吐，不思饮食，腹痛泄泻，寒多热少，四肢畏冷，头不疼，口不干而喜热饮，脉必沉弦微滑。法当和中温散。

太阴之疟温散主方

半夏三钱　防风一钱五分　藿香　茯苓各一钱　厚朴　桂枝各五分　甘草二分　生姜三大片

水煎，露一宿，黎明空心热服，不拘日发间发，七日内可服。

太阴之疟，脾胃元气素亏而湿痰居多，故以半夏燥湿豁痰为君，俗云无痰不成疟也；防风、桂枝、生姜之辛温以透达表邪，香薷、厚朴之辛苦以理浊气；佐甘草、生姜温中调胃。如关节有湿痰而疼者，加羌活一钱五分。如内热烦渴，身热无汗，减半夏一钱五分，生姜二片，去桂枝不用，加干葛三钱。七日后脾胃虚弱，减半夏一钱五分，防风五分，去厚朴，加白术二钱，人参一钱。如呕吐泄泻，饮食不思，腹痛肢冷者，先服苏合香丸。如寒邪虽经温散，而积痰留滞经络肠胃募原之间，寒热止发不常者，用截疟丹攻逐顽痰伏饮，以杜疟母。

苏合香丸见中寒门寒中太阴脾经条

截疟丹 无痰不成疟，况脾为生痰之脏，胃为贮痰之器，表邪虽清，而停痰积饮为疟不止。不拘何经，通用禁截，于七发之后用。

雄黄精一两 制硫黄五钱 明矾末五钱 飞辰砂 肉桂 巴豆霜 飞青黛各二钱半

听[①]青黛，共研为细末，端午日午时用粽子尖四十九枚捣匀，丸如鸡豆肉大，即以青黛末为衣。和合时口念神咒云：我从东方来，海内一条龙，九头十八尾，问渠吃何物，专吃疟疾鬼。至诚观想龙形，嘿[②]念此咒四十九遍。合就，净处晒干，收藏。凡遇疟疾至七发九发已后，大人三丸，小儿一丸，五更空心向东方立，先备滚热淡乌梅生姜汤，存想此丸从太阳日轮中坠来手中，其光异亮，其热异常，一口吞下，将汤连咽，并要想此热丸直至脐下丹田，自觉如火之热，通身融和快畅，盖暖熟睡一时，其疟自止。小儿不晓其义者，大人代想代念，观此热丸犹如日光，吞入小儿腹中，即如自己一般融畅暖睡可也。

少阴之疟脉与形证 足少阴肾经受病，必由房劳内伤，精气先虚，疟邪得而陷入，其脏远，故其邪深，自成三阴之疟，发于子午卯酉之日。初起肾与膀胱为表里，亦须先服升散之药四剂，清补兼施，后用培补元气。其症腰膝酸疼，肢

---

① 听：等待。

② 嘿：同“默”。

体困倦，骨痿无力，形容黑瘦，身心烦躁，六脉虚弦细数无神，治法不出清升补益之剂。

少阴之疟升散主方

当归二钱　茯苓一钱五分　人参　川芎　陈皮各一钱　独活五分　升麻　甘草各二分　生姜二片　大枣二枚

水煎，露一宿，黎明空心热服。

邪陷少阴，以升麻、独活升散之；邪入血分，以芎、归补阴和血；参、苓益元气，佐大枣而生津解烦；陈、甘和中气，佐生姜而温胃养正。有痰，加半夏一钱五分。恶寒汗多，加桂枝五分。

少阴之疟补益主方

当归二钱　人参　黄芪各一钱五分　知母二钱　柴胡一钱　陈皮　川芎各五分　升麻三分　甘草二分　生姜二片

水煎，露一宿，黎明空心热服。

养正可以胜邪，故以参、芪益元气，芎、归补阴血；升麻、柴胡举发陷下之邪，陈、甘、生姜温和脾胃之滞。有痰，减当归一钱，川芎二分，加半夏一钱五分。如阴虚内热，去川芎以防咳嗽；有痰，减生姜一片，加何首乌三钱，贝母一钱五分。

厥阴之疟脉与形证　厥阴者阴之尽也，病从劳伤力乏，血气亏损，谋虑不遂，暴怒郁怒，其邪易陷而难愈。疟发于寅申巳亥之日，寒少热多，六脉虚弦无力。初以小柴胡合四物汤先为清散，继以补中益气汤主治。

厥阴之疟清散主方

柴胡三钱　陈皮　半夏各一钱五分　人参　茯苓各一钱　升麻五分　甘草三分　生姜二片

水煎，露一宿，黎明空心热服。

厥阴风木受病，以柴胡为君，升麻为佐，升散郁陷之邪，二陈汤顺气消痰，助人参和中健脾，不使肝木反制而邪热易解。如头目胀痛，暂去人参、升麻，加防风一钱五分，清其浮风。

厥阴之疟补益主方

当归二钱　人参　半夏各一钱五分　黄芪　白术　陈皮　柴胡　茯苓　川芎各一钱　升麻　甘草各五分　生姜三片　黑枣二枚

水煎，露一宿，黎明空心热服。

参、苓、芪、术益气以和卫，芎、归补血以和营，二陈为健脾理痰之要药，升、柴乃达虚陷之清阳。大凡疟发三阴，寒热留连者，胜金丹可用。

胜金丹　患疟日久，气血两虚，形神枯萎，外邪虽尽，而痰涎犹伏匿于三阴经及经络关节隐曲之处，药力不到，寒热仍作。此丹藉酒力以沦濡①皮肉骨髓，无所不周，庶疟癖可以追逐而去其根底，营卫之气得以流行而反其故道，则寒热不治而自止矣。

人参七钱　黄芪四钱　白术五钱　陈皮二钱五分　半夏二钱五

① 沦濡：浸透。

分　常山二钱　茯苓五钱　甘草一钱　柴胡二钱　升麻一钱　防风一钱五分　桂枝一钱

为细末，姜汁糊丸如芥子大，朱砂为衣，每服约二两，用无水白酒酿一斤浸三昼夜，每日五更空心或临睡空心，尽量热饮，以醉为度。如药味尚厚，再加酒浸。若平素阴虚内热，凡温燥之剂不能用者，须用后方。

清补胜金丹

制何首乌七钱　川石斛五钱　葳蕤五钱　人参四钱　橘红二钱　川贝母二钱　知母一钱五分　柴胡二钱五分　当归三钱　地骨皮一钱五分

为末，神曲糊丸，余如前法。

或问：疟有但寒不热，但热不寒者，何也？

答曰：但寒不热者，牝疟也，元阳不足，阴气偏盛之症，以温补为主；但热不寒者，牡疟也，元阳①虚极，阳气偏盛之症，以清补为主。初起以后方主治，久则亦以胜金丹，分别阴虚阳虚常服。

牝疟温补主方

制半夏二钱　茯苓一钱五分　防风　陈皮　干姜　肉桂各一钱　羌活五分　炙甘草二分　生姜三片　黑枣一枚

水煎，露一宿，黎明空心热服。

元气不足，沉寒伏匿，是方温补元阳，升散阴邪，兼理寒痰，以祛疟母。日久元气虚者，加人参一钱五分，白术

---

① 元阳：疑为“元阴”。

三钱。

牡疟清补主方

制何首乌五钱　柴胡二钱五分　知母二钱五分　当归　贝母各一钱五分　人参　橘红各一钱

水煎，露一宿，黎明热服。

阴虚则邪热伏于血分，是方滋阴养血而兼清散疟邪。如日久不止，加乌梅一枚。此症多有久不能愈而成疟痨者，当以鳖甲丸早服固本，以胜金丹浸酒止疟。

痨疟鳖甲丸即滋补济阴丸，见血门吐血条。女科即调经济阴丸，方见发热门郁蒸发热条　男妇素因阴虚血弱，内热不清，复感风暑之外邪而成疟，疟邪乘虚入里，加之寒热交作，发之不已，早晏不定者，速以此丸，分别男妇常服，补益气血以固根本，清散表里虚实之热，以杜疟痨。

或问：无痰不成疟，然而无积不生痰。前人治疟如当归饮、四兽饮，无不以槟榔、青皮、常山、草果为去积消痰之圣药，而吾子概置不用。及经验方，子又不时用之，岂反胜于当归、四兽乎？

答曰：古人著书立言，莫不因时致宜为用。盖古人所禀之气血充足，精神完固，故临症不惮攻逐荡除，甚至药以两计，水以斗计。试想今人之精神元气，无论虚实，谁足当此大剂者？余三十年中，治疟以槟榔、草果愈者百之一二，用青皮、常山者不过百之二三，盖有病则病受之，无病则元气受之。深虑今人无可当者，不敢轻投，非竟置不用也。经云必先岁气，无损天和，岁气尚不可损，况人之精神气血，可不顾乎？至于经验方，颇有对症近理者，余不惜采择，以备参用。

或问：疟痨、疟癖二症，当何以治？

答曰：外感之疟失于表散，则邪热陷于经络血脉之中，日久不清，寒热交作，遂成痨瘵，即伤风不醒成痨之症也，治法用前清补之剂加减。若疟癖，则由内伤过于削伐，脾土受伤，肝木反制，致中气不和，而肝邪与痰积混陷于至阴之分为病也。元气壮盛则癖渐消，脾胃虚弱则癖漫长，治法以温补之剂加减，培补脾胃为主。若专于治癖，无不偾事①者也。

绝疟秘方　三阳经风寒暑热疟，痰多食少者可服。

猪苓　厚朴各一钱　防风　羌活　柴胡　干葛　黄芩　半夏各八分　生知母六分　川山甲土炒，五分　升麻　甘草各三分　生姜三片

水煎十分，露一宿，五更空心热服取汗。不拘日发间发，至重者五服，稍重三服，轻者一二服。

绝疟秘方歌　虽曰六经俱稳，而三阳热多寒少者更宜。

羌活独活干葛好，升麻前胡柴胡高。
甘草赤芍枳壳止，有食去壳换枳实。
桔梗白茯同薄荷，黄芩川芎亦如是。
饮水多增干葛等，黄芩倍加天花粉。
此方亦不用姜枣，自引六经发散稳。

---

① 偾（fèn 愤）事：坏事。又，偾，原作"愤"，据同治本改。

水煎十分，露一宿，黎明空心热服。若凭臆增减，每多不效，亦一奇也。

绝疟药枣 和中健脾，清痰止疟，最为稳当，故取之。

白术 黄芩 槟榔 醋酒煮常山各一钱 半夏一钱 柴胡八分 茯苓七分 橘红五分 炙甘草三分 白僵蚕炙黄，三条 乌梅一大个 生姜五钱 红枣四十九枚

水、酒各一大碗，用武火煮三五滚后，再用文火煮一枝香，去渣，露一宿，黎明空心热服。即以枣子过药，一齐吃完毋剩，自效。

截三日疟神丹 消隐伏之痰液，破结滞之余气，试之屡验。

陈香橼一个 雄黄精一钱

将香橼挖一孔，放雄黄于居中，原以香橼块盖好，细铜丝扎紧，炭火煨过，碗合净地上存性，研细末，黎明空心淡姜汤吞服七分，小儿及老年者减三分。倘恶心，任其呕吐痰涎可也。

痢　门

或问：痢者利也，似取通利之义，如何欲去则闭塞难通，淋沥不净，不欲去则里急后重，窘痛下迫。利而不利，名义矛盾者，何也？

答曰：痢之一症，病者欲其利而不能，医者使之通而后愈，《内经》所谓滞下也，顾名思义，乃有形饮食之积滞而不行，无形湿热之气迫而下坠耳。湿热之性如火之急，所以

刻不容缓也。

或问：所去之积，或红或白，或红白相兼，或黑如豆汁，或腥如鱼脑，或有即愈，或有难愈，甚至于死者，何也？

答曰：痢有新久脏腑虚实之分，其先必有外感内伤寒热之因，医者必须审之于初。内伤者，积滞未消，湿热未清而骤用补涩，外感者，失之升散，早用通利而风暑内陷者，为难愈。倘不分虚实，误伤元气而传入五脏者，死。其色之不同，由湿热之毒干于气分则白，血分则红，又寒积多白，热积多红。大约白者易愈，红者难治，红白相兼，尤其难理。盖心肺为气血之主，大小肠为心肺之合，此症由心肺受邪，传入大小肠，湿热积久，郁滞为病也。积滞者，虽云湿热之气蕴酿而成，然必由水谷之糟粕而化，故早节饮食者易愈。治法宿积宜下，下后营卫之气血复陷，自成新积，不宜再下，但理卫气以通腠理，和营血以调阴阳，其积不治而自止。若日久脾胃气虚，饮食日减，毒气渐深，由腑传脏，其积如鱼脑酱豆汁者脾病也，如腌鱼卤者肝病也，如屋漏水者肾病也，此所谓传入五脏者死也。

或问：痢疾多见于夏末秋初而春冬则少，岂所谓夏伤于暑，秋必疟痢者乎？

答曰：暑毒干于脏腑，则必霍乱吐泻而伤暑中暑之病立发，焉容久留安然无恙之理？经云夏伤于暑，秋必疟痢者，非指为暑所伤，乃夏令应热而热，则汗液透彻，凡受风寒暑湿之邪由汗而解，则无疟矣。若逢长夏，阳气外泄，阴寒内伏之时，禁截冰桃瓜果肥脓①酝酿之物，以避其寒，但饮暖食热，使汗液淋漓，便溺清利，而湿热之积无停留，则无痢矣。倘交夏而风雨连绵，凉多热少，暑令不行，则天自伤其和，而人概感其气，所谓时行疟痢，虚者受之。若人畏热贪凉，乘风露坐，使汗液不透，暑气不伸，秋令复凉，郁蒸之气欲出不出，遂至寒热交攻，营卫因之亦病，而阴阳变乱，互相争胜，则成疟。若恣食生冷油腻，使暑气阻于大小肠，则湿热相混，久而成毒，秋行收敛，其气愈滞而不通，则成痢。甚有内蕴有形湿热之积，外兼无形风暑之邪，其痢尤甚。若外邪陷里，则自疟变痢，或邪从外泄，自痢变疟者有之，故此伤之一字，非指外感所伤，乃伤时违令之义。保生者，所以贵乎顺天时，慎起居，节饮食也。

或问：三伏之中，人多预服香薷饮、六一散以解渴清暑，且杜疟痢，竟有服之颇诚而二病不免者，何也？

答曰：人于溽暑②中，苟能节饮食，慎起居，远房帏，惜精养气，定志凝神，胜服香薷、六一者多矣。若果曾伤暑，内有伏热，服此药者，则病受之而病去。倘凉庭广厦，身逸心闲，用此无异饮水茹柏，反伤脾胃元气，是乃招来疾病之由，可不慎之戒之？

或问：病痢不外乎内伤外感，治法亦未为难，何以有噤口者及老年、茹素者多至不起也？

---

① 肥脓：亦作“肥浓”，指厚味美食。

② 溽暑：暑湿之气。

答曰：前论治病之原由于伤暑而发，病之因各有外感内伤所触不同，且体性有虚实，肠胃有厚薄之分。若外感之痢，应与伤寒同治，分三阴自利、三阳自利。初起必见头疼发热，呕吐恶食诸表证，倘不先清散，竟以六腑积滞通之，必致风暑之邪乘虚下陷，痢伤元气而死。老年元气已虚，肠胃素薄，不乘新起用意分消，因循良久，致积滞不清，邪毒陷里，痢久元气愈虚，暴脱者死。茹素者，肠胃元气之薄犹之老年，若表里分消不早，则湿热之毒不清，痢伤元气者亦死。故治痢之法必于七日以前，辨明外感内伤，审确元气虚实，量其肠胃厚薄，问其胃气有无，在表先须发汗，在里早当消导，继以荡涤，必使表里分清，肠胃清脱，只以谷气稍稍养胃，毋以荤腥生冷滑肠，自获速效，永无后患。由外感者利于汤剂，由内伤者宜于丸丹，如此分治，十无一损。但今病者漫无禁忌，而且讳疾忌医，医者罔分表里虚实，而补泻先后舛错，未有不至于危者也。

外感之痢脉与形证　外感者，外受风寒暑湿之邪未经表散，随秋收之令陷入肠胃，与湿热之毒相并而成痢也。医者泥于现症，急于通利，先以硝、黄荡涤有形之积滞，竟不知外感无形之邪气不惟不及疏散，而反乘虚陷入脏腑，上则否结不舒，使胃气因之而闭，俗云噤口是矣，下则滞下无度，痢伤元气而阽①于危者，医之故也。凡遇头疼身热，或寒热似疟，呕恶否满，不思饮食，肠胃窘痛，下痢浓积，其脉浮

① 阽（diàn 殿）：临近。

弦为风，浮紧为寒，浮数无力为暑，浮濡无力为湿，此属三阳自利，宜用羌活汤先疏在表之邪，俟汗透体凉，方可议服香连导滞丸去其积滞。若饮食未化者，尚宜消导而后通利者也，三日之后表里俱清，量以柴葛解肌之药和解，用香连丸治痢，七日之后自得全愈。若表里一差，则变症蜂起。脉若沉微涩滑，或虚微无力，恶心呕吐，乍寒乍热，四肢厥逆，下痢如鱼脑、豆汁①、屋漏水者，此三阴自利也，宜桂枝汤解表。表邪已透，方以香连导滞丸稍稍导其积滞，随以理中汤或四逆汤温补，及香连固本丸培补根本，为一定之理。

三阳自利疏表主方

防风三钱　羌活　干葛　神曲各一钱五分　苏叶　淡豆豉　陈皮各一钱　甘草二分　生姜三片

水煎，午前、午后服。

上方防风去风，羌活去湿，苏叶散寒，干葛清暑，豆豉、神曲消食去积，陈、甘和中顺气，通治三阳表症之要剂。汗液透而表症悉去者，用香连导滞丸以利之。如兼暑则烦燥口渴，加干葛、香薷各一钱五分，减防风钱半，去豆豉、生姜。如恶心呕吐，湿热痰积为患，加半夏一钱五分，去干葛。三日前用此方，三日后以后方和解。

疏解和中丸见疟门太阳症　先解风寒暑湿之表，兼之顺气消积以释其滞。

香连导滞丸　外感无形之暑湿，内伤有形之食积，并结

① 汁：原作“汗”，据同治本改。

于肠胃而作痛，里急后重而不通。无论红白脓积，量病之浅深，用药之多寡，急攻有余，以利为快，毋使久延，致伤脾胃元气也。

制大黄四两　枳实　芒硝各一两　枯黄芩七钱五分　当归尾　槟榔各五钱　木香　肉桂　白芍各二钱五分

蜜丸，早空心，用苏叶香薷汤吞服三五钱。不通，再服三五钱；不快，再服二三钱。

三阳自利和解主方

干葛三钱　柴胡　山楂各一钱五分　白芍　陈皮各一钱　黄连一钱　厚朴　甘草各二分　生姜一片

水煎，午前、午后服。

邪热在少阳、阳明之表，以柴、葛解肌；积滞在肠胃之间，以楂、朴、陈、甘分消化导；黄连清湿热，白芍和血脉。如阳明自利，去厚朴，服香连丸。如恶心有痰，加半夏一钱五分，去白芍。旬日已后表里俱清，另议调补。

赤痢香连丸　男妇小儿之痢，表里俱清之后，里急后重，肚腹仍痛，所去血积或鲜或黑，亦有滞下而不痛，久不能愈者宜服。

川黄连二两五钱，用吴茱萸一两三钱同煮汁干，去茱萸用连，切片焙干　白芍药醋炒，一两　黄芩炒，五钱　当归酒焙，七钱五分　地榆醋炒，五钱　广木香五钱　乌梅肉炙，二钱半　陈神曲炒黄，为末听用，一两二钱

为细末，即以神曲调糊为丸如麻子大，早空心，米饮吞服一钱五分，病久及年老者以参汤下。

三阴自利清表主方

防风三钱　羌活二钱　茯苓　陈皮各一钱五分　苏叶一钱　桂枝五分　甘草二分　生姜三片

水煎，午前、午后服。

三阴自利，多属里虚而外邪凑之，法宜温中散寒。三日后早辨脉症虚实，实则服香连导滞丸以清积滞，虚则急用后方温补，以防虚寒呃逆，滑下不禁之虞。

香连导滞丸见本门三阳自利疏表条

三阴自利清里主方

白术三钱　人参　黄芪　茯苓各一钱五分　陈皮　泽泻各一钱　炮姜　肉桂各五分　砂仁七分　甘草二分

水煎，早空心、午前服。

此方温中补气，以却三阴之沉寒而痢自止。如四肢厥冷，呃逆，加附子、炮姜各五分。如痢久后重不禁，加升麻、柴胡各五分，黄芪一钱五分，去泽泻。白痢香连丸，早空心参汤吞服二三钱。

白痢香连丸　内外疏解通利之后，犹有无形暑毒湿热之气伏匿未化，白多红少，或红白相杂不清，胃虚体弱，饮食减少而缠绵不愈者宜之。

即赤痢香连丸一料，去地榆、当归、黄芩、乌梅四种不用。

香连健脾丸　痢久脾虚不能分运，则积滞不清，腹中余痛未止。此药健脾开胃，消积化滞。

乌梅肉八两　生姜二两五钱　半夏二两五钱　三棱　蓬术　青皮　陈皮　枳壳　木香各四钱　神曲　山楂　麦芽粉各一两二

钱五分　槟榔五钱

水叠丸，早空心米汤吞服二三钱。

香连固本丸　久痢真气脱，血液枯，湿热之余毒不尽，随肝脾之气虚陷而肾气不能固摄，或积或水或粪，不时滑泄无度，甚至脾胃虚寒，饮食不进，即进而难消，四肢厥冷而呃逆不已。以此温中益气，固本培元。

白术四两　人参二两五钱　肉果二两　粟壳一两五钱　诃子肉一两五钱　肉桂　附子　黄连吴茱萸汁煮干　白芍醋炒，各一两

醋调神曲糊为丸绿豆大，早空心，参汤或米汤吞服二三钱。

内伤之痢脉与形证　内伤饮食则肠胃湿热不清，兼之无形暑湿之气并合，与大小肠郁蒸为积，以致胸腹痞满，里急后重，窘痛下迫，或恶心呕逆，口干作渴，六脉洪滑，或弦滑，或弦数。此初起食积未消，滞气未化，暑毒未清之故，三日前表里分清之后，急以丸药通利。

内伤三日前后清理主方

干葛三钱　山楂三钱　陈皮一钱五分　香薷　厚朴　黄连　车前各一钱　木香五分　甘草二分

干葛、香薷、黄连清表里暑热之邪，陈皮、山楂、厚朴消肠胃停滞之积，木香顺气止痛，车前分利，甘草和中。如白痢，加半夏一钱，生姜三片，去黄连。如红痢，加白芍一钱五分，当归一钱，去厚朴、木香。此方表里兼清，再用香连化滞丸攻逐积滞，万勿迟疑，痢伤元气，使积毒陷内也。

香连化滞丸　肠胃湿热不分，疏利未尽，或痰积食积酒

积不消，三腕痞胀，小腹滞痛，里急后重，粪积相杂及腹满水泻，小便不利，并能治之。

黄芩　黄连　当归　白芍　陈皮　青皮　厚朴　枳实各一两　滑石一两二钱　槟榔八钱　木香五钱　甘草四钱

水叠丸，早空心姜汤吞服二三钱。如食积已消，但积滞不通，或通而不畅，当乘其精神元气尚好，急用香连导滞丸以利之，不利再服，以利为度。

香连导滞丸见本门三阳自利疏表条

内伤七日前后和中主方

扁豆三钱　车前子　白芍各一钱五分　茯苓　黄连　陈皮各一钱　升麻五分　甘草二分

水煎，午前、午后服。

表里有余之邪已经疏利，允[①]宜此方调和脾胃，分清暑湿为主。如气虚，加人参一钱五分，减黄连、白芍各五分。如红积尚多，加乌梅肉五分。腹痛，加金银花二钱。香连丸分赤白色用，早空心姜汤吞服二三钱。

赤白香连丸见前

内伤半月前后调补主方

白术三钱　人参　黄芪各一钱五分　茯苓　陈皮各一钱　砂仁　升麻各五分

水煎，午前、午后服。

痢久中气必虚，饮食日减，非参、苓、芪、术不足以培补脾

① 允：确实。

土之虚，砂仁、陈皮调气开胃以释中宫痞结，升麻升清举陷而止后重。小水不利，加车前二钱，泽泻一钱五分。如积气未尽，以香连化滞丸或导滞丸兼服。元气虚极者，以香连固本丸调治。

香连固本丸见本门三阴自利清里条

内伤血痢脉与形证　暑毒陷入冲脉，其血伤于热而不和，随肝脾之气下陷，或鲜血散血，或紫黑瘀血，或滞下而痛，或不痛，久则腰疼腿软，面目浮黄。其脉滑数，血粪相间者，易治；脉若弦急，或涩数，或空弦搏大，血自血，粪自粪者，难治。此肝经之痢，与脾同治方安。

内伤血痢主方

白芍醋炒，三钱　地榆一钱五分　人参　黄连　阿胶各一钱　乌梅肉　升麻各五分　甘草二分

水煎，午前、午后服。

此症乃冲脉受症①，系肝虚不摄血，脾虚不统血所致。上方和肝益脾，补气固血。赤痢香连丸，早空心，白滚汤吞服二三钱。

赤痢香连丸见本门三阳自利和解条

或问：患痢至半年或数月不愈者，何也？

答曰：久痢不已为之休息，多因忽之于初，失于通利，致湿热之气留于冲任之间，日久气血愈陷，则清气不升，绵远不休。只宜调气和血，培补脾胃元气。盖有胃则生，无胃

① 症：同治本作“病”。

则死。若徒事消导及止塞者，非徒无益，而又[①]害之矣。此症冲任虽病，幸与脾胃无碍，故有饮食如常，或减而犹进，所以久病不死。倘误用寒凉克伐之剂，使胃气闭绝，脾不能运，必致肢体浮肿，气逆喘急而死。即使红痢过五十日外，亦止于调和气血，升补肝脾，慎毋泥于清热消积也。

休息痢主方

白术二钱　人参　茯苓各一钱五分　神曲　泽泻各一钱　白芍　陈皮　砂仁各五分　升麻　甘草各二分　生姜一片　大枣一枚

水煎，早晚空心服。此方与内伤补剂义同。香连固本丸，早空心宜服。

香连固本丸见本门三阴自利清里条

久痢脾虚浮肿喘逆否胀主方

茯苓二钱　桑皮　橘红各一钱五分　人参　白术　车前　桔梗各一钱　姜皮五分

水煎，午前、午后服。

脾土虚寒则气凝化湿，故以白术健脾，茯苓渗湿，佐车前、桑皮有降气泄水之功，以宽胀满，橘红、桔梗清肺气以定喘，人参补元气以固本，盖水得暖气易于分消，故用姜皮，取无酷烈之毒而有利导温散之益也。经云：必先岁气，毋伐天和。天和者，四时当行之令也。至其时必有其气，气淫则病，故知命者当顺天时，慎起居，节饮食，固神气，则何病之有哉？

---

① 又：同治本作“反”。

卷 七

黄 疸 门

或问：疸乃微疾，犯者颇多，竟有服草药而愈者，甚有用药日久反成中满而死者，何也？

答曰：因其病浅，忽而不治，或治之不善，遂成中满。故得病之因，表里虚实，不可不知也。若病由饮食不调，肠胃湿热不清者为轻，寒湿之邪客于肌表，不得疏泄者亦轻。倘因内伤元气，劳烦不足，房劳酒积，忧思失血而得者，其病属脏而不止于腑，苟一误治，无不速死。若治得其法，草药可以活人，不得其详，古方亦能为害，好生者可不慎哉？

或问：疸症固有轻重表里之分，然而致黄之故可得闻乎？

答曰：黄乃土色，系脾土湿热之气郁蒸而成，法如盦酱①变为黄色。其病在腑，其黄在肌表，可以分利小水，透发汗液，使内外湿热之气表里疏通，即草药亦能获效。苟不识此，误用寒凉，内伤正气，致脏腑之精津血液无不盦而为黄，则营卫血气无一不病。斯时也，表里不及分清，补泻先后罔措，遂至脾元大坏，气血两亏，未有不成中满而死者。及中满将成，复从臌治，速死之冤，莫甚乎此，大可叹也。

或问：治疸之法，亦有别乎？

---

① 盦（yǎn 演）酱：腌酱。盦，覆盖某种东西使其变性。

答曰：湿热为标，内伤为本，标重则专治其标而不失其本，本虚则固其本而兼治其标，病日久而本更虚者，惟本是赖矣。凡症如此，不独疸也。

外感表邪黄疸脉症　寒湿之邪客于肌表，抑遏卫家生阳之气，使不得透达，郁蒸而成黄者，其黄从外始，因内热未甚，故小便犹白，止于头重体酸，往来寒热，为病正浅。急用后方疏解，使汗液透彻，则湿热之气外泄而血脉自和，不致内渗。其脉微浮而数。禁用诸荤海味糟面酸甜生冷等物。

黄疸疏表主方

茵陈三钱　干葛二钱　荆芥　淡豆豉各一钱五分　防风　羌活　秦艽各一钱　生姜三片　葱头一个

水煎，不拘时热服。

湿热闭遏于皮毛腠理之间，谓之金郁，金郁则泄之，故用荆、防、羌、葛味辛气薄之剂以疏泄之；罨蒸为黄，邪在肌表，故用茵陈、豉、葛气平味苦之药以分清之。诸药复兼辛散，亦具风能燥湿之义。胸中否满，加枳壳一钱；有痰恶心，加半夏一钱五分。头重鼻塞，大小便不通，用澄清散分利之。

澄清散　外感内伤有余之湿热为病，上则头重鼻塞，时流浊涕，下则二便短涩，黄赤不利。以此分清上下前后初起有余之症。

瓜蒂　母丁香各二钱　黍米　赤小豆各三分　醋炒大黄一两

为极细末，每夜以一分吹两鼻孔内后睡，当时以涕泪横泗[1]，次日以二便顺利，则湿热自消。不效，再吹。

饮食内伤黄疸脉证　多饮茶酒则伤湿，好食糟面则气滞，有形之物蕴积肠胃，不能分消，湿热之气渗入肌表，不能疏泄，罨而为黄。黄从内发，故小便先赤，由内达外则两目通身无不黄矣，甚至胸膈胀满，恶心烦渴，二便短涩黄赤不利。此为实症，脉当沉滑，或弦滑有力，三日前先用前方散表，俟汗液通透之后，以后方荡涤有形之积滞，以清其里。

黄疸清里主方

茵陈五钱　山楂三钱　神曲　陈皮各一钱五分　红曲　枳实各一钱　木通五分

水煎十分，生大黄三钱另用热酒浸透盖紧，俟煎药将好，先绞去大黄取浓汁，冲入热药，尽服，以利为度。不利，如前再服。

经云邪在下者，引而竭之，此方使湿热之气由荡涤而清也。茵陈具陈腐之性，用以从治，去湿热之气，为君；二曲消化内蒸湿热之积，为佐；大黄气味苦寒，泄肠胃之湿热，为臣；山楂、枳实、陈皮、木通辛苦之味，利肠胃之积滞，为使。如有瘀血，脉必弦涩，外则寒热交作，内则小便独利而大便秘结者，加桃仁二钱，当归、红花各一钱，去神曲、陈皮。抵当丸亦可。

抵当丸　瘀血积滞日久，心腹胀满疼痛，小便利而大便

---

[1] 横泗：乱流。

不通，或月经阻滞，渗入冲任，积成血臓，以此推荡，故蓄血发黄亦能兼治。

水蛭炙干，七个　虻虫炙干，八个　桃仁七钱　大黄一两

为末，微醋面糊为丸，每服一二钱，空心百沸汤吞服。

黄疸表里和解主方

茵陈五钱　泽泻二钱　干葛一钱五分　神曲一钱五分　陈皮　猪苓　黄连　红曲各二分　生姜二片

水煎，午前、午后服。

茵陈、干葛清其表，使余邪由汗而出；猪苓、泽泻清其里，使余邪由溺而下；黄连、红曲清湿热之气，神曲、陈皮去湿热之积；生姜和中暖胃。此方乃七日后表里虽清，黄色未尽，胸膈不快，二便不利，脉滑而虚数不清，余邪为病，和解之良剂也。胸膈作胀，加陈皮五分，枳壳一钱。大便秘结，加山楂二钱，枳壳一钱。褪金启脾丸可以常服。

褪金启脾丸见湿门里湿条

内伤脾胃元气虚寒黄疸脉证　大凡黄疸，不论外感内伤，有余者多，里虚者少。倘使缠绵日久，元气不虚而虚，脾胃失于营运，症必饮食减少，体瘦肢弱，懒[①]行嗜卧，肌黄色暗，寒热交作，上则胀满，下则泄泻，六脉沉微涩弱，或涩数不清，于法调补无疑，前者煎丸概行禁用。如肚腹膨胀，气逆喘急，脉来空弦搏指，系五脏之真气已绝者，不治。

茵陈五钱　茯苓三钱　陈皮　泽泻各一钱五分　炮姜　防风

---

① 懒：原作“嫩”，据同治本改。

各一钱　肉桂五分　姜皮一钱

水煎，空心、午前服。

防风、茵陈升阳燥湿，茯苓、泽泻淡以渗湿，陈皮、姜皮辛以散之，炮姜、肉桂温以行之，使寒凝湿滞之气有所分消而不至于胀满也。如脾虚作泻，饮食渐减，虽食而不运者，加白术一钱，渐至三钱，茯苓渐减至一钱五分。如元气虚极，加人参一钱五分；真阳不足，更加附子五分。此治内伤里虚之症，所谓阴黄者是也，非参、术、桂、附温补之剂，难以挽回。若泥治黄疸，以致气喘腹胀，脉弦短涩者，死。理中丸、太阳丹可服。

参附理中丸见中寒门寒中太阴条

太阳丹见中寒门寒中太阴条

通治阳虚之人为无形之阴寒湿气所遏为黄，谓之阴黄，俱以山茵陈煎汤吞服。

妇女虚痨黄疸脉证　肝脾肾之元气先亏，致冲任之血脉不调，月事愆期，淋带不净，复犯房劳，酒食瘀浊湿热之积并发为疸，此为不足中有余之症也。其色黄黑，其颜枯萎，甚至晡时寒热不常，膀胱急而小便自利，六脉虚数，或微弦而涩。乃阴虚火盛气郁之候，宜用清补之剂主治。

妇女虚痨黄疸主方

茵陈三钱　知母　茯苓各一钱五分　车前子　干葛各一钱　牛膝　丹皮各五分

湿热不清，以茵陈、干葛散之，茯苓、车前利之，知母、牛膝滋阴而不滞，丹皮清火而不寒，允为清补之平剂。

七日后元气虚者，加人参一钱，增至一钱五分。腹痛胃疼，大便不快，小便短浊，砂淋带下者，服胜金余粮丸。上则喘逆，下则浮肿，脾肾虚寒泄泻，小便不利者，服金匮肾气丸。

胜金余粮丸 男妇心胃疼，面黄肌瘦，白淫淋带，湿汗浮肿，二便不调等症。

余粮石煅净，六两 绿矾煅红，四两 当归身酒焙 广陈皮 浮麦炒，各三两 川椒出汗 六安茶焙 砂仁炒，各二两 黑枣肉去皮，三两

为细末，即用枣肉捣烂，加熟蜜和，丸如梧桐子大，每早空心，陈米汤或百沸汤吞服一钱。

金匮肾气方①见气门肾与膀胱气虚条

女痨疸症，额黑身黄，少腹满急，腿脚浮肿，大便溏泻，小便短浊，以山茵陈煎汤吞服。

黄疸之为病，不出脾肺二经。肺主皮毛，脾主肠胃，皮毛之邪当汗解，肠胃之积宜下引，故分内外伤二症。若曰表里，则无病不兼，自在医者别其轻重而已。至于内伤元气及女痨黄疸，俱由里虚发为外症，不可与前二症同日而语。苟不急于调补，而谬以有余治之，则未有不立毙者也。

水肿门

或问：水乃有形之物，不居肠胃，不由便溺，而反见于

① 金匮肾气方：本书卷三气门“方”作“丸”。

皮肤腠理为肿为胀者，何也？

答曰：此气也，非水也。经云：膀胱者，州都之官，津液藏焉，三焦者，决渎之官，水道出焉，总由气化乃能出也。又云：饮食入于胃，游溢精气，上输于脾，脾气散精，上归于肺，肺气通调水道，下输膀胱，水精四布，五经并行。以经义揆之，则知水道之蓄泄皆由元气以施化。若三焦元气虚微，必至凝塞不行而成水肿也。

或问：即云气不施化则水蓄于胸腹肠胃，何由达于皮肤分肉之外？而况皮肤分肉间又焉有容水之地？且水不能自行，必藉元气以行，则既能率水入于皮肤，遍于四体，又何言气不施化而不能通调水道，下输膀胱也？

答曰：此言水者，实非水也。此水不独气之所使，亦即气之所化也。若真水，自能下渗小肠，不致外溢为肿。只因脾肺肾三经元气虚而成此症，盖脾虚不能营运于中，肺虚不能施化于上，肾虚不能通调于下。不运不化不通，三焦之气闭塞，决渎之官自危，则上下出入之机关不利，不利则不止六腑之水道不通，即经络隧道中之精津血液，莫不因气之不能流行，亦随地凝塞而成水。水由气闭，气因水壅，即气即水，岂真有形之水渗入肌表而后为肿胀也哉？

或问：肿与胀有所分别否？

答曰：无形之气既成有形之水，则水有流走渗溢之能，所以头目四体无处不肿，肿久则胀，势所必然。若只言胀者，乃脾肺无形之元气，因虚寒失于统运，但胀于胸腹之间，而四肢则不胀也。即有胀者，亦因脾属四肢，或左右手足相代而兼肿胀者也，故另立一门以详之。

或问：肿属水，胀属气，孰吉孰凶？医治相符否？

答曰：气本无形，胀则反致有形，凶则难治。若水肿者，始因气闭而水道不通，若使脾肺肾三经之元气复能上下交通运化，则在皮肤者渍以为汗，在膀胱者通以为溺。实者利之，虚者益之。水寒则凝，故寒者温之；元气虚而湿热乘之，则绝其寒水生化之源，故热者清之。医者果能分别虚实寒热无误，无有不愈者也。然以调气为先，分利次之，又不可不知也。倘遇面浮跗肿，小便闭涩，未必成水，不先调气而骤用渗利之药，无有不阽于危者也。

水肿脉证　水症之脉，大约濡软沉弱者多。濡软为水湿之候，沉弱乃气虚气滞之征。若沉涩者为血虚，濡软而细数者为湿热，必须参以外症，方无遗义。外症已见前文，故不再赘。只立一方为主，临病加减自宜。

通治水肿主方

苡仁三钱　茯苓皮二钱　桑皮　泽泻各一钱五分　苏叶　陈皮　生姜各一钱　肉桂五分

水煎，早晚空心服，日二剂。

土能制水，苡仁、茯苓淡渗而能利湿者也；陈皮之苦，生姜之热，热以行之，苦以利之，所以理脾胃而非补益脾胃也；桑皮之甘淡，泻肺中之水气而泻中有补；苏叶辛芳，姜皮辛热，用以达表，所谓金郁则泄之，亦开鬼门之义也；泽泻咸寒，泻中有润泽之性，专于利肾，佐肉桂之温润，茯苓之淡渗，以利小便，所谓在下者引而竭之也。营运转输在脾，初起先理脾胃，加苍术一钱，陈皮五分，去苡仁，服二日。施化宣通在肺，次则先理肺气，肺主皮毛，故加荆芥二钱，去肉桂，服二日。决渎通调在肾，继则疏利膀胱，故加车前子一钱五分，猪苓一钱，服二日。七日之内尽此三法，毋论虚实寒热皆可服。如气逆作喘，则肺苦气上逆，当急食苦以泄之，加杏仁一钱五分，枳壳五分。胸膈胀满不宽，似中满者，当泻之，于内加大腹皮一钱五分，青皮五分。如日久中气虚而脾泄胃薄者，加白术一钱五分，去薏仁、苏叶，兼服金匮肾气丸。如内热口渴，汗液不透者，加干葛一钱五分，黄连五分，去肉桂。元气虚寒，体倦形萎，神志不扬，日久不愈者，去薏仁、苏叶，加人参一钱五分，白术自一钱加至三钱，肉桂、附子各五分，兼服金匮肾气丸，温补脾肾元气。脾肺肾三经元气亏损，泄泻不已，水泛气急，喘嗽不舒者，亦用金匮肾气丸及和中顺气丸，导火纳气，浚水利痰。水肿暴发，元气未亏，急以五龙丹导之。水湿痰饮积于三焦，渐渗于肌肤为肿者，神佑丸主之。外感风湿以致暴肿，胜湿丹治之。肺胃之气为湿邪所蔽遏，以致水道不利，暴得喘急而肿胀者，圣灵丹调之。脾胃虚寒，水湿之气不能温消分利，外肿内胀，小便不通，呕吐泄泻者，平胃、五苓散各半以温消之。

五龙丹 外肿内胀初起，速去三焦之水，所谓引而竭之，亦水郁折之之义也，趁元气之未亏，急以治标之剂也。

甘遂 大黄 赤豆 苦葶苈 木通各等分

醋糊丸芥子大，每服二三分，量勇怯老弱增减，早空心，白滚汤吞服。肿胀已宽，利犹不止，米饮补之。

神佑丸见痰饮门五饮条

胜湿丹见湿门表湿条

圣灵丹见湿门上湿条

金匮肾气丸见气门肾与膀胱之气条

和中益气汤见气门肾与膀胱之气条

胃苓散见湿门里湿条

臌　胀　门

或问：臌者，其形似鼓，于理为近，若以蛊称，则此症亦由蛊融而成耶？

答曰：臌以象形，蛊以会义，胀以言病，总由一气之所使也。盖气运则宽，气聚则胀，得生阳之气则宽，禀阴凝之气则胀耳。

或问：屡见此症多死少生，其故何也？岂世无良医，治无良法，抑药无良材耶？

答曰：世谓疯痨臌膈，实病难医，未尝苦于不医及无医无药而至坐以待毙也。所苦者，苦于病人自昧受病之原及病之深浅，而但急于速愈，求一刻之宽为快也。在医者亦不审病之标本新久，元气之虚实温寒，惟执已见，恃成方，自矜为臌胀专门，遇即试之无疑。若初起气旺之人，得其洞泄而宽，遂以为愈者十之一二。宽后果能保养自重，或至无虞，苟不善于调摄，则反覆而原罹于死。医者遂谓此方可以通治天下之臌，即遇久病气虚之人，亦用是法，因其洞泄，脾元大败而愈胀甚，至泻脱喘急而死者十居八九。即有医家自谓遵东垣，从丹溪，宗立斋，能以王道为主，然不先分别标本虚实，一竟[①]补益脾胃，以为气旺其胀自宽，不及疏泄有余之邪而骤用峻补，初或少愈，久则反胀，致病家疑为补益之过，而医者亦悔补之过早，复行通利，以冀一效。如此补泻互投，中无定见，由是病者欲速更医，议论纷纭，彼云该补，此云该泻，此云宜守，此云宜和，病未成而速之成，命未倾[②]而速之死。昔王肯堂先生云：胸满腹胀，悒悒不快，未必成胀也，服破气之药不已，则胀症成矣。斯言良可味也。余之所谓难者，亦谓不死于病，而死于病之人及医与药也。

或问：既不死于病而死于医，可以不藉医药而能愈耶？

答曰：臌胀原非必死之病，亦非难治之症。医家固须审知病之虚实，及致病之由，已成未成之机，补泻先后之法，在病者亦须自知受病之因，致胀之故，自知调养性情，排遣心境，自知慎起居，节饮食，毋欲速，毋贪小效，毋轻试单方，知人善任而弗讳疾忌医，俾医者尽展其技，渐臻宽适以获全效。故余三十年中，历症千人，活者十有二三，皆赖彼此相成，非全藉于医药也。今以平素得心应手方法，备载于后，请正高明。倘有不以愚谬见鄙，医者病者一一效法而

① 一竟：径直。

② 倾：死。

底[1]于无恙，即可以征不肖救世之本怀矣。

或问：既有得心应手之法，何止十全二三？

答曰：药能医病，不能变易性情，救济贫乏。此症本由七情六欲内伤所致，迥异他症，倘病后纵欲骋性，多忧善怒，起居饮食罔知禁忌，生机日拙，自就死途，纵有金丹，难以夺命。余前文所以有不死于病而死于病之人者，正为此也。

臌胀先调性情　禀性躁急，恃强使气，素无和缓谦退之心，反纵酒色嗜好之欲，精神元气，无一不损，惟阳火独炽，怒气难平，少有不堪，势不得伸，以致郁结不舒，忿忿不平，怏怏不快，复藉酒色遣怀，愈伤其精而致胀。更有素性执滞，外寡言笑，内多思虑，常见忧戚憔悴之容，绝少春生畅达之气。或事有蹉跎，财有失脱，结想含怒，郁郁终年，营卫闭塞，生阳衰少，惟一腔阴凝否塞之气胶固不开，则胀满不旋踵而自成。凡人具此两种性情，多致臌胀之症，胀则性情尤其乖舛[2]，岂医药所能治疗？必待病者一旦悔悟，痛自更张[3]，不独屏除旧习，而且勘破生死，凡身外之物，分内之事，尽情放下，致之不理，所谓示之以死而后生也。更得另处静室，绝人事，断烦恼，潜心安养，百日之中再以药饵调理，庶有生机。

---

① 底：最终。

② 乖舛（chuǎn 喘）：反常。

③ 更张：重张弓弦，喻变更自新。

臌症次节饮食 盖饮食本欲资养后天生气，而臌病正由脾不健运，胃不司纳而成。调理之法，首改性情，次节饮食。节食之法，屏除生冷坚硬炙煿油腻麸面腥荤野兽海味糟醋酸甜，一切凝滞收敛难消发病之物，只以谷气为主，而肉食次之，盖谷气不断则生机不绝也。所食之物，宁使易饥，毋得过饱。一日之食，宜频进而少用，毋恣意而不时。性情、饮食两者果能如法调治百日，则病疾可瘳，培养百日，则元神易复，更得谨慎保摄，三年以后，保无反覆①。

臌胀脉证 元气虚寒，脉必沉微细弱。血虚兼涩，虚热微数，沉弦则肝脾不和。脉多和缓为有胃，有胃者生，空弦搏急者死。胀则暮急朝宽，神安有睡，谷气不绝，二便调，呼吸匀，内虽胀满，而皮软肤皱者，易治；神昏气喘，下肿上急，二便不调，四肢相代②，肉硬腰直，筋露脐突，性躁善怒者，难治。

臌胀治法 病由情志抑郁，营气凝滞而成，前文论之已详。用药先宜调理脾胃，兼益心肾，不惟忌用克伐，而且不宜峻补，主以后方轻清疏利之剂以和之。

初治臌胀主方

白术二钱 茯苓 陈皮各一钱五分 泽泻 防风 砂仁各一钱 川芎 当归身 炮姜 肉桂各五分 煨姜二片

水煎，午后空心服。

① 反覆：反复。覆，同“复”。

② 四肢相代：四肢更迭肿胀。

气滞中宫，以白术益营气，使之健运，为主，服五日加五分，加至三钱止；茯苓之淡渗，泽泻之咸润，分利凝浊之气，为臣；砂仁、陈皮和中理气；防风、姜、桂透达清阳，温散阴凝；川芎、当归滋肝益血，调和营卫。是方半月已前宜服，补中而具疏泄利导之用，频服数剂，其胀自然渐宽。如元气虚极，生阳不接，继服后方温补。

臌胀温补主方

白术三钱　茯苓连皮　人参各一钱五分　陈皮　泽泻　肉桂各一钱　附子五分　煨姜三片

水煎，午前、午后服。

营卫乃人身阴阳之纲领，参、附益卫，术、桂和营，营卫温和，则发生健运之机有裨矣；陈皮、茯苓疏理中宫凝浊之气；防风升清，泽泻利浊，而煨姜辛热，佐桂、附有温散之功。此方可以常服。人参加至三钱，肉桂加至一钱五分，附子加至一钱或一钱五分，白术加至五钱，四味为治胀之要药。早空心，继服益气丸或和中益气丸。

益气丸

人参一两　泽泻　丹皮各五钱　沉香　椒红各三钱　附子　肉桂各一钱五分

蜜丸，黎明空心，白滚汤吞服三五钱。人参益三焦元气，为君；泽泻、丹皮清利三焦相火，为臣；沉香、椒红化中宫凝浊之气，附子、肉桂补命门生阳之火。胀满既消，用金匮肾气丸以收全功。

和中益气丸见气门肾与膀胱气虚条

金匮肾气丸见气门肾与膀胱之气条

或问：前方有补无泻，何也？谚不云乎气无补法？用补剂而愈胀，岂无说耶？

答曰：治胀之道，亦微矣哉。盖治病①之本原于虚，发病之标因于实，故先标后本、先本后标及标本兼顾之机宜，必须精审，不可慢施②。若真气充实，精神无损，偶因怒气食积停滞阻碍，致营气不和而胀者，谓之有余，庶可以疏导之剂攻之。气无补法，盖为此耳。然攻后原藉前方调理，保无后患。倘不明标本虚实之理，一遇此症，补虚疑其胀而忌之，泻实惑其虚而畏之，先后不合，攻补失时，多致败坏，不可收拾。前方概为久病虚者而设，然而初起应攻逐可分消者，备有后方，对症取用可也。脾肺肾三经之元气虚寒而成气虚胀满者，金匮肾气丸以温补之；腹胀喘急如息贲者，神秘丹治之；中气不运，寒痰结滞而否胀者，来复丹温之；脾胃虚寒，阴凝固结而成胀者，理中丸散之；瘀血积滞，阻塞气道，心腹疼痛而兼胀满，小便利而大便不通，或妇女经脉停阻，营气不运，渗入冲任，日久而成血臌者，以抵当丸下之；男妇营卫两虚，气血凝滞，隧道阻塞，肠胃不通，表里脏腑之气不相融贯出入而成气臌者，沉香分消丸以通之。

---

① 治病：当为“致病”。

② 慢施：随意施治。慢，随意。

金匮肾气丸见前

神秘丹见喘门肺经痰火暴喘条

来复丹见中暑门中暍条，又名二气丹

参附理中丸见中寒门寒中太阴条

抵当丸见黄疸门清里条

沉香分消丸

大枳壳四两，分四分　苍术一两　萝卜①子一两　大茴香一两　干漆炭一两，上四味各炒枳壳一分，以黄脆为度用　香附醋炒，二两　槟榔一两　延胡索酒浸炒，一两　三棱二两　蓬术一两，上二味用童便加黑豆三十粒，浸一昼夜，同煮干，炒至黄脆，去豆用

上枳壳及香附等六味为细末，即以苍、卜、茴、漆四味熬浓汁，入少醋，调神曲末为糊，丸绿豆大，每服二钱，早空心米饮汤吞服。枳壳有和中化滞、豁痰利气之能，故为君；苍术佐之以渗湿行痰，卜子佐之以消粉面食积，茴香佐以温消寒气之凝固，干漆佐以消瘀血而杀虫；同香附可以开郁，同槟榔顺气止疼，同延胡和伤行血，同棱、术破积消坚。此药能治诸胀诸积诸痛，及肝脾疝痛初起，趁精神元气可为早服。

① 卜：原作“蔔”，据文义改。

卷　八

积聚癥瘕癖块门

或问：积聚癥瘕癖块，其症是三是六？积聚似乎属一，而癥瘕癖块形症尤其相类，亦有所分别否？

答曰：症分六种，各有不同，备载诸书。余但于六种中分别有形无形、属气属血、在腑有脏、宜攻宜守、应补应泻之法于后。

或问：积者，有似积累之意，盖自小至大，自无形至有形也。其物又应五脏而分居本位，其始则何因而生？继用何法以治？

答曰：五脏属阴，阴主闭藏。积之始生，本于无形之气，其气由五脏之情志郁结而起，日增月累，积久成形，形成乃病，固闭不消，盘踞本位，故名曰积。患者颇多，初起其积尚微而易消，日久根深蒂固，举发不常，精神因之亏损。医者不究虚实，泥于攻伐，则元气受伤，积久滋害，以致神枯气脱不起者有之。

肺之积为息贲　肺主气，司呼吸之息。若因平素善悲，悲则气消，多忧，忧则气闭，本经之元气既消既闭，则呼吸之机不通，其名曰贲。贲者，闭也。其息闭而出入不通，其气积而有增无减，其症也喉间吞吐不利，若有所碍，语言怯而费力，胸中似喘非喘，似痛非痛，以言有物则不梗，以言有痰则不吐，究之无物无痰，乃无形之气机为病也。其脉右寸口弦沉无力，沉为气郁，弦为气滞，无力为虚。余临此症，断以天地之气不纲[1]，失其升降呼吸之节，每得力于温补，不拘古法古方而获效也。

息贲主方

紫菀三钱　人参　桑皮各一钱五分　茯苓　泽泻　橘红　车前各一钱

水煎，午后、临睡服。十剂后，渐加肉桂三五分，再十剂，渐加附子三五分，人参渐加至三钱，紫菀渐减至一钱五分。

肺主气，以人参专培元气，紫菀开郁顺气，桑皮泻气，橘红清气，泽泻、车前引气归元，桂、附导火归阴，总之分散胸中痹结之气也。愈后随以金匮肾气丸加沉香一两常服。倘日久因寒触发者，定肺膏温散之。胃气不和，上迫而发者，神秘丹降之。因浮逆之火而发者，清金化痰丸清之。

金匮肾气丸见气门肾与膀胱之气条

定肺膏见喘门肺受风寒发喘条

神秘丹见喘门肺受火邪暴喘条

清金化痰丸见火门肺与大肠虚火条

心之积为伏梁　此非心家自有积也，乃膻中之气积累而成耳。经云：膻中者，臣使之官，喜乐出焉。苟因心境不

---

① 不纲：不常。纲，常度。

畅，情志郁结，气逆膻中，怏怏不乐，积久成痹，初本无形，只宜后方，速治自愈。若或认为有形之积，从事攻伐，则神气愈伤，反致有形，恍如臂之横亘心胸之间，状似屋梁，故曰伏梁。久则形容憔悴，饮食日减，食亦无味，虚寒虚热，心中若有所失，时时叹息不休，其脉弦伏不起，或沉弦而急，或细数无神。

伏梁主方

丹参三钱　人参一钱五分　茯神　枣仁各一钱　远志肉五分　石菖蒲五分　益智仁五分

水煎，黎明空心服。用十剂，人参渐加至三钱，丹参渐减至一钱。二十剂后，如血虚，加当归一钱或一钱五分；阳虚，加附子五分；气滞血郁，隐隐作痛者，每药一服，调入细郁金末五分。

伏梁因心气不足，神情抑郁而成，故君丹参以开郁，而且具育气和血之功，远志益肾而通心气，益智、菖蒲辛能开郁，香能化痞而散膻中之积，人参、当归补益气血，茯神、枣仁宁神定志，以安心主，心益神明，所谓主明则下安也，郁金开郁消瘀，附子启发生阳而散凝结。宁志丸兼三因冲和丸常服。

宁志丸见气门包络膻中气虚条

三因冲和丸　养心扶脾，疏肝开胃，畅达三焦，疏通五脏，赞坎离有升降之能，和表里无壅塞之患，利用一元，斡旋五内，家传十世之秘也。

人参　川石斛　广陈皮　白蔻仁各一两　山楂肉二两，上五味以纸绢两重包好，贴饭熟蒸一次　远志肉一两　香附　山栀仁各二两，上三味照前法蒸　海石一两　茅山术二两，上二味如前法蒸　抚芎　青黛　北柴胡各一两，上三味如前法蒸

共为细末，用谷芽净粉打糊和丸，外以六一散及辰砂各五钱为衣，空心白滚汤吞服二三钱。

肝之积为肥气　盖由郁怒伤肝，肝气不能条达，使生阳之气抑而不升，郁滞于左右两胁之间，形如覆杯，积成肥厚之气，可大可小，日久乘虚攻发，心脾之际窘迫为痛，因而恶心呕逆，妨碍饮食，痛久则精神气血愈亏，而外症寒热似疟，渐至形枯神萎，其脉两关沉弦而急，或弦滑而数，以后方同丸药调理，自愈。若求速效而恣用克伐，则反伤肝脾之真气，变为中满，中满传为臌胀而死。更有病疟者，疟邪发散未尽，用术禁截，正在发时恣食生冷腥荤酸敛滞腻之物，致风寒暑湿之邪不清，内与痰涎饮食之积胶痼结滞而成疟母。虽比前症易治，然而昧于标本虚实之理，失其补泻先后之机者，吾未见其效也。

肥气主方

半夏三钱　楂肉二钱　橘红一钱五分　白术　柴胡各一钱　人参七分　川芎五分　生姜一片

水煎，早空心、午前服。

橘、半、生姜消痰清气为主，楂肉消积疏肝而不伤脾，柴胡清散肝邪，川芎和血开郁，人参、白术培补营气。如病初起，可加白芥子五分攻隐伏之痰，青皮五分破固结之气，久则忌用。白术渐加至三钱，人参渐加至一钱五分，楂肉渐

减至不用。虚寒者，加肉桂五分。同后方相兼常服。

肥气丸方

生半夏一两　人参　白术　川芎　青皮各五钱　沉香　木香　瓦楞子醋煅，各三钱　白芥子　广橘红各一钱

醋调神曲糊为丸，午前、午后百滚汤吞服二钱。

肥气与痞气往往相似，然肥气初起多在左胁之下，渐渐挨至中宫，是木临土位，所胜者妄行，所不胜者受克，其势至危。上方虽曰疏肝，实为益脾之剂，所谓不治已病治未病也。愈后三因冲和丸常服。

三因冲和丸见本门心积伏梁条

脾之积为痞气　痞者，否塞之义也，天气不能降，地气不得升，天气地气皆积于两间而否塞不通，阴阳不和，混沌之象也。病者多由思虑伤脾，脾气郁结不舒，则营气凝滞，不运不舒，并积于中宫而成痞。痞而后满，满而后胀，能用温升运化之剂则易愈，误用香燥破气之药则反甚，而其形渐大，遂成臌胀。盖以六阴之脉聚于腹，得温而散，得寒而凝，补益之剂多温，克伐之剂多寒也。王肯堂先生云：胸满腹胀，悒悒不快，未必成胀也，服破气之药不已，则胀症成；气滞膈塞，饮食不下，未必成膈也，服青、陈、枳、朴宽中之剂不已，则膈症成。审是则用药可不慎哉？其脉必沉，或沉弦，或浮滑，皆气郁痰凝，阴寒闭塞之证也。

痞气主方

白术二钱　陈皮　半夏各一钱五分　防风　苍术　枳实　泽泻　人参　炮姜　肉桂各五分　生姜一片

水煎，空心午后服。

脾具坤顺之德而有乾健之能，土力弱而不能健运，则营气积而成痞，故以培补营气为主而分消佐之。白术渐加至五钱，人参渐加至三钱，去枳实，加茯苓一钱五分，常服。六脉沉弦而肝脾不和者，三因冲和丸疏之。沉微无力，脾肾虚寒，和中益气丸温之。心脾不足，饮食不进，冲和资生丸运之。

三因冲和丸见本门心积伏梁条

和中益气丸见气门肾与膀胱气虚条

冲和资生丸见气门脾胃营气条

肾之积为奔豚　盖江豚每遇风雨晦冥之时，则浮沉水面，奔逸不定，此症不独形似，而义亦相符，故曰肾之积为奔豚也。其积从下升上，块磊[①]不一，微微作响，直攻心坎，冲塞胸中，少顷复随响而下，原归于无形者是也。此由肾元亏极，命门无火，其阴凝固结之气日累而成。早治乃妙，久则精神元气因之愈虚而积愈固，发则攻至心胸，卒不能下，多至不治，盖水乘火位，心主无权故也。六脉极微极弱，沉而无神。宜用后方温散为主。

奔豚主方

泽泻三钱　人参　茯苓　附子　肉桂　沉香各一钱

水煎，午前、午后空心服。

泽泻咸润之味，咸能顺下，佐以茯苓之淡渗，而专疏泄

---

① 块磊：也作“块垒”，积块累累。磊，众石。

肾家有余之浊气，沉香、桂、附之辛温，阴凝得之而立散，人参益元气而五脏兼培，渐加至三钱，泽泻渐减至一钱。丸药兼服。

奔豚丸方

人参　茯苓　泽泻各一两　沉香　牡丹皮各七钱　肉桂　椒红各五钱　附子　吴茱萸各二钱半

蜜丸，早空心，白滚汤吞服三钱。

肾中生阳之气不能温升运化者，多有此症。初似寒疝，人多忽之，究非参、附温补之剂不愈，前方屡获全效。最忌寒凉苦泄破气之味，即芪术芎归，芍药知柏，总属不宜。愈后肾气丸常服，永不再发。

古方肾气丸见气门肾与膀胱之气条

或问：六聚与五积，其脉证亦有别乎？

答曰：五积病于五脏，初本无形，因郁而有，日久真气愈亏，积气渐大，始有性命之忧。若六聚者，乃六腑蕴结之浊气也，其气聚则有形，暂集于肠胃两胁心胸之间为痛，痛时有形，痛止自散，一如盗贼，聚则攻劫，散则潜踪。若能惩忿窒欲，戒气节劳，可以无药而愈。其发也，必由外触，宜随其所触，加减后方以治之。

六聚主方

山楂肉三钱　半夏一钱五分　枳实　延胡索　陈皮各一钱　木香　砂仁各五分　生姜三片

水煎，午前、午后服。山楂力能疏肝开郁，佐以枳实则消食，佐以延胡则去瘀；气实则痛，以香砂理肠胃膹郁之气；气滞生痰，以橘、半利脾胃实湿之痰；生姜温中散寒，行痰利气。因寒触发，脉多沉紧或浮紧，症必恶心畏寒，头体酸痛，加苏叶一钱五分，羌活、防风各一钱，去木香、砂仁。如怒气触发，脉必沉弦而滑，症必恶心，恶食饱嗳，加麦芽二钱，神曲一钱五分。寒气为患，苏合香丸、沉香化气丸兼治。怒气胃气，越鞠丸、和中顺气丸理之。

苏合香丸 外感风寒暑热，山峦[①]瘴气，尸侵[②]鬼注之客邪，内伤生冷瓜果难消之物，寒凝湿热郁痰积滞之气，以致心腹绞痛，呕吐泄泻，干湿霍乱之病，此丸主之。

香附四两 白术 广藿香各二两 沉香 乳香 白蔻仁 丁香 檀香 诃子肉 荜茇 木香 广陈皮 苏合油 朱砂各一两 麝香二钱

蜜丸龙眼核大，蜡丸封固，不拘时，姜汤化服一丸。

沉香化气丸见郁门

越鞠丸见郁门

和中顺气丸见内伤门食物内伤条

青盐陈皮 脾虚胃薄，不能营运，致有凝痰浊气停聚三脘，否结不舒，饮食不化，嗳气吞酸，胸膈胀满。时用噙化，开胃理脾，生津止渴，利痰宁嗽，宽胸消胀。

广陈皮取新会合掌者，滚水泡一二时，捞起，冷水淋一过，装入蒲包扎紧一二时，略去浮膜筋蒂，每日用清水浸分上中下三次，换水浸过一二宿，

---

① 山峦：亦作“山岚”。

② 尸侵：犹言“尸注”，古时认为劳瘵之病可因尸气传注而得，因称。

以味不苦为止，不得使烂，仍旧晒极干，每皮一斤用后药一料煎浓，入皮同煮汁干，去药用皮 天冬去心 麦冬去心 川贝母去心 乌梅肉 甘草各一两 青盐三两 薄荷叶 苏叶各二两 硼砂五钱 嫩桔梗一两五钱

水煎浓汁，入陈皮煮干，去诸药渣净，晒极干，收贮磁瓶封固。

夫气者，即氤氲浩瀚之元气，在天地资生万物，在人身导引百脉，运化有形之饮食，资长精津血液，充溉五脏百骸，一有抑郁，百病丛生。凡补益之剂，另备气之本门。今上列诸方，乃特为五积六聚而设，以治有余之实症耳。

或问：积聚既闻命[①]矣，而癥瘕又何分别？治法亦有异乎？

答曰：癥者，有物可征，有形可验者也，或湿痰，或食积，或死血，非积聚无形之气所比，男妇小儿咸有。此症偶因停滞日久不消，有形似块，病居肠胃，其脉沉滑，或滑而有力。

治癥主方

山楂肉三钱 陈皮 半夏各一钱五分 枳实 砂仁各一钱 木香 槟榔各五分 生姜三片

水煎，午前、午后服。

方与六聚治法相同，但以槟榔力能摧坚破结，顺气杀虫，专理有形之积滞，为食积之要方。若湿痰为患，脉必濡

---

① 闻命：接受教导。

滑，其块软而不痛，时大时小，加半夏一钱五分，苍术、白术各一钱，去山楂、木香。如死血为害，脉必芤涩或弦涩，其块按之觉痛，加桃仁、归尾各一钱五分，红花一钱，去半夏、木香。后备丸方缓治，可俾常服，恐煎剂不能多服也。

阿魏丸 男妇肠胃内外或食积血积成块，虫积久聚经络肌理之间，寒痰湿气留滞不通，久则成形，痞块癥瘕，一切并治。

高良姜东壁土炒 黑牵牛各八两 蓬术 赤豆 砂仁各四两 三棱 青皮 陈皮 干姜 草蔻仁 槟榔 肉桂各一两 真阿魏五钱

醋调神曲糊为丸，午前、午后姜汤吞服一钱。

妙应丸 男妇小儿不拘远年近日一切虫积蛔结，心腹疼痛，吐呕泄泻，止发不常，喜嗜生米茶叶细布[①]泥炭，皮黄面青，肢体困倦，此丸主之。

君子肉 槟榔各二两 陈皮 麦芽粉 山楂肉 神曲各一两 三棱 蓬术 砂仁 青皮 雷丸 干漆炭各五钱 胡黄连 芜荑 甘草 鹤虱 木香 高良姜各三钱

醋调神曲糊为丸，空心黑糖汤吞服二三钱。

沉香保灵丸 气积食积血积虫积并治，兼能调和血气而开郁结。

山栀仁四两 当归身 山楂肉 枳实 紫厚朴 广陈皮 香附 延胡索各三两 蓬术 青皮 郁金 五灵脂 抚芎 广

---

① 细（chóu 绸）布：粗丝织成的绢。

藿香　高良姜　白蔻仁各二两　沉香　木香　槟榔　草蔻仁各一两

醋调神曲糊为丸，空心淡姜汤吞服二三钱。

化积保中丸　脏腑营卫之气不和，致痰积食积结滞于肠胃隐曲之地，窒碍流行之气，于心腹胁腋间为痛，饮食不甘，形神枯萎。此丸可俾常服，养正气以消积滞。

白术三两　苍术　陈皮　香附各二两　山楂肉四两　神曲　半夏　萝卜子　白芥子　黄连各一两　三棱　蓬术　青皮　槟榔各七钱　砂仁　木香　干漆炭　瓦楞子灰　人参各五钱

醋调神曲糊为丸，早空心、午前淡姜汤吞服二三钱。

或问：瘕为何物？与癥又何分别？甚至终身有不愈者。

答曰：瘕者，假也，假物以成，非若癥之湿痰食积为病也。此症独在妇女经行时不谨，及产后失调，或寒邪客于胞门子户，或怒气郁于冲任脉络，瘕血成形，谓之血瘕，多在小腹隐僻之处为痛，六脉沉弦涩数者是也。治法当于早晚服煎剂，以培营理气，活血调经，于午前后空心服用丸药，化瘕止痛。

补中益气汤　早服见内伤门劳烦内伤条。

归脾汤　晚服见内伤门七情内伤条。

治瘕调理丸方　理气开郁，活血通经，气通则痛止，血活则瘕消，兼补兼消，允称平剂。

当归四两　川芎　香附各二两五钱　延胡索　砂仁各一两五钱　五灵脂　红花　木香　蕲艾各一两

蜜丸，午前、午后空心米汤吞服三钱。

神化丹　专消血瘕痃癖，下伪胎，通经脉，有形积滞，一切治之。

硇砂　干漆炭　血竭各三钱　红娘子二十个　斑蝥三十个　乳香一钱五分

共为极细末，黑枣肉研匀，丸黄豆大，每服一丸，午前后空心米汤吞服。用前调理丸不应，方进此丸。然服药之先须以炒猪肝或炒肉噙口内细嚼，不可咽下，俟腹中若有所动，即刻吐出，将药随涎吞下，乃妙。

盖血瘕之症，竟有置之不治而终身无恙者，亦有专于攻治而瘕未及消身先朝露[①]者。医与病家须知此物处于人身隐僻之地，药石所不能到，攻之亦甚难，惟有用前法，先补精神气血使之充足，则其物反藉人之气血以资生，遂伏匿而不动。即使必欲去之，当于午前午后少饿片时，口衔香物，使其闻食臭而口向上时，速吞丸药，冀彼得药而死，直至形消骨化，随粪而出。倘病者惟求速去，医者专于攻治，不顾其人之老幼虚实，一味克削元气，行瘀破血，伤其根本，而瘕不惟不能制其死命，反因气血虚羸求食而起伏不常，则虚人不堪，恣其吮啮，疼痛难忍，饮食日减，以致形枯神萎而死。此不死于病而实死于药也，好生者可不慎之？

治龟瘕神方　一咬一死，推墙爬壁之痛，至尾搅出阴户，饮食不进，肌肉尽消者，此药一服，瘕即不起，数服自化。

---

① 朝露：朝露日出即干，因以喻死亡。

用顶好茄茸[1]一对，火燎去毛，酥炙，研成细末，绵纸包固，将方砖四块烧红，乘热将两块铺地上，以黄土末铺砖上，以茸包放土上，再以土末盖包上，然后将砖两块重重压之，砖上放炭火少许，恐砖冷也，过一时开看，将茸换纸包好如前，用热砖再压。压四五次，以纸上无油印为度，空心用温陈酒调服三钱。元气大坏者只服此茸，元气尚好者以后方兼服。

真鹿角霜一两　白真僵蚕炙老黄色，三钱　桃仁炒，去皮尖，五十粒　红娘子去头足，粘米炒黄色，三十个

共研细末，每服二三分，温陈酒下。

盖鹿茸去瘀生新，以补为行，故治瘕捷效。至若芎、归、参、术，虽补气血，不能行瘀，而反滋瘕壮也。

或问：痞块之形症，为病之利害，与癥瘕宁无别乎？

答曰：痞者，即脾之积也，不必重论。若言块，亦即癥之类耳。癥之为块，又与瘕相似，总属假借痰气血积为病也。但癥之与痞块，不过块然无知之物，非若瘕之有形有象，生动知觉，而能为人害，如前论若是之甚者也。况癥瘕二物，多在肠胃腰腹空隙隐曲之间，动则可见，伏则无形。若此痞块，则在皮里膜外，形常外露，可见而知，可按而取，或痛或不痛，乃卫气不足，剽悍之气不能周行于经络隧道之中，使精津血液有所阻滞积累而成，永无移动。药不能到，惟外有膏药及针灸熨烙乃消。且与脏腑元气无碍，即使

① 茄茸：亦名“茄子茸”，鹿茸的一种，形如小紫茄子，为鹿茸中上品。

服药，亦必归咎于营卫，而专于补益为当，所以六脉平和，饮食如故。倘若误信庸医，内事攻削，反伤脏腑元气，必增他症，而块究不能去。并不须刀针刺割，致伤筋脉。苟不至蔓延长大为碍，何妨听其自然之为稳也？

阿魏万灵膏 顽痰积气，寒湿客邪，停滞于皮肤分肉经络隧道之间，或积累成块，或阻塞为痛，药石难攻，宜乎外治者用之。

真芝麻油二斤四两，浸后药，春五夏三秋七冬十日 当归 川芎 防风 白芷 肉桂各一两 木鳖仁四十九粒 蓖麻仁一百二十粒 巴豆仁四十九粒 川山甲七大片 槐枝三十寸 柳枝三十寸

上药油浸足日期，用文武火煎至药焦为度，以三五重丝绵滤渣务净，将渣另于铜勺内烧出药油，共得净油约二斤，次第入后药：

飞丹炒黑，净一斤，上丹乘油出火渐渐调入令匀，冷后再加后药：

真阿魏一两，用葱汁顿化，搅入令匀，再加后药：

滴乳香 没药 血竭[①]各一两 肉桂 附子各五钱 麝香一钱

共研极细末，渐渐搅入令匀，收贮有盖厚磁罐内封固，取用后仍须盖紧。凡用看患之大小，摊厚青布上，先以水姜擦过方贴，贴后以热手或热盐包熨之。

或问：前论何备于五积而甚忽于六聚癥瘕痞块也？

① 竭：原作“蝎”，据文义改。

答曰：六聚癥瘕痞块尽属有形之积，初起病浅，真气未虚，何难抉而去之？即久而精神元气充足者，犹可兼用攻伐。倘气血素亏，得病日久，当以不治为治，可保无虞者也。至若五积之为病，内属五脏，起于情志郁结，或由心肾不交，或因肝脾不和，或呼吸之息不通，或升降之机不续，动辄[①]乖乎天真元气，与六聚等大相迳庭，治不中窾[②]则变为中满，为臌胀，为浮肿，为膈塞，渐至元气大败而死，故予独重其症而论之甚详也。

脾 胃 门

或问：脾胃于人自宜并重，何独曰有胃者生，无胃者死也？

答曰：脾胃总属中央戊己之土，举胃气而脾即统焉。盖胃为水谷之海，主司纳之令，脾具坤顺之德，有乾健运化之功，凡人之精神气血全赖脾胃以生，故曰土德无惭[③]而生机日进也。犹之天地化生万物，必藉土王[④]用事，若四季无土，则不能主生长收藏之造化。所以木无土则不植，火无土则不藏，金无土不生，水无土不蓄也。胃气者生气也，生气者神气也，谷气也，故人以胃气为本。如胃虚不纳，则水谷之精气先绝，脾虚不运，则四脏无所禀受。脾与胃皆为人后天资

---

① 辄：原作“辙”，据文义改。

② 中窾（kuǎn 款）：中其要害。窾，空隙，借指要害。

③ 无惭：无所惭愧，表示胜任或当得起之意。

④ 王：同“旺”。又，同治本作“旺”。

生之根本，并重而不可偏废者也。故五谷之入胃，亦必藉脾之能运，则精神气血各有裨益，所以云得谷则昌，绝谷则亡，孰谓脾胃有所偏重也哉？

或问：脾胃不宜太过不及，反是则生机日拙，可不危乎？

答曰：胃主司纳，脾主营运。若人饮食不节，形体劳役，则脾胃之元气先伤，伤则胃不能纳，脾不能运而诸病蜂起。盖失饥则胃空，而胃之元气必馁；过饱则胃实，脾不及运而胃有停滞。更有过寒过热伤胃，过燥过湿伤脾，而自损后天资生之本，遂至形神色泽日就衰惫，何况别症相传？所以东垣治病先以脾胃为主也。

或问：求脾之能运，胃之能纳，而不至于病，其法可得闻乎？

答曰：脾胃宜于调理，调理之法，以和为贵。盖脾主运，饮食宜少而频，使其易消；胃主信[①]，饮食宜准而匀，毋失其时。胃喜温而恶寒，喜通而恶滞，宜暖宜热，宜松软易消，而忌生冷坚硬之物；脾又喜燥恶湿，喜香恶臭，宜干脆，宜辛芳醒脾开胃，而忌酝醲腻滞之味。况脾胃有厚薄有虚实有寒暖存乎？先天之体性大有不同，医者必先审察无疑，无论本病以及兼症，总以脾胃为主，脾胃若和则诸病易愈，而服药亦易为力也。

或问：脾胃之病及治之之法，已尽于此乎？

答曰：凡杂症而兼脾胃者，各见于本门。若脾胃自病而

① 胃主信：胃与脾皆属土，古时认为土“厚德载物”，因称“主信”。

又见于虚损，今所论者正五脏各有一脾胃，即土之寄旺于四时，而四脏禀受水谷之精气于脾胃之义也。

肺之脾胃虚者脉证 母能令子虚，因脾胃之元气先亏，则水谷之精气不及游溢，上朝于肺，肺失母气而亦虚，所以形萎气弱，畏寒自汗，肢体困倦，胸满喘急，烦咳咽干，痰气不清，不思饮食，食亦无味，六脉虚微缓弱，以清补肺胃之元气为主。

清补脾肺元气主方

石斛二钱 人参 茯苓各一钱五分 黄芪 紫菀各一钱 桑皮 橘红各五分 五味子一分

水煎，午前、午后服。

石斛甘能悦脾，香能省胃，益中气而除热，故以为君；参、芪补气，紫菀、桑皮顺气清气，橘红理气，茯苓、五味纳气敛气，使气各有所统摄，故补气而无助气之虞，清气而免损气之患也。喘咳已缓，加麦冬一钱五分，去桑皮、紫菀。琼玉膏继服。

琼玉膏见血门咯血条 脾肺肾三经精神元气虚者，以此滋补。

止嗽润肺膏 肺之元气虚，逆归本经而喘嗽不止者，以此膏清补兼之。

人参一两 麦冬二两 五味子五钱 紫菀茸三两 款冬花一两 桑皮五钱

蜜炼桃核大丸，不时噙化。

心之脾胃虚脉证 多虑则神明耗散，多思则脾气郁结，所以精神恍惚，睡卧不宁，气逆膻中，痞结不舒，情志不畅，悒悒不快，嘈杂舌干，怔忡烦闷，肢体困倦，饮食不思，食而无味，六脉虚微而细数，以补益心脾之营气为主。

补益心脾营气主方

枣仁三钱　人参　当归各一钱五分　黄芪　白术　茯神　龙眼肉各一钱　远志肉　益智仁各五分　炙甘草二分

水煎，早空心、临睡服。

虚则补其母，以神、枣、当归滋肝养血；远志、龙眼益心气而补心血，以安神明；参、芪、白术、甘草补益脾胃之元气，以滋营血益智，调畅心脾，收摄精津涎液，而且能进食。

宁志丸见气门包络膻中气虚条

冲和资生丸见气门脾胃营气不足条

参苓白术散

白术四两　人参　茯苓　苡仁　甘草　山药　桔梗　砂仁各二两　莲肉　扁豆各三两　石菖蒲一两

米糊为丸，早空心，米汤吞服三五钱。

肝之脾胃虚脉证　肝胆甲乙木，为元气生发之萌，应天地春生之令；脾胃戊己土，为后天资生之本，应寄旺四季之序。倘肝脾生发营运之令不行，或行之不力，其气反陷于至阴之下，使生阳之气不能透达，则胸腹否满，或脾胃飧泄，久则语言懒惰，饮食不甘，行步艰难，四肢困惫，六脉虚微，或沉弦无力，以升阳益气、疏理肝脾为主。

升发肝脾生气主方

人参二钱　白术　当归各一钱五分　黄芪　橘红各一钱　柴胡五分　升麻五分　甘草二分　生姜三片　黑枣二枚

水煎，早空心、午前空心服。

虚者补之，精纯之元气虚极，补以人参、白术；下者举之，清阳之气陷下，举以升、柴、黄芪；陈、姜、甘草和中启脾，黑枣、当归滋营益血。木临土位，清气陷而飧泄者，加白术一钱五分，防风、桂枝各五分，去当归以防滑润。恶心有痰，胸膈否满，加半夏一钱五分，橘红五分，去当归。

肾之脾胃虚脉证　肾乃生气之源，为先天立命之基；脾主营运之权，为后天资生之本。肾气虚则根本不固，门户不谨，而大便滑泄，小便频数，或欲解不利而腰枢坠痛；脾气弱则仓廪失职，而饮食减少，肌肉消瘦，中脘否结，四肢无力。脾肾虚寒，清阳陷下，而飧泄不已，六脉微弱，或沉微濡软，以温补脾肾元气为主。

温补脾肾元气主方

杜仲二钱　人参　白术各一钱五分　茯苓　肉果各一钱　补骨脂　砂仁各五分　五味子二分

水煎，早空心、午前服。

杜仲、骨脂温补肾气，五味、肉果固塞门户，人参、白术培补元气，茯苓、砂仁调和脾胃，盖气得暖而能营运，得香而能疏散也。小腹隐隐作痛，乃沉寒固结也，加肉桂五分以温散之。小便不利，加泽泻一钱以分利之。

和中益气丸见气门肾与膀胱之气条

固肾启脾丸　肾主二便，司开合，包涵水火，皆赖真土以蓄藏。若脾肾之元气两虚，或水无土以蓄泄，而有泄泻肿胀之恙，或土无火以腐熟，而致倒饱嗳腐之症，此脾肾相因为用而又相因为病之征也。久服此丸，俾脾元足而营运分消之力旺，肾元足而开合固摄之权行，于是阴消阳长，气暖精和，水道分而泄泻自止，仓廪空而饮食易消，不独沉疴立起，而生机日进矣。

白术八两　茯苓　补骨脂　杜仲各四两　肉果　五味子　粟壳各二两　肉桂　吴茱萸各一两

醋调炒米粉糊为丸，早空心，米汤吞服三钱。

泄 泻 门

或问：世人多有以泄泻混称者，而汝宁无分别耶？

答曰：泄者泄也，五脏之病也。五脏者，藏精气而不泄者也。五脏之真气先虚，失其统运蓄泄之机，闭藏收摄之令，致元气陷下而为泄，泄则脏气更虚，久久形神枯萎，中气凝滞，传为中满肿胀，多由病势觉缓，失于早治，担延日久，元气耗竭而病亦随剧也。五脏各有泄症，又当分别主治，然而有虚无实，宜于补益为主，非若泻之为病而有寒、暑、痰、湿、食、积之标也。盖泻为倾泻之义，乃六腑之病，与泄不同。六腑为传导出入之司，必由外感内伤触发而泻，泻则直倾，势不容缓，甚有完谷不化，水道不分，以至泻脱元气危在旦夕者，治法当随其所感之邪，所伤之积，或升散，或分消。然泻之势固暴，而求愈亦速，不若泄之缠绵岁月而难取效也。

或问：前论泄泻有五脏六腑标本之分，何今古论家专言脾胃也？

答曰：诸症各有专司，譬如咳嗽专责于肺，而泄泻专责于脾胃也。盖胃为水谷之海，无物不容；脾司健运之职，无物不化。能容能化，然后游溢精气，上潮于肺，肺则通调宣布，使津精血液分溉五脏。故脾胃者，为五脏资生造化之源，犹之五行万类，无不下赖土气以生长收藏者也。若人之五脏无土，则无从禀受水谷之精微，而精神气血之化源已绝，所以形神色脉日就枯萎。当知泄症虽分五脏，而脾胃则一，不得不预为调理，故曰脾胃者，乃人一身之本，五脏化生之源也。

五脏五泄脉证　心泄者，每遇劳心焦思太过，则致五心烦热。盖掌心之穴属心，名劳宫，故其热尤甚。心火沉郁下陷，小肠因之而小便涩数，大肠因之欲泄不泄，而里急后重，其泄如火，似痢非痢，心脾之脉沉而细数，或沉滑而数，以香连丸兼治。

肝泄者，经谓洞泄也。春令宜温而反寒，寒则收引，春生之气不得升，肝木之邪不能达，郁陷于脾土之下，每至寅卯之时，生阳之气欲升不升，腹中作响，暴注而下，无所阻碍，故曰洞泄。未泄则似乎有物，及泄则无非虚气，此气即沉陷之清阳也，其脉虚弦，或沉弦无力，宜升阳益气汤兼四神主治。

脾泄者，飧泄也，飧者，渗漏之义。本经气血失于营运，致浊气泛上而生䐜胀，清气陷下而生飧泄，昼夜无度而时时若有渗漏之意，久则元气愈亏，多致传为肿胀，六脉濡软无力，或沉滑不实，以升阳胜湿汤、六神丸兼治。

肺泄者，大肠滑泄也。肺与大肠相表里，肺气虚，大肠亦虚，肺统周身之气，虚则大气不举而时时欲去，无所阻隔，所谓滑泄者是也，甚至随浊气下洩而失于禁固者有之，其脉微弱无神，或空大无力，以升发益气之剂同兜涩固肠丸治之。

肾泄者，当子丑黎明而下泄也。肾之门户开窍于二阴，主闭藏周身之精气，每子后阳生，其气上升，泥丸[①]为升发之始。若本经虚寒，则子后肠鸣气陷而泄，久则气陷不已，交黎明而又泄，如是生气日虚而精神困惫，六脉虚弱而涩，或两肾无根，或空大搏指，以温补脾肾元气之剂及八味丸兼服。

通治五泄主方

白术三钱　人参　黄芪各一钱五分　茯苓　煨姜各一钱　炙草一分

水煎，午前、午后服。

泄由气陷，气陷则升发营运之机不利，已上诸药温以补益，甘以平缓，使气有所统运而固摄也，宜从五脏之现症加减。心泄者，脉必虚数不清，加酒炒丹参二钱，盐炒益智仁

---

① 泥丸：指脑。脑藏元神，为元神之府，故称。

一钱。如暑天，暂加茱萸炒黄连三分，兼服香连丸。

香连丸 即痢门白痢香连丸，能清火顺气，以止里急后重。

川黄连二两五钱，用吴茱萸一两三钱同煮汁干，去茱萸用连，切片，焙干用 白芍药醋润一宿，晒极干，炒黄色，一两 广木香五钱 陈神曲炒黄，为细末听用，一两二钱

以前三味为细末，即用神曲调糊为丸如麻子大，早空心，米汤吞服一钱五分。肝泄者，脉必浮弦或沉弦，加防风一钱五分，柴胡一钱，升麻、川芎各五分，以升阳益气，兼服四神丸。

四神丸 肝脾肾元气虚弱，大便不实，饮食不思，此方主之。

补骨脂盐制，四两 肉果煨熟，二两 五味子焙干，二两 吴茱萸滚水泡过，醋炒，五钱 生姜四两 红枣五十枚

前四味为末，以姜、枣用水一大碗煮汁干，去姜，用枣肉和末为丸，每早空心及午前，百滚汤吞服二三钱。脾泄者，六脉濡滑，或微弱少力，加防风一钱五分，苍术、羌活各一钱，陈皮五分，去黄芪不用，以升阳燥湿。先服香砂万安丸，继服六神丸。

香砂万安丸 男妇小儿脾胃虚寒，不易杀谷①，而胃腕否满，恶心欲呕，肠腹冷痛不和，大便滑泄不止，肠鸣如雷，隐痛无时，以此调和脾胃，温散虚寒。

---

① 杀谷：消化水谷。杀，消克。

香附醋炒，八两　蓬术[1]醋炒　山楂　广藿香叶各四两　甘松　益智仁盐焙　厚朴姜炒　甘草各二两　丁皮　木香　砂仁炒　干姜各一两

水叠丸，早空心，姜汤吞服二钱。

六神丸　脾主营运，为健行敦厚之土，肾主二便，司开合，为水脏，藉脾之真土以藏蓄。若使脾肾元气两虚，则诸津液泛为水者亦随气下陷，不能秘藏而有五泄之症，久则昼夜无度，滑洩不禁，则至精力虚惫，形神枯萎。久服能使脾土健运，肾气固摄，阳升阴降，水道分利，不独久泄可愈，而生机日进矣。

白术八两　肉果面煨　五味子焙干　粟壳醋炒，各二两　补骨脂盐炒，四两　肉桂　吴茱萸滚水泡浸，晒干醋炒，各一两

醋糊为丸，早空心，姜汤吞服二三钱。肺泄者，脉多虚弱微细无神，加人参一钱，肉果、附子、升麻各五分。兼服兜涩固精丸及固本启脾丸调治。

兜涩固真丸[2]　脾肺肾元气虚寒，素有湿痰积饮留滞肠胃，上则呕吐冷涎，恶心否满，下则滑泄不禁，昼夜无度，久则胃弱而食减，脾虚而不运，男兼滑精，女兼淋带。此药常服，可起沉痼。

白术四两　人参二两五钱　茯苓二两五钱　半夏二两　远志肉　肉果面煨　补骨脂盐水炒　赤石脂醋煅，各一两　五味子焙　益智

---

① 蓬术：莪术。

② 兜涩固真丸：同治本及本书本卷上文并作“兜涩固精丸”。

仁盐炒，各五钱

炒莲肉粉为糊，丸梧子大，早空心，米汤吞服三钱。

培元固本启脾丸　男妇脾肺肾元气久虚，清阳不能实四肢，而反沉陷于至阴之下，不克启发，凡交黎明或午前随气下迫，泄泻数次，日久无度，而精神虚惫，形消骨痿者，宜于久服。

六神丸一料　人参二两　茯苓四两

黎明，米汤服。

肾泄者，两尺必虚，或微弱无神，或空大无力，加肉果、补骨脂各一钱，五味子七粒。先服固本启脾丸，继服肾气丸。

固本启脾丸见前

肾气丸见气门肾与膀胱之气条　治黎明肾泄，每早空心，米汤服三钱。

或问：凡治泄泻，必先分利水道，谓之分理阴阳，今前方不用分理，岂无说乎？

答曰：前论泄症，有虚无实，则知用药有补无泻，故凡宽中破气、淡渗利导之味概所禁用，恐致元气有碍。纵使胸中有积气宿滞，以至否否不快，则当于补益之中稍加陈皮、砂仁、木香、益智之类以和之。至于既用升麻、防风升发之品，则清阳升而浊阴自降，上窍通而下窍自利，又不待分理而后阴阳相判也。泄非泻比，本无分利之义。若泽泻、木通、车前、猪苓淡渗之味，宁不耗洩元气而反使清阳之气益陷耶？

或问：五泄之症已明，而泻起于何义，幸以教我。

答曰：泻本一症，惟脾胃主之，但触发不同，当别内外。外感者有寒有湿有暑，内伤者有食积，有酒积，有生冷，有湿痰，更有内外相兼，寒热并发，务须体察，勿贻后患，毋以轻症而忽之。

通治外感主方

防风三钱　茯苓　陈皮　半夏各一钱五分　苏叶　羌活各一钱　甘草二分　生姜三片

水煎，空心午后服。

二陈汤专和脾胃而兼寓分利，君防风则风湿皆除，佐苏、羌而寒泄自散，生姜辛温，能治表里之寒而扶正气。寒邪作泻，脉则寸关浮紧或沉紧，证必恶寒恶心，腹痛体疼，加厚朴一钱温中定呕，猪苓一钱分利水道，桂枝五分益营运。湿邪作泻，六脉濡软无力，外症怏怏[①]欲呕而口不渴，关节酸疼，四肢软弱，肚腹微痛，小便不通，加苍术一钱五分，猪苓、泽泻各一钱。此二症兼服胃苓散，以理在内之兼症。

胃苓散　寒湿之气滞于小肠，闭于膀胱，失之泌别分理，绵绵而泻，黄白如常，惟小水闭涩不通，以此分消温散在内之寒湿。

苍术炒　茯苓各二两　泽泻盐水炒，三两　白术炒　陈皮　猪苓各一两五钱　厚朴姜汁炒，一两　肉桂七钱五分　甘草五钱

① 怏怏：闷闷不舒貌。

为细末，滚姜汤调服二三钱。

暑毒作泻，六脉虚浮而数，症现烦渴恶热，神昏体倦，腹痛水泻，加干葛三钱，香薷、泽泻各一钱，黄连五分，去生姜、羌活、苏叶。兼服香连丸。如内有积滞，服香连化气丸。

香连丸见本门心泄条

香连化气丸即香连化滞丸，见痢门内伤之痢条

通治内伤诸泻主方

白术炒，二钱　陈皮　半夏　神曲炒黄，各一钱五分　厚朴姜汁炒，一钱　木香五分　甘草二分　生姜三片

水煎，午前、午后服。

内伤诸症，必从脾胃先虚而得，故用白术为君，以助营运；陈皮、神曲和中消食，为臣；利痰用橘、半，顺气用香、朴；姜、草甘温，温中益气。食积伤者，脉必沉滑有力，症必肚腹胀痛，加麦芽粉一钱五分，山楂三钱，淡豆豉①一钱，炒砂仁五分，去白术之峻补，甘草之缓中，以防胀闷，保和丸先服，继用枳术丸及固本健脾丸调理。

枳术丸　治男妇胃强脾弱，能食难消，消则泄泻无度，及老幼中气不和，食后呕恶否满，倒饱嗳气，早晚受肚泄泻诸症。

白术炒黄，一斤　枳实炒，八两

荷叶汤叠丸，早空心，姜汤服三钱。

---

① 豉：原作“鼓”，据同治本改。

固本健脾丸 胃为水谷之腑，脾为健运之脏，胃虚则恶食而不纳，脾虚虽食而难消，上则否满，胸膈不舒，下则肚腹膨胀泄泻。久服补益元气，佐助运导而虚泻自已。

白术炒，一斤　陈皮　茯苓各八两　陈黄米炒，八两　陈神曲炒　麦芽粉各四两　木香　肉果面裹煨熟　砂仁炒，各二两

荷叶汤叠丸，早空心，米汤吞服三钱。

生冷伤者，脉必沉迟或沉弦，而症必呕恶腹痛，或恶寒发热，加苍术一钱五分，肉桂、干姜、炒砂仁各五分，先服苏合丸，继服万安丸。

苏合丸 治外感风寒暑湿、山峦瘴毒、尸侵鬼蛀之客邪，内伤生冷坚硬、难腐难消之物，及郁痰积滞、凝寒湿热之气，以致恶心呕吐，肚腹绞痛，转筋暴泻，干湿霍乱等症。

白术炒　广藿香叶各二两　香附生用，四两　沉香　乳香　丁香　檀香　木香　白蔻仁　荜茇　广陈皮　诃子肉　朱砂飞净　苏合油各一两　麝香二钱

炼蜜和丸鸡豆大，约重一钱，蜡圆封固，不拘时，姜汤化服一丸。

香砂万安丸见前脾泄条　酒积伤者，脉必沉滑或弦滑，症必呕恶腹痛，后重兼积，加干葛三钱，炒泽泻一钱五分，藿香一钱，白蔻仁五分，兼服香连顺气丸。

香连顺气丸即香连化滞丸，见痢门内伤之痢条　痰积多泻，脉多滑数，或沉滑，或弦滑，症现三脘否闷，嗳腐倒饱，痰唾稠黏，呕恶喘嗽，肠鸣腹痛，绵绵不绝，痛必泄泻而不通畅，加制半夏二钱，茯苓一钱五分，猪苓一钱，去木香、厚

朴，兼服橘半枳术丸。

橘半枳术丸见痰饮门五饮条

伤食门

或问：饮食者，乃日用养生之物，如何伤之而至于发热有类伤寒之症也？

答曰：食积类伤寒者，多由中气素亏，兼之失饥过饱，大损脾胃元气所致。善调摄者，每遇劳烦饥饿之后，先以糊饮薄粥之类少济饥虚，调和脾胃，使其易纳易消而免停滞积聚之患。今人反于饥饿之时恣意饱餐，不知已损之脾胃焉能保其营运分消之如旧？所以停积于中，以致胀闷不舒，嗳腐作酸，恶心呕逆，发热体倦，口苦舌燥，腹满便结，诸病杂出也。既已如此，尤当禁食周时，用温消腐熟、和中下气之剂治之，或先探吐，以去上脘痰涎食饭，使胃气得伸而糟泊传送于小肠，其病势自缓。倘不审新旧，惟取一时之快，误投硝、黄通利之物，或大小肠之旁流宿垢虽行，而三腕未化之新食仍在，反因寒苦之味所淹，一时不能腐熟分消，反至否胀增剧，壮热日盛，此由脾胃气虚，营卫受伤，而状如伤寒矣。盖伤食下早则成类伤寒，若伤寒下早则成结胸，皆职乎此也。治者当审平日脾胃之虚实，所伤之新久，食物之坚脆生熟，兼症之风寒暑湿，而用后方加减施治，庶无舛耳。

伤寒兼外感脉证 气口之脉洪滑有力，为内伤饮食。若人迎之脉亦浮紧，必兼外感风寒，因其外感而食愈难消，则胸中胀闷，嗳腐不清，头疼体痛而寒热交作，一如伤寒之状，必须先表后里，内外和解，使腕中宿垢已消，审二便之通涩而行之。

伤食兼外感主方

防风三钱　陈皮　神曲各一钱五分　羌活　苏叶　麦芽粉各一钱　淡豆豉二钱　甘草二分　生姜三片

水煎，不拘时服。

羌、防、苏叶达表以疏解风寒，麦芽、神曲、豆豉腐熟水谷以消食，陈、甘理气和中，生姜温中止呕。恶心，加半夏一钱五分；作胀，加厚朴一钱。如外寒已解而内热未清，大便燥结不行者，加炒枳实一钱，山楂三钱。如胃火盛，口秽作渴者，加黄芩一钱，花粉一钱五分。二种皆去羌、防、苏叶、生姜不用。无论所伤生冷熟物，概以前方为准。

里实伤食脉证　形神充厚，六脉有力，气口滑大而心胸否闷，三腕作痛，肚腹膨胀，后出余气者，此食填至阴也，主以后方。

里实伤食主方

山楂打碎，炒，三钱　麦芽粉二钱　陈皮　神曲炒，各一钱五分　厚朴一钱　淡豆豉二钱　槟榔五分　甘草二分　生姜三片

水煎，不拘时服。

消食必先顺气，陈皮、厚朴、槟榔宽中下气之峻剂也；消食先求腐熟，腐熟则小肠易于受盛，山楂、神曲、麦芽、豆豉腐熟水谷之良剂也。如恶心欲吐者，先用豆豉五钱，葱头二枚，生姜三片，煎浓汤二碗，乘热服下，探吐，使食在上者一涌而出，在下者气得升提而易化，然后用前方佐其消

导。如先怒气而后停食，或伤食而后加气者，加柴胡一钱五分，青皮一钱。

保和丸即和中顺气丸，见内伤门食物内伤条

芩连橘半枳术丸见郁门痰郁条

里虚伤食脉证　平素中气虚弱，弱则食不易纳，纳则食不易消，三腕否结不快，以致不思饮食，即食而无味，乍寒乍热，肢体困倦，中寒气滞，腹痛便泄。六脉微弱，举按无神。以温补兼消之剂和之。

里虚伤食主方

白术二钱　陈皮　麦芽粉各钱半　半夏　神曲各一钱　肉果煨　砂仁炒，各五分　炙甘草二分　生姜二片

水煎，午前、午后空心服。

君白术以培补中气，开胃健脾；半夏、炙草和中消痰，陈皮、砂仁和中顺气；肉果、生姜温中，神曲、麦芽消食。中气虚寒，加炮姜一钱，肉桂五分。若中宫素有湿痰而恶心者，加半夏五分，茯苓一钱。三腕作痛，加炒山楂三钱，减白术五分。元气虚弱，即前方加人参一钱。初起，服香砂枳术丸，和中顺气，健脾消食。如泄泻，服固本健脾丸。虚，则参汤服冲和资生丸。

香砂枳术丸见内伤门食物内伤条

固本健脾丸见泄泻门食积伤条

冲和资生丸见气门脾胃气不足条

或问：既能伤食，亦有伤饮者否？冷热荤素易消难化各有分别否？

答曰：食为有形有质之物，停留不消则伤胃，饮为有形无质之物，停留不泄则伤脾，所以另叙一方，以便审用。至于荤素生冷炙煿，一入胃腑则混淆莫辨，惟宜理气则易于传导，惟求腐熟则易于消化。前方不偏寒热，从乎中治，能中病而无伤元气。

伤饮脉证 饮即茶汤酒水之类，或暴渴引饮而停留，或乘兴狂饮而沉湎，或僧流韵士茗饮无节，多致湿热干脾，分消不及，久则面黄肌瘦，中满喘急，呕恶烦渴，肿胀泄泻，诸症毕至，再感痢疾，必至危殆难起。初起精神犹旺，而六脉沉滑有神者，易治；若久病而形神虚萎，六脉微细濡软，举按无力，为难治。

伤饮主方

苡仁炒黄，三钱　茯苓二钱　桑皮一钱五分　陈皮　猪苓　苏叶　泽泻各一钱　苍术炒，五分　生姜三片

水煎，午前、午后服。

多饮伤脾，脾土过湿则不能营运，必先上下表里分消其湿而脾土自燥，苡仁、茯苓脾家渗湿之药，苏叶、桑皮肺家散湿之味，猪苓、泽泻导膀胱之湿以下行，苍术、陈皮燥肠胃之湿而止泻，开鬼门，洁净府，为治湿之平剂。初起脾胃气旺者宜之，余则加减于后，胃苓散可服。脾虚泄泻者，加炒白术二钱，煨肉果一钱，去苡仁之沉滞，苏叶之辛散。如肺虚，加人参一钱，炒白术一钱五分，去苡仁、苏叶、桑皮。如水气乘金，肺不能输布通条，则面浮气喘，加杏仁一钱，炒苏子一钱五分，去猪苓、苏叶、苍术，宜服圣灵丹。

四肢肿胀，即前方加大腹皮一钱，陈皮五分。如伤酒而恶心呕吐，烦渴者，加干葛三钱，半夏一钱五分，藿香一钱，去桑皮、苍术，上清丸、冰梅丸宜服。酒积腹痛而飧泄者，服香连健脾丸。酒毒蕴积，脾胃不和，服芩连橘半枳术丸①。若平素脾胃虚弱而嗜茶者，即前方加炒白术三钱，炒苍术五分，去苡仁不用，常服固本健脾丸。若面黄浮肿，绵绵腹痛，腰脚酸软者，服褪金启脾丸、胜金余粮丸。

胃苓散见湿门里湿条

圣灵丹见湿门土湿条

上清丸见火门心与小肠实火条

冰梅丸见内伤门饮酒内伤条

香连健脾丸见痢门三阴自痢清里条

芩连橘半枳术丸见郁门痰郁条

褪金启脾丸见湿门里湿条

胜金余粮丸见黄疸门妇女虚痨黄疸条

---

① 芩连橘半枳术丸："芩"原作"苓"，据同治本改。按底本黄芩之"芩"多有讹作"苓"者，今据同治本改，后见仿此。

卷　九

霍乱门

或问：霍乱吐泻，病起仓卒者，何气使然也？

答曰：霍乱者，挥霍变乱之义。人身以阴阳和平为贵，若阳争于内，阴扰于外，或阴抗于中，阳拒于外，谓之阴阳错乱，彼此不和，如仇敌然。仓卒间气蔽不通，闷绝欲死，肠腹绞痛，气逆则恶心呕吐，气陷则暴注下泄，危在顷刻，有若医药不及措手之势，故曰乱也。

或问：霍乱暴发，有先吐者，有先泻者，亦有不吐不泻者，有转筋者，有呃逆而四肢厥冷者，或生或死，何以别之？

答曰：霍乱诚为暴证，生死实在顷刻，不可不慎之于初。然致病之因，总不外于无形之暑湿所干，有形之痰食所阻，使三焦气道闭绝不通，以致阴阳舛错，寒热交攻而变起仓卒。其时但求升降分疏，表里透达，气得通畅，不致隔塞，病当随减。若上不得吐，下不得泻，其气闭于胸腹，谓之干霍乱者，其势更危，不拘冷热，汤水入口即死，即定后犹忌，以防变病。治此症者，宜通宣，忌塞忌补。救急之法，惟用生姜五钱，食盐二两，煎汤四五碗，不冷不热，凉水顿温频呷，探之使吐。若急切，不及煎汤顿温者，可用短水[1]、冷白酒调矾红[2]末频呷，约酒一碗用矾三钱，痛定即止，切[3]勿多服。吐后再用打痧法，先刮颈背，次刮两臂肘弯，又次刮两腿弯，俟刮出紫黑痧为快[4]，病势自缓。然后审明属寒属热，属食属痰，分而主治。然此证犹有内伤外感在经在腑在脏及虚实寒热不同，临症必须细察无忽。

外感风寒暑湿霍乱脉证　夏秋之交，暑气正酷而凉风骤爽，人于此时最易感触。盖寒邪遏于外，暑毒郁于中，必致头疼恶寒，身热烦渴，两关脉沉弦或浮紧。此系营卫不通，阴阳舛错，肠胃闭塞，上闭则胃先疼而恶心，下闭则腹先痛而欲泻，吐则胃痛止，泻则腹痛缓，是寒暑随吐泻而散，气得通也。若不能吐泻者，急宜探吐刮痧，继服后方疏通表里。

外感霍乱主方

干葛三钱　陈皮　半夏　藿香各一钱五分　厚朴　香薷　苏叶各一钱　甘草二分　生姜三片

水煎，不拘时服。

苏叶、干葛专清风暑，若头疼关节痛者，加羌活以治在表寒邪；香薷、藿香、姜、朴兼清暑湿，若呕吐泄泻，加炒扁豆以和脾胃之气；凡为呕吐泄泻，多属气滞痰凝，而二陈又为必用之药。头疼关节痛，加防风一钱五分，羌活一钱。如不能吐，加淡豆豉二钱，葱头一个。不能泻，加木香一钱

① 短水：同治本作“阴阳水”三字。

② 矾红：同治本作“明矾”。

③ 切：原作“仍”，据同治本改。

④ 快：同治本作“妙”。

五分，热服即泻。已经吐泻者，加炒砂仁一钱，茯苓一钱五分，去苏叶、香薷。若头疼已减，体热吐泻已止[①]，加炒扁豆三钱，茯苓一钱五分，炒砂仁、炒泽泻各一钱，减干葛二钱，去苏叶、香薷不用。若外受风暑，内停饮食，心腹绞痛，霍乱吐泻，急服苏合丸。如不能吐泻者，上用盐汤探吐，内用苏合丸一丸先服，随用备急丸十粒取利，或用玉枢丹连服两三锭以取吐利，俟苏醒，随症用药。若上吐下泻，心腹窘痛，四肢厥冷，倦卧恶寒者，宜服二气丹。若独受暑热，霍乱吐泻，上则烦渴燥热，下则前阴独秘，小腹胀满者，服六一散。若卒中暑毒霍乱，急以热童便或人尿灌服，俟苏用药。如转筋吐泻，囊缩挛卷者，服藿薷散。

苏合丸见中寒门寒中太阴条

备急丸见内伤门食物内伤条

玉枢丹　治山峦瘴雾之毒与暑湿之气并结于中为病，或中尸气疮毒及蛇虫兽毒，或食毒菌河豚，一时心腹胀闷不通，绞痛欲死，吐泻不能，上下闭绝，语言错乱，人事不省，急用此丹，连服二三锭，以取吐利。

文蛤焙燥，三两　山慈菇焙燥，三两　千金子[②]取霜，两半　红芽大戟酒润，焙，一两七钱五分　山豆根六钱二分五厘　全蝎三个　朱砂飞净，一钱二分五厘　麝香七分五厘　雄黄一两二钱五分

---

① 已止：同治本作“未止”。

② 千金子：续随子。

为细末，五月五日午时粽子尖和，印成锭[1]，约二钱重，临症缓则磨汁，急则捣末，滚汤调服，中暑冷服，霍乱温服。

二炁丹见中暑门中暍条

六一散见中暑门阴虚伤暑条

藿薷散 暑毒伤肝则厥阴风木与火兼化，郁遏不伸，以致霍乱转筋吐泻，囊缩卷卧，肚腹绞痛，急用此剂，表里疏泄。

香薷四两 藿香三两 陈皮 扁豆炒，各二两 干葛 厚朴 苏叶 防风 泽泻 木瓜各一两五钱 猪苓 青皮各一两 砂仁五钱 甘草三钱

为细末，姜汤调服三钱。

内伤暑湿痰饮食积脉证 长夏初秋，暑热用令，最宜谨慎饮食，否则脾胃易伤。若任性违时，当风露坐，浮瓜沉李，冰果饮食，恣啖不择，则风寒暑湿、食积停饮先已隐伏于中，遇有内伤外感，陡然触发，则口干呕恶，胸膈胀闷，肚腹疼痛。若使吐泻不行，上下闭绝，必致四肢厥逆，冷汗如雨，烦渴躁妄而死。六脉或沉伏，或沉滑，或浮弦洪数不一。先宜前列备急诸药及探吐之法，随症施治，继用后方调理。盖外感必兼内伤，而内伤竟有绝无外感者，故诸药俱备列于外感条后。若遇后三症[2]，不妨对病取用。

---

① 印成锭：用印模制成锭子状。

② 若遇后三症：同治本此下有“即内伤转筋虚损等症”九字。

内伤霍乱主方

淡豆豉三钱　陈皮二钱　藿香　半夏各一钱五分　苍术　厚朴各一钱　甘草二分　生姜三片

水煎，不时服。

凡食填至阴，必先疏通气道为主，前方乃通剂，非利剂也，不偏寒热香燥克伐，中和利于通治。烦渴躁妄，加干葛二钱，去苍术之燥。如不泻，加香薷一钱五分，枳实一钱，去豆豉、苍术。如伤肉食，加炒山楂三钱。粉食，炒谷芽三钱，炒杏仁二钱。面食，神曲二钱，炒卜子一钱。烦渴溺闭者，六一散。恶心欲呕，以盐汤探吐。呕恶腹痛，服苏合丸。吐泻不通，苏合同备急丸。吐泻并行，腹痛肢冷，恶寒卷卧者，服二炁丹。

或问：转筋吐泻，势亦危笃，其由腑由脏？为实为虚？属寒属火？幸以教我。

答曰：转筋之症，纯属暑火，绝无寒湿，正谓诸呕吐酸，皆属于火，暴注下迫，皆属于暑。盖暑具燥烈迫速之性，而宗筋则络于肠胃两阳明之分，若暑毒干于肠胃，则阳明热极而宗筋燥缩紧急，故满腹抽引为痛，此阳症也，四肢不厥，为轻。又肝主筋，若暑毒传于厥阴，则厥阴之络循阴器而主宗筋，所以转筋入腹，有绞肠疼痛之危，甚至四肢厥逆，舌卷囊缩，此阴症也，系阴虚血少所致，故为重。六脉浮弦急数者易愈，若沉伏不应者难治。虽经吐泻，未能全愈，尚须清暑以和气，润燥以舒筋脉。

转筋霍乱主方

扁豆炒黄，三钱　藿香五钱　木瓜　橘红各一钱五分　车前　茯苓各一钱　香薷五分

水煎，不拘时服。

病因暑湿而致，不分外清解散。若阳明厥阴，喜润恶燥之物，佐以滋泽清润之味。未经吐泻者，加淡豆豉三钱，香薷一钱，去扁豆、茯苓。已经吐泻而转未愈，烦渴饮冷，肢温多汗，脉浮数者，属阳明症，加人参一钱，麦冬一钱五分，黄连五分，去香薷、藿香。若吐泻之后，转筋腹痛犹在，渴不欲饮，厥冷无汗，脉沉数或沉弦者，属厥阴症，虽曰厥逆，多由痛极，原属于火，忌服温燥，宜加当归一钱，川芎五分，辛润之剂以滋血舒筋，去香薷、藿香之燥。此症初起，藿茹散宜服。若腹痛厥冷，转筋脉伏，恶寒卷卧，服二炁丹，外以两手兜阴囊，女以两手摩乳头，盖厥阴之经络于阴器，厥阴之气上至乳头而终耳。或以滚醋泼炭薰鼻，或以浓滚盐汤浸两腿，可愈。

或问：有因霍乱而吐泻，或吐泻以致肢体厥冷，自汗烦躁，渴不欲饮，脉或虚浮，或沉伏而欲脱者，何也？

答曰：此等必由酒色过度，或谋虑伤神，平日中气先虚，本元浅薄，适因暑湿外触，生冷内伤，遂成霍乱。或自行吐泻，或使之吐泻，以宣通郁遏闭塞之邪，以致真元之气随吐泻而暴脱，津液随吐泻而枯涸，苟非后方接补，十无一二可生。

虚损霍乱主方

人参五钱　麦冬一钱五分　陈皮　炮姜　附子　肉桂各一钱　五味子　甘草各五分

水煎浓，不时急服。

元气暴脱，全藉[1]参、附回阳；津液暴竭，必得麦、味生津；陈皮、甘草和中，姜、桂辛温益气，即建中、理中之义。不烦渴，不发躁，欲近热饮热者，加白术二钱，去麦冬、五味。如畏寒倦卧，面青肢厥，胸满腹痛，舌卷囊缩，不烦躁发渴，此真三阴虚寒症也，六脉沉伏不起，急加白术三钱，茯苓一钱五分，干姜一钱，去炮姜、麦冬、五味，服参附理中丸。若吐泻不止，胸腹胀闷，加茯苓块三钱，白术一钱五分，半夏一钱，陈皮五分，肉果一钱，益智仁七分，生姜三片，去麦冬、五味，减人参三钱，附子五分。如腹痛不已，服苏合丸或二炁丹。

参附理中丸见中寒门寒中太阴条

或问：霍乱症见于暑天独多，缘何亦有三阴之虚寒者也？答曰：人以夏日行酷暑之令，有热无寒，恣以六一散、香薷饮、冰桃瓜果种种生冷之物以解暑，遂可杜中暑霍乱及疟痢诸病，毫不解。夏三月阳气尽情发越于外，惟有伏阴在内，过食生冷，不惟无解于暑热，而反以寒益寒，肠胃元气受伤，变起不测，是欲却病而反速之病也，岂不谬哉？况以

① 藉：原作"籍"，据同治本改。

七情六欲淘溺[1]久虚之体当之，虽届盛暑，焉能免于重阴之交剥[2]也？颐生[3]之士，可不慎之？

呕吐哕门

或问：呕吐哕三者，皆由胃气不和所致，何故又有三阳之别也？

答曰：胃气不和，则呕吐哕三症。然致胃不和者三阳也，太阳寒水主吐，少阳寒热相兼主呕，阳明纯火主哕，不可不察也。

或问：致病之因有三，受病总属于胃，胃既自病，以何法和之？甚有汤药不受者又将何如？

答曰：胃为水谷之海，无物不容，无物不纳，主入而不出者也。若呕吐哕，乃不能容纳，出而不入者也。亦不止于三阳为病，且有新久寒热虚实有形无形之不同。或胃因邪触，其气不和而受此三症，其病去而胃气平复，饮食如故，此邪轻而病浅，谓之新起有余之症者，易治；若病后得之，则不拘三因，乃胃家之元气自虚为病，胃气既虚，则水谷日减，精神日弱，所谓无胃者也，六脉因之无神，而无胃者死，为难治。症分数门，参以古方，庶为入彀。

或问：何以为吐？吐症有几？

① 淘溺：沉溺其中而伤耗精气。淘，耗费。

② 剥：剥削。典出《周易·剥卦》。

③ 颐生：养生。

答曰：吐者，直出也，一涌而出，有物无声。在伤寒热症门属太阳寒水膀胱经受病。盖太阳初感寒邪，胃家亦必有寒，饮食下咽，为寒隔拒，以致恶心而自吐，外必头疼项强，肢体酸痛，恶寒身热，此太阳表寒吐症也。或因宿食未消而饱胀难忍，特以药探吐而吐者，吐中自有宣发之义耳。其两气口脉浮紧，或浮弦，或沉滑而实，左脉较甚者，当以太阳治表之药为主，兼和脾胃，须知急于疏散，使邪从汗解，不致传里。苟无头疼项强诸表症，止于畏寒体倦，喜食辛辣，欲得热饮而恶心欲吐者，此太阴脾经受病，寒客于胃，内伤生冷有形之物，外兼微寒，其右气口脉必浮紧，或沉滑，或弦滑，宜以调和脾胃为主，而佐辛温疏散之剂。至于伤食伤饮及霍乱番胃恶阻，皆能致吐，各具本门。

吐症主方

半夏三钱　陈皮一钱五分　茯苓　厚朴姜汁炒　广藿香各一钱　甘草三分　生姜三分

水煎，不拘时服。

二陈加姜，和中治吐、顺气消痰所必用；厚朴温中下气而兼消水谷；藿香辛温，辛能散寒，温能治吐。外感寒邪，兼有寒痰宿食者，以表散为主，加防风二钱，苏叶、羌活各一钱五分，去茯苓，服苏合丸。内伤生冷饮食，外兼寒邪者，以温消理气为主，加麦芽二钱，神曲一钱五分，苏、防各一钱，去茯苓，服木香豆蔻丸。

苏合丸见中寒门寒中太阴条

木香豆蔻丸　脾胃久弱，中气虚寒，则寒痰冷饮壅滞胸中，以致否结不舒，怏怏欲呕，及吞酸倒饱嗳腐，不思饮食者宜之。

白蔻仁三两，另末　良姜八钱[1]　丁皮[2]　官桂　丁香　木香　檀香　藿香　三棱　蓬术　三柰[3]各五钱　甘草炙黄，四两　陈皮　山楂　香附姜制，各二两五钱　甘松五钱

自良姜至甘松共为细末，另以豆蔻末为母，水叠丸，午前、午后姜汤吞服二三钱。

或问：何以为呕？呕之为病有几？

答曰：呕者，有声有物，频频不已，本胃中不能容忍，恶心欲呕，所呕之物无非痰涎水饮。在伤寒热症门属少阳胆，外兼寒热，经云诸呕吐酸，皆属于火，所以有声有物，乃木火土同病也。若寒热往来似疟者，当从热症治，以和解少阳热邪为主，兼理脾胃。如无寒邪外症，惟止呕逆者，从杂症治，以调和脾胃为主，兼清肝胆。呕家之脉必弦，弦滑多痰，弦数多火，沉迟而弦为寒，浮弦为风。

呕症主方

半夏三钱　茯苓　橘红各一钱五分　广藿香一钱　厚朴　枳实各五分　甘草二分　生姜三片

水煎，不拘时服。

二陈加姜，治呕之圣药；藿、朴温中下气，枳实破滞消

---

① 八钱："八"上原衍"各"字，据文义删。

② 丁皮：同治本作"青皮"。

③ 三柰：山柰。

食。如兼寒热往来，脉见浮弦而滑者，热症也，加柴胡一钱五分，炒黄芩一钱，干葛一钱，去藿香。无食，并去朴、实，有则仍用。如无寒热，脉弦滑者，痰症也，加炒白术一钱补脾胃之营气，以去痰之本，增枳实五分，以行痰之标，而去藿、朴，服橘半枳术丸。如食积凝痰，作酸而呕，脉见弦滑而数者，加山楂三钱，神曲一钱五分，姜制黄连一钱，消食清火，去藿、朴不用，服芩连橘半枳术丸或和中顺气丸。六脉沉濡软滑，素多湿痰郁气者，加炒白术一钱五分，炒苍术一钱，去枳实。六脉沉微细滑，本于胃气虚弱，中寒作呕者，加炒白术二钱，人参一钱，炒砂仁五分，减半夏之半，去藿、朴、枳实，服香砂健脾丸。

橘半枳术丸见痰饮门五饮条

芩连橘半枳术丸见郁门痰郁条

和中顺气丸见内伤门食物内伤条

香砂健脾丸　盖脾之本性喜温恶寒，喜燥恶湿，喜香恶臭，喜通恶滞，若或虚寒，不能营运，湿痰食积稽留，则致饮食不思而难进，虽进而难消，于是呕恶吞酸，倒饱嗳腐，肠鸣泄泻，浮黄肿胀，诸症悉起。是药甘温香燥，从其性而启发营气，脾胃易于容纳，使脾速于运化，凡男妇小儿中气不和，三腕否闷不舒，肢体消瘦无力者，皆宜常服。

白术炒黄，四两　陈皮　香附姜制，各二两　陈黄米炒，二合　神曲炒　麦芽粉各一两　木香　砂仁炒，各五钱

荷叶汤叠丸，空心，白滚汤吞服二三钱。

或问：哕状若何？治法与呕吐有别否？

答曰：哕者，今之所谓干恶心也。有声而浊，浊而长，无物可呕者，阳明胃腑之实火也。实火者，乃本经痰气食郁滞不通所化之火，或阳明热症邪热留与胃腑不清之火。若无物无声，惟伸颈开口而哕，一息之间随发随止者，胃腑之虚火也。虚火者，乃本经元气虚弱，或阴火冲逆也。总之，所谓诸逆冲上，皆属于火，而哕为火象无疑，实者脉必弦滑数而有力，虚者沉弦数而无力。至于阳明邪热为病，自有身热、口渴、便结诸表证可辨。

哕症主方

半夏二钱　茯苓　橘红各一钱五分　黄连姜炒　枳实各一钱　甘草二分　生姜三片

水煎，不拘时服。胃中痰气火并结为病，以二陈豁痰利气，枳实破结滞，黄连清郁火，服香连枳术丸。若阳明邪热不清，身热烦渴，脉有力者，加柴胡一钱，炒黑山栀、竹茹各一钱。胃虚气弱，脉必无力，加炒白术一钱，人参五分，减黄连五分，去枳实不用。若阴虚火盛，冲逆而哕，脉必微弱虚数无力，加人参二钱，炒白芍一钱五分，竹茹一钱，减黄连五分，去枳实不用，服香连丸。

香连枳术丸　或湿热之气郁于胃腑阳明，热毒久伏不清，以致否满嘈杂，吞酸吐酸，恶心呕吐。

白术四两　枳实麸炒，二两　广橘红　半夏　麦芽粉　神曲各一两　陈黄米炒焦，二合　木香五钱　川连姜炒，五钱荷叶汤叠丸，食前空心，百滚汤[1]吞服二钱。

香连丸 伤寒余热及痢后虚火郁滞，胃中不清而干哕者宜之。

川黄连五两 吴茱萸去枝，二两五钱 木香另为细末，听用，一两二钱

先将黄连、茱萸二味用水同煮至汁干，去茱，用连切片，炒至紫黄色，为细末，约有净末四两，加木香末一两，以少醋入浓米饮和丸如桐子大，每服二三十丸，姜橘淡乌梅汤吞服，虚用人参汤下。

或问：更有非呕吐哕，而但觉恶心恶食，或不思饮食，或思食而不能进，或见饮食而反加呕恶者，何也？

答曰：此系胃家元气自虚自病，别无外感内伤兼症。盖其人中气素亏，胃不易纳，脾不易消，无病而常病，脉多微弱者，后方主之。若久病之后，脾胃元气不醒，不思饮食，即食而难消化，或见食恶心者，亦后方主之。至于高年童稚，脾胃本弱，复为饮食过饱所伤，因而见食畏恶，甚至呕恶不和者，总以后方调治。

胃虚恶心恶食主方

白术三钱 人参 茯苓各一钱五分 陈皮 半夏各一钱 黄芪炒 藿香 白蔻仁 砂仁炒，各五分 炙甘草三分 生姜煨焦，一片

水煎，早晚空心服。

---

① 百滚汤：同治本作“白滚汤”。

脾胃受病，气必郁滞，滞则否满，虽欲补益元气，必假芳香之药醒发胃气，使之进食。前方甘温健脾，芳香开胃，不惟从其性，而且益其气也。脾不能消，胃不能纳而恶心否满者，服香砂健脾丸。不思饮食及见食恶心者，服胃爱丸。心脾营气不足，精血不充，无病而病者，服冲和资生丸。

香砂健脾丸见本门呕条

胃爱丸见气门脾胃营气条

冲和资生丸见气门脾胃营气条

番胃门

或问：胃主司纳，无所不容，今何以呕吐？呕吐之故可得闻乎？

答曰：胃之下口即小肠之上口，小肠为受盛之官，变化出焉。盖饮食入胃，赖脾气以营运，肾气以薰蒸，则在胃之水谷方能腐熟，其至精至微无形之气游溢上输于肺，肺为施布，转输四脏，四脏禀受水谷精微之气而化为津精血液焉，其腐熟之物渐渐下输于小肠，小肠受盛而变化，下行于阑门，泌[①]别其水液，输于膀胱，化为便溺而出，其糟粕为粪，入于大肠，大肠为传导之腑，由幽门而出，此为常度。只因脾虚不能运，肺虚不能转布，肾虚则釜底无火，不能腐熟，使三焦之气失其常度，有升无降，有出无入，初则泛泛不知，为呕为吐，久则顺其炎上之性，竟成番胃矣。

---

① 泌：原作“沁”，据文义改。

或问：番胃一症明系脾胃不和，大小肠不能受盛传导，其理至当矣，前文又云肺肾者何也？

答曰：医者病者咸知番胃为胃病，而不知大肠小肠亦病，即知脾胃大小肠病，而不知肺[①]肾先病，乃子母元气先亏，相因而病也。何也？盖肺为天，天气欲其降，降则肾受母气而地道通。地道通者，坎中阳火从右之阴而上行生脾胃之土，而脾胃得命门之火薰蒸则水谷易于腐熟，天气降，则大肠亦得展其传导之力而大便调，况肺与大肠相表里，亦息息相通，以无形之元气传导有形之糟粕。若病番胃，先由肺肾之真气日损，升降上下之气不利，且肾主门户，故大便不通，肺主呼吸，故气出多入少。饮食入口，非呛逆不入，即噎塞不下，延至水浆不饮，皆不能进，进则化为白沫吐出。此症初由气郁化火[②]，火郁生痰，痰气火阻塞三腕之气道所致，继而气血焉[③]能运行，水谷不能下咽，则后天资生之本绝，势必至于肠胃干涸，形神枯萎而死。

或问：病至于此，亦有得生之理乎？

答曰：凡病初生，未必必死，必死之病，病于必死之人耳。此症多因忧愁思虑，恣嗜纵欲，先伤五脏之精神气血，失其升降出入之常度而成。若病后痛改前非，息心静养，加意调摄，择医专任，志诚服药，岂无生理？但恐财帛重于身

① 肺：原作“脾”，据同治本改。

② 火：原作“汤”，据文义改。

③ 焉：原作“汤”，据同治本改。

命，医药轻于妄投，情性不能变易，愁怒过于逸乐，虽有卢扁灵丹，又焉用之？每遇此症，先视其人果能从谏就绳[①]，方与悉心施治。若或不然，则不得不为秦越人望齐桓而却走也。

番胃脉证　胃有三脘，近咽者为上脘，近小肠者为下脘，中为中脘。得食即吐者，病在上脘，此胃家自虚自病而不纳，随气逆火炎而吐，吐出之物犹未变也。停久而吐，病在中脘，乃脾虚不能营运，肾虚不能腐熟，随气逆火炎而吐，吐出之物将腐而未熟者也。朝食暮吐，病在下脘，系小肠不能受盛，随气逆火炎而吐，吐出之物已腐熟而变化者也。初起之脉，两关滑数有神，至数清爽者，可治。若六脉沉涩而细数，或弦急而空大，至数短促，无和缓之象，形神虽好，亦非寿相，此正所谓无胃者死[②]。

番胃治法　得食即吐，胃不能纳，兼之气逆火炎所致，当以调养开胃为主，顺气清火兼之。停久而吐，当佐脾运导、消化水谷为主，而顺气清火兼之。朝食暮吐者，病属小肠，宜顺气降火坠下之药主治。初起虽由脾肺肾三经元气亏损，失其升降上下之节而致，必先有痰气火结滞于肠胃，阻塞气道而成，故先宜开郁顺气、清火消痰治其标，久则兼补兼清，远则调和气血，滋润肠胃。若辛香燥烈之剂暂图开胃，暗耗血液者，始终忌之。

---

① 从谏就绳：听从谏言，遵守规则。

② 无胃者死：语本《素问·平人气象论》。

番胃主方

山楂肉三钱　贝母二钱　橘红一钱五分　白术蜜水炒黄　白芍酒炒，各一钱　人参　黄连酒炒紫黄色　枳实麸炒，各五分

水煎，黎明空心，徐徐逐口呷下。不宜骤进，使其呕恶。

番胃之初，必由气虚气郁，火郁生痰，三者并结于腕中而成，故以参、术益气，使脾肺复其营运施布之本；楂肉疏肝开郁，消积清胃；佐枳实以顺气，连、芍清肝胃之火，橘、贝消三腕之痰。是为和中清利之剂。初病饮食仍进，或吐或不吐，元气未大亏者，前方加枳实五分，黄连五分，川石斛一钱五分，量减参、术。如元气久虚，加人参一钱，白术、川石斛各一钱五分，量减黄连、枳实。日远气血两虚，大便秘结，加人参二钱，枸杞、牛膝各一钱五分，去黄连、枳实之寒燥，减山楂之半。精神元气虚极，肠胃枯塞不通，已成上格下关者，用童便浸人参三五钱，枸杞二钱，牛膝一钱五分，松子泥五钱，去楂肉、枳实。如虚寒无火，喜暖饮热者，并去黄连，加洗净焙干肉苁蓉三钱。

或问：番胃既久，不惟吐食，即汤药亦不能受者，将若之何？

答曰：病至汤药不受，脾胃虚极，火与气亢极，当以后方暂止其吐，吐止而后服药可也。若精神犹好，不至虚脱者，用开关散吐去膈中痰涎以通气道；如不堪吐者，用坠痰丸频服去痰。

暂服止吐主方

黑铅二两　山楂肉三钱　川贝母二钱　川石斛一钱五分　白

芎一钱　川黄连五分

水浓煎四五沸，入陈年铁锈细末一钱，再煎至六七分，去渣，隔汤顿热，徐徐而服，勿使呕恶。如虚，加人参一钱五分。上药五种，不出顺气清火、消痰平胃为主。加铅与铁者，取金能制木，引肝肾之气下达，以杀炎逆之势。

开关散　番胃初起，不拘三腕迟速吐逆，及噎膈之症，以此探吐凝痰积饮，使气道通而能纳，仓廪空而能容也。吐后进食无碍，当责之脾肾大小肠，以前方量虚实加减，佐其腐熟受盛传导之用耳。

升麻取绿色坚实者，酒拌周时，俟润透晒干，炒黑色用，八钱　台乌盐水拌透，炒黄色用，八钱　苍术米泔水润透，炙至白烟起，碗覆存性用，一钱

上药用水二碗煎一碗，隔汤顿热勿冷，令病者仰卧正枕，以洗净新羊毛笔蘸[1]药，使病人吮之，欲吐则任其吐，吐后复吮。吐至五六口，当吐痰不吐药，吮至半碗，并痰不吐，吮完自能进食。

坠痰丸　浮痰积饮灌注膈中，不惟食饮阻碍，自反胃而渐成噎膈，即汤药不分补泻，并为隔塞而难展其力。用以后方，浊者澄之，散者聚之，浮者坠之，湿者燥之，净去其痰，以通气道，空仓廪也。较前吐法稍稳，当察症之缓急，量气之虚实而用。

半夏姜矾制，净，二两　乌梅肉焙枯，二两　广橘红二两　明

① 蘸：原作“醮”，据文义改。

矾童便、姜汁三大茶杯，萝卜汁三饭碗，煮枯焙干，二两　**薄荷叶**二钱五分　**青礞石**煅红，二钱五分

共为极细末，姜汁调稀糊为丸如芡实大，每服三丸。少壮分早午晚用淡姜汤吞三服，老弱者日进一服。若气郁火燥，寒痰食饮致吐，更有后方酌用。

牛黄清心丸见中风门中腑实证条　痰气火壅塞气道，先番胃而渐至噎膈、关格者用之，有顺气清火、消痰润燥之功。

交泰丸　气郁则肺窍不利，失其清肃施化之功，痰凝则胃腕阻塞，难展容纳转输之力，初则反胃，继成关格。精血尚壮，寒多火少者，以此通利清道。

白蔻仁　角沉香　郁金　白芥子　降香　朱砂　莨菪子①各等分

研细末，烧酒和丸粟米大，午前百沸汤吞服。

降霜丸　火烈金囚，水源枯涸，咽嗌干燥，胃腕闭塞，先番胃而渐噎膈者，以此生津助液，润燥滋枯，攻逐结痰，以通咽路。

黑豆　绿豆各四十九粒　百草霜五钱　硼砂　朱砂各二钱　牙硝　嫩儿茶　滴乳香　川黄连末，各一钱

乌梅肉捣烂，丸如芡实大，每一丸，不时噙化。

宽中散　多忧多郁之人，中气虚寒之体，寒痰湿饮停滞三腕，自呕恶而成反胃，由噎塞而至关格，两关沉滑，或濡软无力者，以此豁痰利气，温中散结。为止呕之圣药，而不

① 莨菪子：同治本作“没石子”。

偏于燥也。

宣姜每块切两片，晒极干者，用二三斤，用粗线穿好，浸极陈无秽真金汁内，七昼夜取出，烈日晒露七昼夜，阴雨不算，挂当风处，一浸一晒，各七七四十九日足，须记明白，不得多少。在空地上①放田泥数担，筑实一土堆，于中挖一大孔，能容炭数斤及姜之处，将姜煨透，去炭火净，以大泥砖盖闭，不使透风，一周时后开看，俟姜成炭取出，星月下露七日，然后研为极细末，收贮磁罐，勿使透风经湿，备用。

凡遇此症，每服三钱，白汤调服。

噎膈门

或问：噎与膈亦有分别否？孰虚孰实？是火是寒？幸以教我。

答曰：噎膈之病岂无分别？但只有虚无实，多火少寒，所以少壮不病，而病于年高衰朽、精枯血燥之人也。多由平日忧思郁结，费心劳神，气郁化火，消耗精津血液，食少事烦，资生之本渐减，遂致胃槁肠枯，阴阳不能和顺，气血不能流通。凡有形渣滓之物不易传导，无质汤饮之类少能下咽，其致病之因多缘情志，所生之症每至难救。

噎之脉与形证　咽者，嚥也，饮食到咽，忽然梗塞，不得嚥者，噎也。噎有不顺之义，病在于肺。肺为天，虚则天气不降，因而地道不通，云雾之气不能上腾，则雨露之泽不能下沛，于是咽嗌不利，气逆不顺，遇饮食而成噎。甚有一

① 上：原作“二”，据同治本改。

见饮食而心中先觉噎塞者，机先病也。脉见微滑缓弱者易治，若沉弦涩数，或空弦急促，而形神枯萎，肌肉消瘦，肠枯便燥者，难治。

噎症治法 此症须知病在气机，乃无形之元气上下不相交浃[1]而成，故后方必先培补真气为主，佐以滋金壮水，而清火消痰则兼之。

噎症主方

麦冬三钱 生地二钱 人参 枣仁 紫菀各一钱五分 知母 牛膝各一钱 橘红五分

水煎，子后寅前热服。

麦冬滋金壮水，补肺之阴，而人参培肺之气，生地滋心之阴，而枣仁育心之气，盖心主血脉，肺为水源也；牛膝、知母清火润燥，紫菀、橘红开郁顺气。人参渐加至三五钱。若心肾不交，金水源竭，阴虚火盛，肠枯液燥者，常服金水膏以滋补。如肺气自虚，自病津液不足，咽喉干燥而噎者，服千里水而清补兼施。如上焦浮逆之火结滞不清，以致咽嗌不利者，犹为不足中之有余，以上清丸就其炎上之势而散也。若痰气火并结于上焦，以致咽嗌不清，阻碍饮食，可称有余，亦用降霜丸清润之药治之。

金水膏见燥门里热燥症[2]条

千里水见暑门阳虚伤暑条

---

① 交浃（jiā 加）：交融。

② 症：原作“正”，据本书卷二改。

上清丸见火门心与小肠实火条

降霜丸见番胃门

或问：膈之与噎，其脉与形症治法，同乎否乎？

答曰：噎乃病于咽嗌之下，系肺家无形之气不顺所致。若膈者，则有物阻隔于心坎之间，使饮食不能进于胃腕也。病由心脾郁结，中气不和，气逆膻中而化火，津液凝聚而成痰，痰气火三者并结不开，初则为痛，痛久成膈。亦有暴怒或郁怒伤肝，肝血亏而肝气有余，则木燥火炎，金囚水涸，脾成燥结之土，失其营运转输之职，凡胃中所有津液尽为燥火所炼而成痰，甚至饮食恣用辛辣炙煿，以助胃火，使胃络伤而血溢，久则凝痰瘀血阻碍咽嗌上腕及清气出入之路，于是汤饮犹能渗入，食物即难到胃。病起精神尚旺，当以脉症参究，或积痰，或死血，或气盛而实火有余，或血枯而虚燥不足，认明施治，亦可十全一二。

或问：膈症由于痰气死血，若趁病初起，精神犹可挽回，何难十全八九？而仍云可愈一二者何哉？

答曰：膈症虽成于痰气死血，然而致气郁痰凝及血瘀积为病者，忧思悲愁恐怒之七情也。竭医药之力，不过开郁消痰，去瘀清火而已，能并其性情而变易哉？况疯痨臌膈为病中四大症，尤为不易。非不易也，亦以其禀性难移，习气难改，禁忌易触也。余所以每临棘手之症，不无三致意焉，盖欲与天下来今之医者病者同此兢业也。

膈之脉与形症　六脉沉弦为气郁，沉滑为痰凝，芤数为死血，弦数有力者为实火，沉涩不数为血枯。症则膻中否结，悒悒不舒，为气郁；恶心干呕，涎沫盈溢，为痰凝；眼白面黄黧黑，大便燥结，小水独清而心坎痛者，为死血；口燥咽干，痰嗽不利，头目不清，为上焦实火；皮肤干燥，面目黄萎，大肠枯涩，精神萧索，为血虚。

膈症治法 血枯者，血以濡之，当养血滋燥为主。火郁上焦，辛以散之，治以甘凉辛润之剂。血瘀，以行导为先而痛当自止；凝痰，审其燥湿而或清或燥；郁气，视其虚实而或补或清。

膈症主方

紫菀三钱 川贝母 山楂肉各二钱 广橘红 枳实 杏仁泥各一钱 川黄连五分

水煎，黎明、午前服。

紫菀辛苦之味，辛能润燥，苦能顺气；佐枳实、橘红以理郁气，佐杏仁、贝母以清郁痰，佐楂肉以疏肝清瘀；使黄连以清肝胃之火。如有死血，加桃仁、归尾各一钱五分，红花一钱，去黄连、杏仁。如瘀血作痛，加延胡、红花各一钱五分，去黄连、杏仁。如积痰作痛，加半夏二钱，瓜蒌霜一钱。大便闭结不通，加松子泥五钱，牛膝二钱，归身一钱五分，去楂肉。如上焦实火，加干葛一钱五分，薄荷一钱，去楂肉，服上清丸。虚火积于上焦，乃不足中有余之火，以降霜丸、千里水清之。寒痰积气凝结不开者，交泰丸、宽中散治之。凝痰积饮隔绝气道者，开关散、坠痰丸或吐或利。阴虚不足者，金水膏滋补之。不足之痰火阻碍肠胃，以八仙膏润而清之。有余之痰火反兼风化而秘结不通者，牛黄清心丸以清之。血枯液燥，二便久秘及死血为碍者，养血滋燥润肠丸以润之。

上清丸见火门心与实火条

降霜丸见番胃门

千里水见中暑门阳虚伤暑条

交泰丸见番胃门

宽中散见番胃门

开关散见番胃门

坠痰丸见番胃门

金水膏见燥门里热燥症[①]条

八仙膏　肺与肾子母相关，金水相生，所谓地气上为云，天气下为雨者也。虚则天地不交，阴阳不和，水源竭而诸燥生，肠胃枯而气道塞，于是上格下关，津枯液燥之症毕至矣。此药久服，清补兼施，痰气并利。

藕汁　姜汁　梨汁　萝卜汁　甘蔗汁　生白果　竹沥　白蜜等分

熬膏，不拘时，隔汤顿热噙化。如痰多，加川贝粉调入。如吐血，加阿胶数钱化下收化下分两多寡随意。

牛黄清心丸见中风门中腑实症条

养血滋燥润肠丸见中风门中脏缓症条

或问：上不得进饮食，下不能大便，中宫饥饿者，何也？答曰：此关格症也，盖因天气不降，地气不升，内关外

① 症：原作“正”，据本书卷二改。

格之义。肺肾胃与大小肠脏腑之气血无一不虚，失其升降营运受盛传导之职，使上下出入气道闭塞不通而致。其脉滑数有神者可治，若沉涩不应，弦急虚搏[①]者不治。以后方调中顺气、滋血润下为主。

关格主方

紫菀三钱　松子肉五钱　人参二钱　牛膝　橘红各一钱五分　枳壳　当归各一钱

水煎，黎明、午后服。

此症虽由五脏气血亏损而致，然肺与大肠相表里，主阳明燥金，因肺之元气先虚，不能施化转布脾胃水谷精微之气，则金水之源不清而阳明之燥气愈盛，以致津液内竭，故以人参益气，紫菀顺气，松子肉润燥，专责于肺也；血主濡之，血枯液燥，大便秘结，以当归、牛膝养血滋燥润下之味为佐；上下气道不通，以橘红顺气宽胸，枳壳宽肠利导。

金水膏见燥门里热燥症条

八仙膏见膈门　不拘时，人参汤调服。

或问：不拘噎膈关格，竟有汤饮亦不能进者，尚有生理耶？

答曰：前症总由气血两虚，津液枯竭，咽嗌肠胃无一不燥。余每用后法，将滋补润燥、清气开郁之药不时输饮无间，亦可十全一二。

童便取清白，不拘多少　川贝母五钱　广橘红一钱五分，煎浓汁

① 搏：同治本作“芤”。

沉香二钱　郁金一钱，磨浓汁　人参二钱，煎浓汁　香稻米饮取新鲜清者，不拘多少　人乳取新鲜者，不拘多少

已上六种汤液各贮小嘴茶壶内，用铜锅隔汤顿热，随病增减，输饮无间，旬日之后自有起色。然初起当以开郁降气为主，宜多服童便、贝母沉香汤，而少用参汤、人乳；至半月后上下通顺，当以补益为主，宜多服参汤、人乳、米饮，而少用橘、贝、沉香。元气虚弱，非人参不能补益；血液枯燥，非人乳不能滋培；童便，人身之真水也，以此滋不足之阴，清虚炎之火；米饮，水谷之精津也，以此补中养胃，得谷乃昌；沉香、郁金开郁顺气，乃通关利膈之药；贝母、橘红清气消痰，为润肺清金之剂。用药至此，医之能事毕矣。若得病者潜心静养，加意调摄，无有不效。苟或未然，非医之过也。

卷　十

痞满门

或问：痞满者，岂即脾之积名痞气之痞而兼胀满耶？抑另为一症耶？

答曰：此痞字固即前文脾积痞气之痞，痞塞不通，按之有形而痛者。若论否满之否，当从否泰①之否为是。盖天气不降，地气不升，则是天地不能交泰而成否。否者闭也，上下闭塞不通之谓；满者漫也，散漫不收之义。中宫否塞，胀满不舒，故又谓之中满。总属脾家营气不足，失其运行之用，则不能分清利浊，而无形之虚气停滞胸膈而成，岂得混于脾积痞气一门而施治哉？

痞满之脉与形证　中宫虚饱，不思饮食，强食亦多少可进，但食而不甘，精神衰弱，意兴不扬，肢体困倦，懒行嗜卧。六脉微弱无神，或虚弦涩数。治宜补益，兼用疏理，分疏则饱胀自宽，补益则元气可复。若泥于消导克削，必成臌胀，慎之慎之！

痞满主方

白术二钱　陈皮一钱五分　人参　茯苓　当归各一钱　川芎

---

① 否泰：《周易》六十四卦有否卦与泰卦，前者为天地阻隔，后者为天地交通。

泽泻　砂仁各五分　白蔻仁　柴胡各三分

水煎，早空心、午前服。

气虚则气滞而不运，以白术为君，人参为佐，以益中宫元气；陈皮为臣，茯苓、泽泻降在上之浊气，柴胡升下陷之清气；砂仁、蔻仁为使，疏理分消否浊之气；气病则血脉不和，佐使芎、归舒肝和血，使气血有所依附而互相补益也。如六脉虚软，按之无力，形神枯萎，前方疏理分消之剂不应者，此气血虚极，元气无血可依，散漫不能收摄也，人参可加至三钱，白术加至五钱，当归加至二钱，少加酒炒白芍一钱，盐炒益智仁五分，收摄虚无散漫之气，而去砂仁、蔻仁、柴胡、泽泻辛散利导之味。若营卫两虚，脾胃虚寒，清阳不能入腠理则外畏风寒，清阳不能实四肢则四肢不振而常冷，浊气在上则否满不舒，清气陷下则脾泄不实，中寒则饮食难化而喜热近暖，六脉沉微，或迟弱而细者，此元气虚寒之征也，加人参二钱，白术三钱，煨姜一钱五分，桂、附各一钱，炙草三分，去砂、豆、柴、泻、芎、归不用。若泄泻不止，小便清调者，并加盐炒益智仁末五分。中满，早晚服冲和资生丸；不思饮食，早晚服胃爱丸；泄泻，服培元固本启脾丸；下元虚冷，浊气浮逆者，服和中益气丸。

冲和资生丸见气门脾胃气虚条

胃爱丸同前

固本启脾丸见泄泻门肺泄条

和中益气丸见气门肾与膀胱气虚条

或问：余见否满一症，亦有因气者，有因火者，有因痰与食者，则此症原有虚实之不同，而前方主于补益，岂非偏乎？

答曰：痞症之虚实，盖由新久而分。余之所论者，乃宗、营、卫三焦之元气久虚，失其升降出入周流营卫之常度，已成否塞中满之症耳。若新起之痞，岂有无因而致之理？为治之法，须知元气不足，不能营运为本，而气郁、火郁、痰积、食积为标，故余备有治标丸药于后，专为新得否满，元气有余者而设，难与前症同日而语也。若肝脾之气不和，否结胀满而脉有力，精神旺者，服沉香化气丸；胃强脾弱，易食难消，胸有停积者，服香砂枳术丸；气郁化火，作酸否满，嗳气叹息，火盛脉数者，服越鞠丸；脾胃虚寒，饮食难消，嗳腐作痞者，服木香豆蔻丸；脾胃不和，痰气食结滞于胸中而作痞者，服和中顺气丸。

沉香化气丸见郁门气郁条

香砂枳术丸见内伤门食物内伤条

木香豆蔻丸见呕吐门吐症条

和中顺气丸见内伤门食物内伤条

越鞠丸见郁门气郁条

恶心门

或问：子前论呕吐必先恶心，若哕即干恶心之义，今专言恶心而忽遗呕吐哕之兼症者，不自相矛盾乎？

答曰：前此三症皆有形状可证，今之恶心无象，以形之于外，只因胃中不和，时有畏恶之意，或有痰涎泛溢欲呕之象，而实不至于呕吐也。

或问：然则恶心之病何以致之？

答曰：恶心一症，亦有虚实寒热不同，食积痰饮不等，然而受病者止于胃也。当以脉症参考，则易于调治。苟若虚虚实实，以寒益寒，以火益热，火伤胃气，能令人饮食不进，阽①于危亡。盖胃为后天资生之本，所谓有胃则生，无胃者死也。

恶心之脉与形证　无头疼恶寒发热诸表症，但觉泛泛欲吐者，此胃家初受寒邪恶心也，右气口脉必浮紧或浮滑；若常觉胸中痰气不和，喉间泛泛作恶，或吞酸，或吐酸，关脉沉滑或濡软者，停痰积饮也；久病体虚之人，脾胃元气不足，不思饮食，见食恶心者，虚寒之症也，脉自虚微无力。

寒气恶心治法　胃中暴受寒邪，非温中则寒凝不散；若寒痰湿饮，则当和中健脾，利痰燥湿；脾胃虚寒，六脉沉微，非大补元气不止。

恶心主方

半夏三钱　茯苓　陈皮各一钱五分　藿香　厚朴各一钱　甘草三分　生姜三片

水煎，不拘时服。

二陈汤和中清胃，顺气理痰，呕恶之要药；佐以厚朴、藿香、生姜之辛温，则中寒自散，胃气平和而恶心立止。如受寒，加苏叶一钱五分，以其气味辛香，能散寒邪之外触

① 阽（diàn 店）：临近。

也，苏合丸可用，有食，服木香豆蔻丸。若痰饮为病，加白术二钱，枳实一钱，炒苍术五分，去藿香、厚朴，服橘半枳术丸。元气虚而胃寒脾弱者，加人参一钱五分，白术三钱，炒砂仁五分，去藿香、厚朴，减半夏之半，服参附理中丸。

苏合丸见中寒门寒中太阴条

木香豆蔻丸见呕吐门吐症条

橘半枳术丸见痰饮门五饮条

参附理中丸见中寒门寒中太阴条

或问：子言恶心有虚实寒热痰食之不同，今仅言虚寒痰饮治法，而竟遗实热饮食之方者何也？

答曰：凡痰气火并结，或饮食停积，皆属有余之症而兼恶心者也，各见本门，故不再赘。不若此三症以恶心为主而别无他症，故止于前方加减耳。

中酸门

或问：人有饮食入胃便云作酸者，何也？更有本无饮食可以作酸，而有咽酸吞吐之不等者，又何也？

答曰：湿热郁蒸之气化为酸，又曰曲直作酸，肝之味也。饮食入胃，苟脾虚不能健运分消，必致停留酝酿，其湿热之气化而成酸，此有形致无形也。若肝脾不和，木陷土中，不能条达，致无形之气抑郁不舒，胃为水谷之海，于是湿热之气相干，火木上交并，遂致清浊不分，而水谷之精微不及游溢，上输于肺，为津为液，以溉五脏，反停滞本胃而变为痰涎，复因脾之不运，并痰涎郁滞而不利。初则咽酸，酸而可咽，尚在有形无形之间，若日久则为吞酸，有酸可吞，浸浸乎成形矣，吞酸不止，遂至吐酸，不惟有形，甚至满而溢也。此从微至显，自无形化有形耳。故咽酸属之湿热郁蒸之气，吞酸乃湿热所化之痰，若吐酸则素有停痰积气，并新入之水谷，三合而成也。譬之物遇秋冬，凉气所袭，则气味不变，可以经久，若逢长夏，湿热郁蒸，易成酸腐。大约土木火三气酝酿不清而致湿热痰涎食积，复由湿热痰涎食积而成酸症也，明矣。

酸症之脉与形证 凡饮食下咽未几而即酸者，胃中本有湿热之气，欲泄未泄，反因饮食入胃，冲逆而上也。或饮食未及消化，停久方觉作酸，兼之嗳腐倒饱者，脾虚不能健运也。本无饮食，但觉喉间常有酸味，欲茹欲吐，究无可茹无可吐者，咽酸也；喉中时有酸涎泛溢，吞之若有，吐之则无者，吞酸也；有物有声，非酸痰数口，即并宿食水液而倾倒者，吐酸也。吐酸乃番胃之渐，不可不预为之备也。六脉多沉，沉弦为气郁，沉弦而数为郁热，沉数而软滑者为湿热①，沉滑而微弦者为痰饮。

酸症治法 此症多由营气亏损，肝脾不和，治法先宜健脾益营，疏肝清胃。健脾即燥湿，疏肝即开郁，清胃即理痰，又所谓木郁达之，火郁发之，土郁夺之也。

酸症主方

楂肉三钱 茯苓 白术 广橘红各一钱五分 神曲 半夏

---

① 湿热：同治本作“湿郁”。

黄连各一钱　青皮五分　生姜三片

水煎，午前、午后服。

气郁者，以青皮、楂肉化气；痰郁者，以半夏、橘红消痰；湿郁者，以黄连、神曲化湿热，是病本于肝脾不和，以茯苓、白术健脾，楂肉、青皮疏肝。咽酸者，加炒砂仁末一钱，去楂肉。吞酸者，加苍术一钱，去青皮。吐酸者，加枳实一钱五分。火盛者，加炒山栀仁一钱，服清郁丸。如中气虚弱，加人参一钱，服资生丸。如脾阴不足，血虚火盛，加炒白芍一钱，服安神丸。如气郁否满，加柴胡一钱，服越鞠丸。如痰多，加半夏一钱五分，服芩连橘半枳术丸。若心脾不足，肝气不和，痰气并火结者，服三因冲和丸。

清郁丸见郁门血郁条

冲和资生丸见气门脾胃营气条

安神丸见火门心与小肠虚火条

越鞠丸见郁门气郁条

芩连橘半枳术丸见郁门气郁条

三因冲和丸见积聚门心脾之积条

嘈 杂 门

或问：嘈杂系何气使然？有得食而止者，有得食而反否满者。论否满不宜嘈杂，若嘈杂又不宜否满，作何分治？

答曰：此症有虚实不同，而治法亦异。盖气有余便是火，嘈杂一症，惟火使然。但火有气虚气郁所化之火为有余，有血虚火盛之火为不足，有余责之于脾胃营气郁结，不足当责之心脾阴血亏损。嘈有似乎微疼，杂则类于虚烦，当又有虚实之别，不可不知。大约有余者嘈而不杂，不足者嘈杂兼之。

嘈杂之脉与形证　或脾胃营气不足，或肝脾之气不和，不足则气滞而难运，不和则气郁而不通，不运不通，郁久化火生痰而嘈杂之症成。似饿非饿，似疼非疼，及见食而反加否满，不能强食，此气郁为本，火盛嘈杂为标，六脉滑数或弦数者，有余之证也。若谋虑不遂，劳烦过度，心虚脾弱，精血亏损，虚火为嘈，以至烦冤，稍稍得食而止者，不足之证也，脉宜虚数或空大无力。更有伤寒热症，大肠秽恶未行，胃家邪火有余，无论身热身凉，因其嘈杂，误为饥饿而进食，其热复炽者，邪火所致也，脉当弦数或滑数，乃外感嘈杂也。

嘈杂治法　虽曰有余，原因营气不能健运，以致郁结而成，故主于和中顺气，而清火消痰则兼之，若不足则以滋血清火为主，而调中益气兼之。伤寒热症，胃火嘈杂，表里清解为主。

气郁化火嘈杂主方

白术二钱　神曲　茯苓各一钱五分　黑山栀　白芍　橘红　黄连各一钱

水煎，午前、午后服。

白术为君，补中益气以佐营运，而郁滞之气可通；神曲、黄连清湿热，佐茯苓以分利之；山栀、白芍清郁火，佐橘红以辛散之。服芩连橘半枳术丸或三因冲和丸。

血虚火盛嘈杂主方

白芍二钱　当归　神曲各一钱五分　人参　白术　茯苓　黄连各一钱　甘草二分

水煎，午前、午后服。

白芍益阴清火，泻肝安脾，为主，佐当归以补营血，人参、白术益心脾不足之气，神曲、黄连清湿热有余之火，甘草、茯苓和中分利。常服资生丸或天王补心丹。

伤寒热症阳明胃火嘈杂主方

柴胡二钱　黄芩一钱五分　黄连一钱　山栀一钱五分　神曲一钱　麦芽粉一钱五分　枳实　茯苓各一钱　甘草二分

水煎，不拘时服。

柴胡疏肝散郁，清表里邪热，为君；芩、连、山栀分清脏腑诸火，曲蘖、枳实消食利痰除湿；茯苓分理阴阳，甘草和中清热。大便久结至六七日者，去茯苓，加玄明粉一钱五分。若气血有余，数日不解而内外热盛者，去山栀、茯苓、神曲、麦芽，加酒浸大黄三钱，陈皮一钱五分，或服润字丸四五钱以利之。如虚者，内用前方加减，外以雄猪胆略加牙皂末导之。

芩连橘半枳术丸见郁门气郁条

冲和资生丸见气门脾胃营气条

三因冲和丸见积聚门心脾之积气条

润字丸即润下丸，见中风门中腑实症条

天王补心丹见气门包络膻中气虚条

呃　门

或问：呃乃气逆不顺所致，何以有生有死之不同也？

答曰：升降出入之机，乃人生元气所统，为死生之根，故经云出入废则神机化灭，升降息则气立孤危。又云一息不运则机缄穷，一毫不续则霄壤判也。但呃之一症，非止于气虚不足以息之故，盖呃者遏也，中气抑遏不伸之候。此症有虚有实，有寒有热，总由脾主营运，上可引肺之天气下降，下可接肾之地气上升，或中气自亏，不能从中调和使之交接，或大病后脾胃气虚，失其营运之机，使上下之气抑遏，冲逆上出于口而作呃。此宗、营、卫三气皆虚，以致三焦不和者，虚也；如浊气凝痰阻塞气道，不得升降，及有形之食积填塞胃腕，致营气抑遏不通者，实也。近见医家每遇呃症，不分虚实寒热，总以丁香、柿蒂[①]为主，殊可笑也。

呃逆之脉与形证　元气充硕，本无病苦，或凉风所袭，或薄寒所感，以致肺胃之气不伸而暴呃，六脉平和者，或搐鼻取嚏以透达肺气，或热茶滚水以温胃散寒，皆可以不药而愈者也。若胃受寒邪，脉必沉迟，而呃声亦重；若气虚胃寒，呃声稍轻，脉必沉微而弱；若胃有停痰宿食，结滞不清，标寒本热不和，呃声有力，而脉亦滑数有神；若胃虚本多湿热，而痰饮阻碍中宫者，呃声短弱，脉必虚数无神；或伤寒热症传里，大便久闭，肠胃不通，气逆而呃，脉必洪数

① 柿蒂："柿"原作"㮽"，据同治本改。

有力；或久痢元阳不足，肢体厥逆，及病久气虚失于调补，呃声轻而绵绵不绝，六脉虚微无神，急宜温补。若气血已枯，精神已竭，大肉尽消，六脉虚脱，谓之内吊者，不治。

呃逆治法 标寒本实者，散寒为主；标寒本虚者，温中散寒，补中益气为宜；食积痰凝，寒热不和，先用分清利浊以顺六淫之气，随用消食利痰以疏三焦之滞；胃虚而湿热不清者，以分清而兼补益；肠胃实而邪热盛者，以重剂导之；病后久虚，温补峻补方安。

呃逆主方

半夏二钱五分 茯苓一钱五分 陈皮 白蔻仁 砂仁各一钱 甘草二分 生姜二片

水煎，不拘时服。

呃逆之病，大略为痰气作碍者居多，故以二陈汤和中运痰，以砂仁、豆蔻、生姜温中顺气。寒气客于胃而脉沉迟者，加厚朴一钱，丁香五分，服苏合丸、木香豆蔻丸或备急丸。气虚而胃寒者，加白术二钱，人参一钱五分，丁香五分，减半夏一钱，服参附理中丸。胃有停痰积食，寒热不和，六脉有余者，加枳实二钱，黄连、厚朴各一钱，去砂仁、豆蔻，服二炁丹或滚痰丸。胃气弱而湿热之气上冲为呃，脉数内热者，加人参一钱五分，黄连、竹茹各一钱，柿蒂五个，去砂仁，减半夏一钱，若大便秘结，可服滚痰丸。伤寒热症传里，肠胃实结不通者，加酒浸大黄三钱，枳实二钱，黄连一钱，去砂仁、豆蔻，减姜二片。如久痢久病，元气虚极，真阳不足，形神色脉俱衰者，加人参三钱，附子一钱，煨姜三片，减半夏一钱，服参附理中丸。如发呃而汗多，六脉虚微欲脱者，先用米醋泼炭火以薰之，然后用方加人参三钱，黄芪、白术各二钱，附子一钱，煨姜三片，减半夏一钱，以补之。或用烧酒浸硫黄，不时嗅之，可治胃寒呃。或以艾火灸期门穴七壮，须分男左女右，以续阳和之气。若元气有余，而数有停痰积饮结滞中宫者，先以盐汤数碗，用鹅毛探吐，吐去痰饮，则气达而呃止。若无病之人一时暴呃，非以灯草搐鼻取嚏，即进热汤以散胃寒，即止。

苏合丸见中寒门寒中太阴条

木香豆蔻丸见呕吐门吐条

备急丸见内伤门食物内伤条

参附理中丸见中寒门寒中太阴条

二炁丹见暑门中暍条

沉香滚痰丸见中风门中腑实症条

嗳气门

或问：人有胸膈气郁不得伸，否满不得舒，必须作嗳，或连嗳而愈，此气为何气，必得嗳而后快耶？

答曰：此胃家之浊气也，经曰浊气在上，则生䐜胀。若中气无亏，止于客气为碍，自能作嗳，嗳出浊气，胸膈自舒，病属轻微。若久沿不治，中气渐虚，客气反盛，传为否满者，凶。更有一种，略似胸中不舒，或食后稍觉否闷，每每强为打嗳以求通快，由是习以为常，不嗳便为难过，更须连嗳方舒，遂致胃气时时浮逆，肺气亦因之而失其输布下降之常度，渐成番胃中满之症者甚多。余每以利害之言痛为禁止，犹能不药自愈。甚有率性取快，自致危亡，亦不少也。

嗳气之脉与形证 气逆胸中，不饱而似饱，不塞而似塞，皆气之为病，非有形之积聚为碍也。其气属于胃，故有寒热痰火之兼症。论气逆胸中，寸口之脉当浮盛，浮而有力者为有余，浮而无力者为不足，浮紧兼寒，浮数兼热，浮洪兼火，浮滑兼痰，浮取有余而重按无力者，浊气有余而中气素亏者也。

嗳气治法 脾胃两虚，肺气亏弱，有升无降者，专于培补而疏泄兼之；胃强脾弱，浊气偏盛者，必当调补之中清胃利浊，和中化气。热者清之，寒者温之，痰则利之。

嗳气主方

广陈皮二钱 苏梗一钱五分 制半夏一钱五分 枳壳 白蔻仁 砂仁各一钱 木香五分 生姜二片

水煎，午前、午后服。

陈皮之辛能散滞，苦能利气，为和胃之要药，故为君；少佐木香之苦辛，专治肺胃膹郁之气，苏梗散寒通利，半夏消痰利湿，为臣；枳壳利气宽胸，豆蔻、砂仁辛温散郁，分理肺胃，以为之佐；生姜和中暖胃。纵有痰火湿热之兼，惟求顺气清胃而已，和中顺气丸可服。热，则加炒黑山栀一钱，使肺胃浮逆之火曲折下行，芩连橘半枳术丸可服。寒，加姜制厚朴一钱，沉香化气丸、木香豆蔻丸可服。痰，则橘半枳术丸兼治。虚，则加参、术各一钱，去木香、枳壳，服三因冲和丸或冲和资生丸。

和中顺气丸见内伤门食物内伤条

芩连橘半枳术丸见郁门气郁条

沉香化气丸见郁门气郁条

木香豆蔻丸见呕吐门吐症条

橘半枳术丸见痰饮门五饮条

三因冲和丸见积聚门心脾之积气条

冲和资生丸见气门脾胃营气条

头 痛 门

或问：头痛一症，有因病而痛者，有不因病而痛者，有痛而即止者，有痛久不愈，甚至死者，何也？

答曰：头为六阳之首，手之三阳从手走头，足之三阳从头至足，一升一降，是为常度。头何痛哉？或为风寒暑湿燥火之外感六淫，或因忧愁思虑困苦之七情内伤，以致阴阳之络脉偏胜，逆而不顺，闭而不通，上盛下虚，遂为头痛也。

头痛之脉与形证 外无恶寒发热，内无呕逆饱胀，饮食如常，起居照旧，或颠顶痛，或额角痛，或两阳明痛，或一头全痛，或半边痛，是属头痛之本症。若涉外感六淫之邪，表症互见者，各见本门，不在此例。六脉虚数为血虚，六脉虚大或沉迟者为气虚。气虚则寒，所谓虚寒头痛，必得重绵包裹而痛缓者，是此症也。六脉弦滑为痰厥，六脉弦数为热厥。六脉洪大，二便干涩，口枯舌燥，兼火症者，为三阳热毒也。阴虚血少，虚火上升为痛，脉必虚微而数。若热淫所胜及兼风化者，脉必浮数，然其中又有有力无力之分，以辨火之虚实也。大凡火胜者恶热，虚寒者畏寒恶风，痰必恶心，风必眩晕，虚火尚兼干哕，自在临症者以脉证相参而深究也。

头痛治法 凡症皆有新久寒热虚实之不同，自在医者分别施治，独此症更有外感内伤之别，不可不知。大抵外感六淫之痛，五七日间以发散清利之剂主治，则易愈；若内伤七情六郁，痰火气血诸虚为痛，则难愈；甚有久病久虚之人，寒热误投，补泻舛错，未有不至于死者也。故遇此症，必须审确而后用药，庶几获效神捷而人无夭折也。昔有人往返北地，重感风寒，遂得头痛，数月不愈。人皆于高颠之上惟风可到之论，一切风药无所不服，其痛尤甚，渐至寝食俱废，肢体瘦削。余因熟思此症明是外邪，缘何不效？反覆再三，而后悟得患痛人血必不活，所谓痛则不通，通则不痛，不通即不活之义。大凡风药最能燥血，血既不活，又从而燥之，是以火益热，无惑乎愈治而愈甚也。语不云乎治风先活血，血活风自灭？本因血虚而风寒入之，今又疏泄不已，乌能治哉？余故主以四物为君，专于补血，上用薄荷之辛凉，顺风热之性以散之，下用木通之苦寒，下降通利关窍，血脉以行之，服后继之以醉，去枕熟卧，醒起其痛如失。所以用酒者，欲芎、归之气入于至高之分，而又能释熟地之滞也，醉则沦濡血肉经络，卧则血有所归而神安痛释也。有志活人者推此用之，无病不愈，无效不获矣。

头痛外感六淫主方

蔓荆子三钱　防风一钱五分　荆芥穗　羌活各一钱　川芎

白芷各五分　细辛三分　生姜三片　葱头一个

水煎，不拘时热服，服后去枕仰卧。

上药皆气胜味薄之品，所谓阴中之阳，自地升天者，祛风散寒，倚为圣药。此方专为外感而设，不论六经，皆可主治。如畏寒，加苏叶一钱五分，服芎苏散。如恶热，加黄芩一钱，去细辛、白芷、生姜，服防风通圣散。如火郁于上而痛者，证兼口干舌苦，二便短涩，经云热淫所胜，民病头痛，治以寒剂，于前方去细辛、白芷、生姜之辛热，加石膏五钱，酒制黄芩一钱五分。

芎苏散　治风寒入脑，脑寒而痛，以此散内外疏散，内用滚汤调服，外将糯米炊熟①，以此散和匀，烘热，轮贴痛处。方见冒风门

防风通圣散　头乃手足三阳络脉交会之所，故曰六阳之首。既具至阳之体，复受风热阳邪，或偏于少阳、阳明、太阳之不同，遂有额角、两脑、颠顶之区别。阳明肺胃之火偏盛，右半片为痛；少阳肝胆之火偏盛，左半片为痛。以此散调服，可以通利表里风热有余之邪。别名茶调散，方见冒风门

头痛内伤主方

蔓荆子三钱　天麻一钱五分　荆芥穗一钱五分　川芎　黄芩各一钱　丹皮七分　甘草三分

水煎，午前、午后服。

内伤者，非头有所伤损而痛，乃伤于气血两虚，痰火风

① 熟：原作“饲”，据同治本改。

热之类是也。盖此痰火风热，复从七情六郁，气血不和而生，与前之外感六淫迥别。故以蔓荆为君，佐荆芥以祛风，天麻、甘草平肝而治风痰，黄芩清肺胃气分之火，丹皮泻肝胆阴分之热，川芎滋肝血而引药上走高顶，是为通治虚痛之平剂。若血虚头痛，六脉虚数者，加熟地、连翘、当归各二钱，增川芎一钱，浓煎去渣，乘热泡薄荷末二钱，鼻吸其气，口服其汁，服已安卧，去荆芥，减蔓荆一钱，服滋燥养血润肠丸。如气虚虚寒头痛，脉弦紧沉迟者，加白术、半夏各一钱五分，人参、橘红各一钱，去川芎、丹皮、黄芩。如痰厥头痛，痛连肩臂，恶心便泄，六脉弦滑者，加半夏二钱，白术一钱五分，橘红一钱，枳壳五分，生姜三片，去川芎、丹皮、黄芩。若痛处浮肿不常，按之虚软，肠胃辘辘有声，此不止于痰，而兼饮为痛者，于治痰加减方内量加威灵仙、白芥子以逐之，兼服导痰丸。如肝胆血虚，热厥头痛，脉来弦数者，加黄连一钱，黄芩五分，薄荷一钱，去川芎，服当归龙荟丸。如三阳热毒头痛，六脉洪大有力，加石膏五钱，连翘二钱，薄荷五分，去天麻、川芎，服防风通圣散。如阴虚血少，虚火头痛，而六脉虚数者，加生地三钱，知母一钱五分，牛膝一钱，去川芎、天麻，减荆芥五分，蔓荆一钱。如内有烦热而兼咳逆者，并去丹皮之辛以防血，兼服六味地黄丸，滋肝肾之真阴以敛虚炎之火。

滋燥养血润肠丸　血虚火盛，胃与大肠燥金之火炎头目而为头风作痛者，以此治之。方见燥门

导痰丸　痰涎积饮随气厥逆，客于头维三阳之络为痛，

以此导之使下也。方见痰饮门

当归龙荟丸 肝胆之火冲逆于少阳络脉，偏正头疼，目兼赤肿者，用之泻火。方见火门肝胆实火条

防风通圣丸方见冒风门

头 风 门

或问：症曰头风，乃风为病也。风从何至？属实属虚？止发无常，终年不愈，甚至痛连两目，目损而头风因之得愈者，何也？

答曰：风者，言其受痛之因也。初因感冒风寒，深入头维三阳交会络脉之中，伏留而不散，以至血脉凝涩，或有痰涎留壅，为痛之根。久则原为风寒所触发，或从痰火所僭逆而止发不常，相延永久，遂成痼疾。至于目乃空窍，易为风火所袭，犹之日月虽明，风云得而掩之，况头目络脉相连，目痛必连于头，头痛必连于目，理势然也。然有止于头痛而难愈者，此伏邪无由发泄；损目而痛愈者，邪复由目之空窍而易散也。所以患此症者，每藉针砭出血而取效速者，职此故也。

或问：天下之理，热者喜凉，寒者喜暖。每见头风最喜重绵包裹，必由寒气伏匿于脑为痛，所以得暖为快。今上文咸为风火久郁，或痰火触发，似与寒气无涉者，何也？

答曰：初感寒邪，脉沉迟紧，喜暖畏寒，当从寒治。久则郁而为热，亦有得重绵厚裹为快者，盖虚火得暖而易散，犹之火势正盛，以水激之反炽，以风扬之立散之义。误认为

寒，过用辛温，内外夹攻，无从疏泄，其淫邪必自寻空窍而出，所以目受其害而甚至失明，皆庸人不分新久、不辨寒热所致，可不慎哉？

或问：书不云乎伤风畏风，伤寒畏寒？既非风寒，何由外畏寒而喜暖也？

答曰：热郁于内，得暖而腠理疏泄，汗液外驰，其痛少缓，故喜暖也；若郁热痼于内，新寒袭于外，热气不得伸越而反从内壅，其痛尤甚，故畏寒。每见患者频以绞湿热帕熨贴，其痛立止，是热得暖气而散之确验也。

或问：头风损目，郁热所致，固无疑矣，甚有昏愦不省人事而死者，何也？

答曰：头风本因风热痰涎，病久血脉尤虚，偏于痰则痰厥为痛，偏于热则热厥为痛，只宜辛凉苦润之剂疏风清热，行痰利气，更当大补阴血，所谓治风先治血，血行风自灭也。风药最能燥血，误认风寒，专以细辛、藁本、白芷、川芎、辛夷、蔓荆之类频进，何异抱薪救火？阴血耗散，内热尤甚，亢极反兼风化，由是风火空发，痰涎潮涌，暴厥而死。此医之咎，与病何尤？

头风之脉与形证 营卫先亏，脉络空虚，或因冻受寒，或过暖反为寒袭，深入久痼，遇触而发。病在太阳，自眉棱至颠顶脑后为痛，其脉浮紧弦数；在阳明，痛连头维齿颊，烦渴躁热，脉多弦大洪滑；在少阳，则或左或右痛于耳之前后，脉络抽引，即偏头痛也，脉必浮弦而数。若阴经，只有少阴、厥阴二症。少阴多由血虚，证必虚烦，烦躁不寐，脉来虚微细数；若厥阴，必然畏寒，四肢厥逆，目眩神昏，其脉沉弦而急。

头风治法　三阳多属于热，热因气甚，宜用辛凉甘苦，忌用辛温香燥。盖辛凉能清热省风，甘苦乃润燥利气而痰涎亦治，若辛温香燥，多因助火生风劫血致燥，尤头风之痛恶。即三阴病，症在血分，遇厥阴真寒虚痛，宜用温润之味大补气血，而少阴亦属血虚，尤当凉润甘寒之剂，滋阴和血，清热省风。

三阳头痛主方

蔓荆子二钱五分　防风一钱五分　羌活一钱五分　荆芥　黄芩　川芎各一钱　甘草二分

水煎，午前、午后服。

盖头风定属久病复发，血虚火盛者多，但有元气虚实之不同。实者犹宜清散，虚者必兼补益。是方通治三阳，辛甘寒苦，可升可降，可泻可散，清热省风，不偏于辛燥而劫血助火也。如内热，加菊花一钱，荆芥五分，去羌活。如有痰，必现眩晕、麻木、恶心之证，加半夏一钱，天麻一钱五分，枳壳五分，去川芎、羌活，兼服导痰丸。血虚内热，加丹皮五分，生地二钱，菊花一钱，去防风、羌活，服滋燥养血润肠丸。如阳明火亢，痛连齿颊，右半片甚者，加石膏五钱，天麻一钱五分，菊花一钱，减川芎、羌活、防风，服防风通圣散。如太阳满头痛者，即前方去黄芩，服芎苏散。如少阳耳前后及左半片痛甚者，加柴胡、连翘各一钱五分，菊花一钱，服当归龙荟丸。诸方见头痛门或问：头痛与头风相去无几，而另立一门，讵[①]有说乎？

答曰：头痛虽有外感内伤之别，总之受邪甚浅而暴，病亦易愈，不若头风有三阳三阴之分，有热无寒，有虚无实，淫邪深固，气血有亏，较头痛难治。故另立一门，犹之痛风、肠风、厉风，习以成风，非寻常小恙比也。

三阴头风主方

蔓荆子三钱　生地二钱　荆芥一钱五分　黄芩　菊花各一钱　丹皮　川芎各五分

水煎，午前、午后服。

凡三阴痛在血分，故以生地、丹皮凉血润燥，川芎和血，总不出乎活血为治风之本也；蔓荆、荆芥以省风，黄芩、菊花以清热。如心包热盛者，加连翘一钱五分，犀角一钱。如上焦火盛气逆，二便短涩者，加牛膝一钱五分，车前一钱。如气血两虚，脉微神困者，加人参、当归各一钱，此病属少阴两额角痛症加减方也。若厥阴头风，痛连颠顶脑后如太阳者，以前方加川芎五分，藁本一钱，当归二钱。如厥阴真寒虚痛，甚至舌卷囊缩，肢厥目眩，六脉沉弦细紧者，加当归三钱，人参一钱五分，附子五分，增川芎五分，去黄芩、菊花。

或问：头痛、头风俱有连目肿痛，甚至损目，而前方并不兼顾，亦有说乎？

答曰：二症总不外乎风寒火热之邪，经曰邪气冒明，邪

---

① 讵（jù 句）：岂。

碍空窍，今前后诸方亦总不外乎升散清理，使邪气发泄而痛愈。若目者，犹之齐鲁附庸之国，大势既定，滕薛①可抚而安也。至于用药忌辛温香燥者，以其助火损目也；慎三黄苦寒之味者，以其遏郁风热，不得发扬升散，使邪气稽留空窍而目反承其害也。症虽立有两门，方药亦为备举，不妨前后参用，慎勿泥于疆界，诎②其运用也，明敏者谅③之。

眩晕门

或问：眩晕之人，头目动摇，身心震荡，陡然而发，天地若为翻覆，神情不能自主者，何气使然也？

答曰：眩晕之发，内虚为本，外感为标。内虚者，必自阴虚内热，热极生风，气逆痰凝，风痰内鼓。外感者，亦必由气血先亏，而后因风寒暑湿外来有余之邪触发内蕴之虚，风痰火一时并病，遂至络脉满而经脉空，上脉溢而下脉虚，外有余而内不足，偏于左右则旋转动摇，偏于上下则头重脚轻，偏于内外则面戴阳而汗外驰，精神不能内守。此症多由风火痰气为害，实与头目身体无干。若气血冲和，止于外感，一经清散，其晕立止。若营卫久亏，精神失守，经络空虚者，客邪传里，岂止眩晕不已？甚有卒中之患，不可不知也。

---

① 滕薛：滕国与薛国，春秋时诸侯国名，地近鲁国，曾朝于鲁。

② 诎：穷尽。

③ 谅：推想。

眩晕之脉与形症 头疼身热畏寒，脉来浮紧或沉急者，寒也；头疼鼻塞多嚏，身不热者，风也，脉必浮弦；若头胀目昏，口干畏热，二便结涩者，火也，其脉必洪数；若头微疼，恶心欲呕而呕只涎液者，痰也，其脉多滑而弦。盖有痰与火者，其气必有余也，虽有浮弦滑数之脉，按之有力者，气血无亏，止于外感也，若轻按有余，重按不足者，内虚也。倘元气久虚，精神耗散，脉来虚搏，或急促，或涩脱者，皆不治之候也。

眩晕治法 此症虽有外感内虚之分，风火痰气之别，总不外乎虚炎僭逆之一气使然。气之偏胜，复由血之独亏，故治法不止虚者宜于滋补，即有余亦当凉润。不得泥为风寒，过用辛温，反致燥血助火，益其昏乱而晕之不已也。

外感眩晕主方

半夏二钱 天麻三钱 橘红 防风各一钱五分 茯苓 羌活各一钱 甘草二分 生姜二片 川芎五分

水煎，不拘时服。

天麻专治风痰，佐半夏以利痰定晕；痰盛者气必不顺，以橘红清气，茯苓纳气，以澄痰之源；防风祛风，羌活散寒，川芎滋肝和血，以防风木之变；甘草缓羌、防辛散之势，生姜温中散寒，豁痰利气。寒症照方，不用加减。如火盛者，加酒制芩、连各七分，去川芎、羌活，减防风五分，生姜一片。如气虚者，加人参一钱，白术一钱五分，去川芎、羌活之苦辛以散气，且减防风五分。如血虚者，加当归一钱五分，秦艽一钱，去半夏、羌活以防燥。

内虚眩晕主方

枣仁二钱　天麻　当归各一钱五分　人参　橘红　茯神各一钱　牛膝　车前　菊花各五分　生姜一片

水煎，不拘时服。

阴血有亏，虚火冲逆，心不藏神，肝不藏魂，怔忡惊悸，烦躁不寐，虚症毕至，何止眩晕？是以神、枣为君，酸以收之，而使神魂有所依附也；当归、牛膝滋肝养血，使无风木之变，且能与车前降火顺气，以杀炎逆之势；天麻利痰，橘红清气，菊花清热省风，人参益元气而且能生阴，生姜利痰而功兼治晕，内虚之正治也。牛黄清心丸可服。如痰盛脉滑者，加半夏一钱五分，去牛膝、当归。如虚热盛者，加制何首乌三钱，菊花五分。如妇人产后血虚气脱而眩晕不已者，加人参五分，川芎一钱，去牛膝、天麻，服二炁丹。如久病之人气血两虚者，加人参一钱五分，黄芪、白术各一钱，去天麻、牛膝，服金匮肾气丸。

牛黄清心丸见中风门中腑实症条

二炁丹　产后血虚眩晕，血逆上行，神昏闷绝，及恶露不止，儿枕攻疼，心腹枵痛①。方见中暑门中暍条

金匮肾气丸见气门肾与膀胱之气条

或问：眩晕之因不一，两方讵能尽之？

答曰：无火不晕，无痰不眩，无风寒暴怒之触不发，无气血两虚之原不病，两方分理，复赘加减，庶无遗蕴，明者察之。

① 枵（xiāo 肖）痛：空虚而痛。枵，空虚。

卷 十 一

心胃痛门

或问：心痛之因，可得闻乎？

答曰：心为君主之官，神明出焉，乃人一身之主宰，邪不得而伤，病则危殆，故真心痛者旦发夕死，夕发旦死。今之所谓痛者，心包络病也。包络系裹心之脂膜，犹帝城之有郛郭[①]，属手厥阴经，与手少阳三焦相火为表里。包络为心之相，代心行令，三焦为肾之相，代肾用事，盖心肾之火一气相通，所谓坎离交姤[②]，则包络、三焦之相火亦出一源，治分上下。此言心痛，实包络受邪干之而为病，犹之肾水不足者必曰相火有余之义也。

心痛之脉与形证　包络之痛，痛于两乳之中，鸠尾之间，即膻中也。其痛之状，如否结不舒，又如嘈杂难过，少欲舒展则碍而痛，否则无恙，此乃郁鞠[③]之气不伸，脉必沉而微急。亦有失血之后，瘀血留滞胸中，隐隐否痛，绵绵不已者，其脉必沉而弦涩。亦有痰涎停伏，窒碍不通而痛，症兼头晕恶心，脉必沉滑不清。更有本经血滞气郁，久从火化

---

① 郛（fú 扶）郭：外城。

② 交姤：交合。

③ 郁鞠：郁结不通。鞠，弯曲。

而虚痛难遣，痛虽不甚而烦冤否闷，悒悒不乐，止发无常，不碍饮食者，脉必涩弱而虚数。此症皆由勤读深思，劳烦过虑所致，必兼虚汗盗汗，烦躁无寐等症。已上四端，皆俗所谓之心痛也。

心痛治法 气逆膻中，久郁不伸，以开郁调气为主，倘气郁化火，兼以清之。瘀血为痛者，以和血消瘀为主，兼之化气，盖血随气配，气行则瘀自消也。气郁化火，火郁生痰，因痰而痛，必兼调气清火者，治痰之本也；包络本经病者，必先和血以清热，调气以开郁，兼之滋益，以培不足。

心包络膻中否痛主方

川贝母二钱　橘红一钱五分　丹参　当归　石菖蒲各一钱　益智仁　远志肉各五分

水煎，午前、午后服。

气郁必有痰，痰气并结，未有不痛者，故君以贝母、橘红顺气清痰，佐菖蒲、益智开郁止痛，当归、远志、丹参和血醒神，服宁志丸或牛黄清心丸。如本经之气结滞，以致血郁为痛者，加郁金末一钱，以前药泡服。如客血留滞膻中，加红花、延胡索各一钱，去丹参、益智、远志。如痰涎壅盛，脉滑有力，加茯苓一钱五分，枳实一钱，去丹参、当归，服导痰丸或沉香滚痰丸。虽有积痰，脉来缓弱者，仍服牛黄清心丸。如郁火盛而口苦舌燥，脉弦而数者，加黄连五分，服清郁丸。如劳烦思虑，心虚血少，加枣仁二钱，人参、茯神各一钱，去贝母，减橘红五分。阳虚喜暖者，服宁志丸。阴虚恶燥者，服安神丸。

宁志丸　治阳虚心气不足，气郁为痛，神衰志弱，面目黧黑，抑抑不舒。方见包络膻中气虚条

牛黄清心丸　治心虚不足，火侵包络，怔忡烦躁，气逆痰凝。方见中风门中腑实症条

导痰丸　治积痰结滞，致气逆膻中为痛。方见痰饮门

沉香滚痰丸　肺胃痰凝，大肠热结，火炎气逆，膻中结滞而痛。方见中风门中腑实症条

清郁丸　三焦气郁化火，火郁为痛。方见郁门血郁条

安神丸方见火门心与小肠虚火条

或问：痛在鸠尾之下，三腕之间，其致病之因与前症同乎？否乎？

答曰：此为胃腕痛也，病者之因有气郁、火郁、痰凝、停食、受寒、伤热、蛔厥、瘀血、胃虚九种之异。胃为水谷之海，能受能容，可行可导，非比包络膻中气馁血弱，难于攻逐者也。

胃痛之脉与形证　气郁为痛者，六脉沉而带弦，沉为营气闭塞不通，弦则浊气滞而为痛。痛兼胀满，按之愈甚者，肝脾之气不和也。久郁之气，反兼火化，其痛如刺，痛则否满嘈杂，止发不常，不食少缓，多食则痛，甚至口干喉燥，吞酸吐酸，二便不利，脉多沉弦，肝胆之气郁火盛也。肝脾之脉弦滑不清，此气滞而津液凝结为痰，或素有痰饮隐伏，阻塞气道为痛，痛则呕吐，吐则少缓者，痰病也。气口脉滑而有力，或沉弦滑数者，此由中气不运，饮食停滞难消，或食后感寒受气，卒然呕恶，膨胀而痛，其痛连心胸肠胃，势

不可忍者，食也。一时寒淫感触，不作表热，直达于胃，与胃之水谷痰积并结为痛，外则畏寒，肢体酸疼，内则恶心，胸腹窘迫，其脉沉弦紧涩，或沉伏不起，寒之病也。体弱之人，血虚内热，且素有郁火，而胃腑复感暑邪，痛因火盛，热伤元气，嘈杂烦渴，头眩目胀，脉必浮弦而数，或沉数不清者，热之故也。素有湿热之气，积于肠胃，致生蛔蚘，非寒则热，使虫不安，卒然攻痛，痛则唇青手厥，欲吐不吐，欲利不利，止发不定，痛不可忍，脉来乍大乍小，或沉或浮，平日面带青黄，肌消内削者，此蛔厥也。瘀血停滞中宫，气弱不能行导，时常碍痛，至夜尤甚，眼白淡黄，皮肤黄黑，惟饮食无碍，而脉必涩数，或弦紧急疾者，血郁而内热也。若中气久虚，胃寒脾弱，失其健顺营运之常，以致浊气凝寒，时为否痛，喜食辛温热饮，脉来沉迟缓弱，或沉弦无力者，本胃虚气滞为病也。

胃痛治法　气郁者，疏肝健脾为主，理其气而痛自止也。火郁则发之，木郁则达之，疏肝正以达气，清火兼能消痰，而火痛自愈。治痰必先顺气，气顺则痰饮自清，痰清则痛亦自释。停食者胃必寒，气必滞，治当温中理气，佐其运导，而食易消，痛自止。寒邪客胃，非辛温不散，痰食阻塞，非温消不通，能散能通，何患其痛之不止？表热以辛凉散之，内热以苦寒清之，表里兼清，使热得以疏泄而痛自愈。治虫以酸寒安之，以辛苦逐之，安之暂缓其痛，逐之永拔其根。行血必通气，消瘀必润燥，辛以润之，苦以行之，为治瘀止痛之要。胃腑虚寒，理宜温补，培火益气，则脾能健运，胃能受任，凝寒散而浊气消，又何痛之有哉？

胃脘痛主方

山楂肉三钱　半夏一钱五分　枳实　延胡索各一钱　陈皮一钱五分　白蔻仁五分　木香三分　生姜一片

水煎，不拘时服。

盖胃主司纳，为水谷之海，无空虚之日，痛则必由气滞，而水谷因之亦停，所以痛时必先戒食，饮食不断，痛亦不止。故君以楂肉者，不独能消有形之食积，而于疏肝开郁、和血健脾之功不少；痛由气滞痰凝，故以陈皮、半夏消痰，木香、豆蔻开郁顺气，枳实摧坚破积，不惟止痛，复能利痰消食。如气郁气实者，加延胡、砂仁各五分，服沉香宝灵丸。火郁者，加黄连、山栀各一钱，去木香、豆蔻，服清郁丸或芩连橘半枳术丸。痰盛者，加枳实五分，桔梗一钱，去木香、豆蔻，服导痰丸。气滞热结者，沉香滚痰丸。脾弱者，橘半枳实丸。停食者，加麦芽二钱，神曲一钱五分，厚朴一钱，去木香、豆蔻、延胡，服保安丸或香砂枳术丸。伤生冷，则服备急丸或香砂万安丸。受寒者，加淡豆豉、防风各二钱，苏叶一钱五分，生姜二片，去木香、豆蔻、延胡，服苏合丸。伤热者，加干葛三钱，黄连五分，去木香、豆蔻、山楂，服正气丸。蛔厥者，加五灵脂二钱，槟榔、苦楝根各一钱，延胡、川椒、黄连、乌梅各五分，去木香、豆蔻，服化虫丸或妙应丸。如瘀血停滞，加桃仁一钱五分，红花一钱，肉桂五分，去半夏、豆蔻，服抵当丸。脾胃虚寒，加白术三钱，人参一钱五分，炮姜、肉桂各五分，去山楂、枳实、延胡，服理中丸或参附理中丸。

沉香保灵丸见积聚门

清郁丸见郁门

芩连橘半枳术丸见郁门火郁条

导痰丸见痰饮门

沉香滚痰丸见中风门中腑实症条

橘半枳术丸见痰门饮症条

保和丸见内伤门食物内伤条

香砂枳术丸见内伤门食物内伤条

备急丸见内伤门生冷内伤条

香砂万安丸见泄泻门

苏合丸见霍乱门

正气丸见中暑门

化虫丸 不拘男妇小儿，素有蛔结胸中，及寸白诸虫，喜食茶米泥炭等物，面黄肌瘦，痛止不常，久远难愈者，以此治之。

大黄 槟榔各三两 黑丑头末，二两 锡灰 雷丸 木香 使君子各五钱 芜荑四钱

葱汤叠丸芥子大，或三钱或二钱，量虚实加减，小儿或一钱或五分，以大小酌用，择天气晴明，早粥时分，不可进食，殊觉饥饿，即以砂糖汤吞服，忌肉三日。

妙应丸见积聚门癥瘕条

抵当丸见臌胀门血瘕条

理中丸见中寒门

参附理中丸见中寒门

腹痛门

或问：前言心胃之痛有别，致痛之因亦异，今腹与大小肠之痛宁无说乎？

答曰：痛则总属气之所使。气在有形无形之间者，曰寒曰火，曰暑湿，曰霍乱，若有形者，或食积，或燥粪，或瘀血，或月信阻。大凡腹痛只在脐之上下左右，自下而上连胃脘者，为逆上，自上而下至小腹及肛门者，为滞下，或痛连冲任之脉，或痛连胞门子户。总之按之痛甚者为实，按之痛即止者为虚也。

腹痛之脉与形证 两关沉弦或沉迟，甚至沉伏不起，绵绵而痛，恶心畏寒，喜饮热者，寒气沉于至阴之分也。两关弦滑或弦数，乍痛乍止者，火也。脉弦滑而急数，里急后重，痛至小肠肛门者，暑湿蕴积滞下为痢也。两关沉弦或浮紧，暑郁于内，寒遏于外，寒暑交攻，上逆则胃疼而呕吐，下滞则腹痛而欲泻，甚至头疼恶寒，身热烦渴者，霍乱也。若[①]气口弦滑有力，恶心而痛止不常，或得食而痛尤甚，痛则欲泄，泄则痛止者，食积也。两关尺沉弦或弦急，腹必硬[②]满，后必失气，按之累累有形，此燥粪内结也。关尺沉弦涩数或弦紧，痛之不止，至夜尤甚，痛处不移其部，手不

① 若：原作“右”，据同治本改。

② 硬：原作“鞭”，据文义改。

可按，目黄内热者，瘀血也。痛连腰俞、冲任、胞门、子户，脉来弦紧或弦涩者，月信阻也。痛而恶心欲呕，呕去痰涎而痛止，六脉沉滑或弦滑者，痰饮也。

腹痛治法　寒者温之，散寒顺气，先用苏合丸一二丸，姜汤化服，外以炒盐频熨。瘴气暑毒吞痧[①]，暴痛难忍，烦渴，不省人事，最忌热饮，瘴用玉枢丹，冷水磨饮一锭，暑用香薷饮，冷水顿温服，痧则外用打痧出血，内用花椒凉水，或生熟矾各半，调新汲水服，俟痛定方用煎药。滞下者，初起以香连导滞丸利之，久则香连丸清之。宿食停积，新宜消导，久宜通利，因寒用备急丸，因热用润字丸。燥粪不通，实火润下丸行之，虚火以辛苦之剂润之，瘀血宜用辛苦之剂清热润燥，顺气行瘀，继以抵当丸推之。月信阻，有虚有实，有寒有热，先以煎剂调气和血，量虚实以补泻，继则调经养营丸治其虚寒，清郁丸治其实热。痰饮亦有寒热之别，寒以六君子汤兼参附理中丸，热用温胆汤及芩连橘半枳术丸调理。

通治腹痛主方

山楂肉三钱　陈皮　半夏各一钱五分　苍术　厚朴各一钱　砂仁五分　木香三分　生姜一片

水煎，午前、午后服。

前方乃温散导气之剂，气能运行则诸邪自退，何有于痛？寒在表，加苏叶一钱五分，羌活一钱；寒在里，加干姜

---

① 吞痧：痧胀，亦称痧气，为夏秋间感受风寒暑湿之气所致。

一钱，肉桂五分，服参附理中丸。瘴雾之毒，去山楂之酸收，加苏叶一钱五分，干葛三钱，防风、藿香各一钱，甘草三分。暑热，去山楂、砂仁、木香，加干葛二钱，香薷三钱，扁豆二钱，黄连、茯苓各一钱，甘草三分。痧痛既止，可以勿药，倘脾胃元气不和，于一周时后即前方去山楂之酸，砂仁、木香之燥，加干葛二钱，苏叶、茯苓各一钱，藿香五分，甘草三分，虚者再加炒白术一钱五分。湿热之痢，去厚朴，加神曲一钱，黄连五分，车前一钱，茯苓一钱，防风五分，生姜二片。宿食停滞，加枳实一钱，槟榔五分。大便燥结，实则润下丸通之，虚则加杏仁泥三钱，松子泥五钱，枳壳一钱五分，去苍术、厚朴、砂仁、木香。逐瘀，加苏木二钱，桃仁一钱五分，红花、归尾各一钱，去苍术、厚朴、半夏、木香。通经，加延胡索二钱，归尾、红花、枳壳俱各一钱，肉桂五分，去苍术、厚朴、半夏、木香。痰饮，去山楂、厚朴、木香，加白术一钱五分，茯苓、枳实各一钱，甘草二分，生姜二片。火郁者，更加黄芩一钱，黄连五分，减苍术五分。

苏合丸见霍乱门

玉枢丹见霍乱门

香连导滞丸见痢门三阳自痢条

香连丸见痢门三阳三阴条

备急丸见内伤门生冷内伤条

润下丸见中风门中腑实症条

抵当丸见臌胀门血臌条

调经养营丸 经云：女子二七而天癸至，任脉通，太冲脉盛，月事以时下，故能有子。若先天禀气不足，则天癸之真阴不浃，或后天营气不及，则冲任之血脉不和，遂至月经愆期，参差不准。盖气虚者其来迟，血虚内热者其来数，临时多寡不一，颜色黄紫不正。血欲行而气滞者，则未及期而腰腹先为窘痛；气欲行而血涩者，则及至期而肢体不胜烦倦。亦有气血两虚，带脉不引，既行而腹内空陷为痛。甚至心肾不交，天癸不应，则孕育艰难，赤白淋带。兼之七情郁结，五心烦热，饮食减少，面黄肌瘦，头目眩晕，腰膝酸痛，三脘否结，四肢乏力，血瘕癥瘕，隐痛不一。此药能补能消，不寒不热，允称女科妙剂。

熟地六两　制香附八两　当归　白芍　蕲艾各四两　川芎　白术　茯苓各三两　延胡索　陈皮各二两　木香　砂仁各一两五钱

蜜丸，早空心，白滚汤吞服四五钱。

清郁丸见郁门

六君子汤 脾虚胃寒，饮食少思，即食而难于克化，作酸倒饱，化为痰饮，恶心呕吐，肚腹胀痛，泄泻不常者宜之。

人参一钱　白术二钱　茯苓一钱五分　陈皮八分　半夏一钱　炙甘草二分　炮姜五分

水煎，早空心服。

参附理中丸 脾胃虚寒，不拘外感内伤，腹痛吐泻，肢体厥冷者宜服。见中寒门寒中太阴条

温胆汤，痰气火并结于中宫，在上则眩晕干呕作酸，下

则腹痛便燥诸症。

半夏三钱　橘红一钱五分　枳实一钱　黄连一[①]钱　天麻二钱　苏子一钱五分　厚朴一钱　黄芩一钱　竹茹一钱　生姜汁五匙，泡用

水煎，泡姜汁，午前、午后服。

芩连橘半枳术[②]丸见郁门火郁条

胁痛门

或问：胁痛乃何气使然？有即愈者，有难愈者，甚有死者，可得闻乎？

答曰：胁乃足少阳[③]胆经所络之地，盖少阳之脉从头过右耳后，下肩内腋，循胁，直至足小指之端而止，左统于肝，右属于脾，上与肺近，下与肾连。两胁虽俱属胆，然亦有内外左右上下之别，痛连腰背心胸两肋之异。其痛之因，盖因营气滞而闭塞不通，则经络隧道之营血亦不行而成痛。或郁怒伤肝，则肝胆之营气不得升发，而经络血脉为之阻塞，气滞血郁，火化于中，而痰液[④]积饮亦得乘之为痛。或负重致远，闪朒挫气[⑤]，以致劳伤而瘀血凝滞为痛。此则有余之症也。若忧思郁结，疾走恐惧，辛苦劳力，及房劳过

① 一：原脱，据同治本补。
② 术：原作“实”，据同治本改。
③ 足少阳：原作“足太阳”，据同治本改。
④ 痰液：同治本作“痰涎”。
⑤ 闪朒（nǜ 衄）挫气：“闪”原作“闷”，“挫”原作“脞”，并据文义改。

度，伤精损脉，气馁血弱者，内伤不足之症也。

或问：胁痛甚有死者，死于病耶？死于医耶？

答曰：初痛安有死理？只因世俗认胁痛为肝病，而又误为肝无补法，无论病之新久虚实，属气属血，概用青皮、枳壳、槟榔、白芥、蓬术、姜黄、大黄、山栀、胆草诸苦寒辛燥之药，非克伐元气，耗散精血，即损伤脾胃，由轻而重，由重而死者，皆因伐肝一语误之也。

胁痛之脉与形证 痛连胸坎乳房，气闷不得升降，口苦目赤，两关弦数有力，或沉弦而数者，肝胆实火也；痛连肩背及腰脊骨节，而脉来沉滑，或弦滑而数，举按搏急有力者，劳伤瘀血也；痛连包络，虚烦无寐，脉来虚弦涩数者，谋虑不遂，忧郁内伤也；痛连两肾，形羸神弱，脉必芤数弦细无力者，房劳也。

胁痛治法 木郁宜达，火郁宜发，血郁宜通，故有余者治以疏通宣导之药。肝胆气弱，则木不能透发而失其生长之机，血虚则心虚胆怯，虚烦无寐，恍惚无主，悒悒不乐，治以清升滋补之剂。新起先宜治病，以顺气为主，和血佐之；病久须补，兼以调气和血为主，治痛佐之。

胁痛通治主方

白蒺藜二钱　陈皮　半夏各一钱五分　柴胡　木贼草各一钱　当归　川芎各五分　生姜一片

水煎，早晚空心服。

木性喜疏泄而遂其生发之气，故主蒺藜疏肝，佐柴胡、木贼，使气疏泄而得以透达；气滞则痰凝，陈皮、半夏利气以运痰；血枯液燥，则风热行于脉络，佐芎、归以滋阴和血，清热省风。气有余，而脉弦或沉弦有力者，加木香五分；气虚，脉微而沉弱者，加人参七分，去木贼。瘀血痛而脉芤涩有力，加延胡、桃仁各一钱五分，红花一钱，当归、川芎、丹皮各五分，去蒺藜、半夏、木贼，服和伤拈痛丹，脉弱者温经活络丹。外有寒邪，内有寒痰，经络为之不通，而脉多弱滑或沉滑而紧者，加前胡一钱五分，苏叶、羌活各一钱，川芎五分，生姜二片，去蒺藜、当归、木贼。内受寒，无诸表症而喜热饮，脉沉微无力者，加木香、桂枝、独活各五分，去蒺藜、当归、木贼。郁火积热，脉多弦数者，加吴茱萸、制黄连五分，姜汁炒山栀一钱，柴胡、丹皮各五分，去木贼、当归，服当归龙荟丸。脉弦数无力，大便[①]不实，小便淋秘者，服左金丸。停痰积饮，右脉弦滑或沉滑有力者，加半夏五分，枳实、白芥子各一钱，去芎、归，服控涎丹。痛连胃脘，饱闷嗳腐作酸，右脉沉滑或弦滑而有力，则加麦芽二钱，枳实、神曲各一钱五分，前胡一钱，去芎、归，服化积保和丸。房劳内伤，痛连两肾，关尺脉虚弦芤涩，则加芎、归各五分，人参、牛膝各一钱，去蒺藜、半夏、木贼，服集灵膏。

滋燥丸

和伤拈痛丹见内伤门跌打外伤条

温经活络丹同前

---

① 大便：原作“小便”，据文义改。

当归龙荟丸见火门肝胆实火条

左金丸 男妇肝气久郁化火，又兼寒邪外袭，并结为痛，及湿热不和，腹痛下痢，胃中积火生痰，呕吐吞酸诸病。

黄连六两 吴茱萸一两

粥糊饮为丸，食远，淡姜汤吞服一钱五分。

控涎丹 男妇素有停痰积饮，隐伏于两胁之下，腰肾肠胃之间，远年则随气走注为痛，屈伸不得，而精神元气犹旺者，以此涤除痰澼伏饮。

黑丑三两，生熟各半 枳实 橘红各一两五钱 白芥子一两 朴硝三钱 生矾 熟矾各二钱五分 牙皂一钱五分

白萝卜汁为丸麻子大，空心，姜汤吞服一钱。

化积保和丸见积聚门

集灵膏见咳嗽门肺痿条

滋燥丸 房劳内伤，肾水枯涸，肝木无所禀受，木燥火炎，本经无血可藏，精血既亏，则三焦之火乘虚攻刺于所经所络之地为痛。痛连腰肾心胸，不能转侧，昼轻夜重，躁热增寒①，饮食减少，形容衰惫者，宜于常服。

熟地五两 枸杞 牛膝各三两 茯苓 当归各二两五钱 黄芪 麦冬 白芍各二两 人参 知母 黄柏 牡丹皮各一两五钱 五味子 黄连茱萸制 甘草各一两

蜜丸，早空心，淡咸汤吞服四五钱。

---

① 增寒：憎寒。增，通“憎”。《墨子·非命下》：“《仲虺之诰》曰：我闻有夏人矫天命，于下帝氏是增，用爽厥师。”

腰痛门

或问：腰乃肾之外府，所称腰痛者，其在肾乎？其在腰乎？

答曰：肾为作强之官，作强者，有坚强不屈之义，故腰为肾之外府。俛[①]仰不能，屈伸有碍，肾虚志弱，不能作强之故也。然痛有虚实之分，虚者肾之精神气血亏损而自病，实者亦非肾家自实，乃两腰之经络血脉中，或为风寒湿热外气所侵，或因劳伤闪朒挫气所碍，更有腰窝空隙之处湿痰瘀血留阻，不通而痛，此病之实也。若腰肾气血自实，则何病之有哉？

两肾本体自虚之脉与形证 背驼腰曲，酸疼无力，行立艰难，其脉微弱而涩，此老年精气不足，髓枯骨痿之症。或久病之体，或病后虚人，或房劳多欲，症必腰膝无力，悠悠隐隐，酸软而痛，嗜卧懒坐，步立不胜，腰中喜暖，脉必涩弱无神，或空大搏指。

肾虚治法 老年虚弱，专于填补，若病后房劳，更宜温补，而虚热盛者，尚宜滋养肾虚亦分寒热二症，脉如沉细无力，小便清利，宜补其阳，脉大无力，虚火时炎，膀胱虚热，便短而数者，宜补其阴。

肾虚主方

杜仲三钱　当归二钱　人参　黄芪各一钱五分　白术　牛膝

① 俛：同“俯”。

各一钱　川芎五分

水煎，空心午前服。

肾气虚，以参、芪、术益之；血脉虚，以芎、归补之；精亏力弱，以杜仲、牛膝壮之。络脉不通而痛甚者，加羌活一钱，独活五分，以引导之。气虚气滞，闭而不通者，加补骨脂、独活各五分，木香三分，去芪、术。血枯脉闭者，加熟地二钱，枸杞一钱五分，川芎五分，去白术。肾气虚寒，腰窝作冷，喜得暖熨者，加肉桂、独活各五分。已上元气虚寒者服青娥不老丸，精血亏者滋阴百补丸。如肾阴不足，虚热甚者，加知母一钱，车前、黄柏、丹皮各五分，去芪、术，服滋燥丸或济阴丸，妇女服调经济阴丸。

青娥不老丸　男妇气血两亏，精力衰疲，转侧屈伸不利，坐立行步艰难。此药有温肾填精、活血润燥之功，早晚白滚汤或淡盐酒吞服四五钱。

杜仲　补骨脂　胡桃仁各八两　牛膝四两

蜜丸，照前服。

滋阴百补丸见内伤门劳烦内伤条

滋燥丸见胁痛门

济阴丸见血门吐血条

调经济阴丸见发热门郁热条

两腰实痛之脉与形证　腰胯无力，绵绵作痛，畏寒就热，肢体酸疼，似乎虚寒，而脉独浮弦或弦紧者，风寒外袭也；乍痛乍止，心烦躁热，头昏口渴，小便热涩，其脉浮数无力者，暑热所侵也；腰窝重着，屈伸不利，隐隐而痛，天寒阴湿转甚，脉来濡软而微滑者，湿邪所感及湿痰留碍也；俯仰转侧不利，谈笑呼吸牵痛，其脉沉弦或沉缓者，闪朒挫气①所使也；死血瘀积，日夜为痛，手不可按，按之愈甚，目黄溺赤，微寒乍热，脉多芤涩而数，或沉弦而数者，跌打损伤之故也。

两腰实痛治法 寒以温散，暑用分清，湿以升阳除湿，痰以燥湿行痰，挫气必于顺气活络，外伤定先消瘀活血。

两腰实痛主方

当归二钱 羌活 泽泻各一钱五分 川芎 延胡各一钱 独活 苍术各五分 肉桂三分

水煎，空心午后服。

凡痛，必由气滞而血凝，血凝则络闭，络闭则经脉不通而痛。上方专于顺气活血，为通经止痛之要药。外感风寒，则加防风一钱五分，去泽泻，内服祛风越痹酒②，外熨雷火针。暑热所侵，加干葛一钱五分，香薷一钱，黄连五分，去延胡、肉桂。湿痰凝著，加半夏三钱，苡仁二钱，陈皮一钱五分，去延胡、当归，内服导痰丸，外用摩腰紫金丹，或万灵膏，或蠲痛膏。闪腰挫气，加枳壳一钱，木香五分，服温经③活络丹。瘀血积滞，加红花、桃仁各一钱五分，肉桂三分，去泽泻、羌活，服和伤拈痛丹或温经活络丹。

---

① 挫气："挫"原作"脞"，据文义改。
② 祛风越痹酒：同治本及本书多处"越婢"作"越痹"。
③ 温筋：同治本作"温经"。

祛风越婢酒见中风门中经条

雷火针见中寒门

摩腰紫金丹 风寒湿三气而兼痰饮，留滞于经络血脉之中，闭塞不通而痛，以此涂于患处，外加万灵膏贴之。

附子尖 乌头尖 南星各二钱五分 雄黄 樟脑 丁香各一钱五分 吴茱萸 肉桂 朱砂 干姜各一钱 麝香二分

蜜熬葱汁和丸如鸡豆[1]大，每丸以姜汁化开，敷患处，上贴万灵膏或蠲痛膏。

万灵膏 男妇风寒湿痹，遍身经络骨节酸疼，跌打损伤，闪朒挫气，心胸腰背攻刺为痛。能补能行，专理百病。

羌活 防风 秦艽 苍术 独活 白芷 萆薢 官桂 天麻 川乌 草乌 干姜 当归 木瓜 川芎 牛膝 防己 豨莶 风藤 半夏 前胡 枸杞 南星 虎骨 白茄根 麻黄 苍耳子 高良姜 晚蚕沙 威灵仙 五加皮 玄胡索 川续断 红花 桃仁 苏木 枳壳 丹皮 骨碎补 乌药 闹羊花 棉花子二物倍用，余各等分

麻油熬，炒东丹[2]收起，冷加细料香药：五灵脂、鸦片、血竭、木香、乳香、没药、冰片、麝香，治癖加入阿魏、雄黄。凡用，先以生姜擦过贴，贴后以炒热艾或炒麸皮熨之。

蠲痛五汁膏 寒湿气袭于经络血脉之中为痛，痛于两臂两股腰背环跳之间，以此膏烘热贴上，追出湿气水液，自愈。

---

① 鸡豆：即鹰嘴豆，属豆科草本植物，因其面形奇特，尖如鹰嘴，故称。

② 东丹：即铅丹，亦名黄丹。

凤仙梗汁　老姜汁　蒜汁　葱汁　韭汁

五汁各等分，熬至滴水成珠，用蓖麻子油同黄蜡收起，听用。

温经活络丹见内伤门外伤条

和伤拈痛丹[1]同前

疝气门

或问：气以疝称，其义何居？

答曰：积土成山，积气成疝。疝者，山也，其气日积月累，聚而不散而成疝，犹之积土成山，自小至大，由卑至高之义。但气本无形，因虚而凝聚不散，随其所聚之处为痛，故五脏遂皆有疝。盖即五脏之元气失其温养生发之性，营运转输之常，虚则滞，寒则凝，自无而有，自微而著，自闭塞以至于不通而痛矣。

或问：既由无形之气积久成疝为痛，自应痛无已时，缘何亦有不痛之日？以为散而不痛，则能散似无成疝之法，以为不散，则疝从何归？可以不痛，或有时止时发，甚至终身不愈者，亦由此气时聚时散之所致耶？抑此气暂时隐伏耶？

答曰：若气能散能聚，何由成疝？惟其积而不散，遂成为痛为硬之势。但元气之虚有轻重不同，为病亦有新久深浅之异，大约痛之缓急止发，亦存乎其人之气血虚实，而五脏

① 和伤拈痛丹："伤"原作"经"，"拈"原作"粘"，并据同治本及本卷前文改。

有病有不病也。

或问：今之所为疝者，必责之寒湿之气，但寒本足太阳膀胱寒水受病，湿乃足太阴脾经湿土用事，缘何又言足厥阴肝家之病？既曰肝病，则当责之湿热，复与寒湿无干矣，宁无说乎？

答曰：五脏有疝，出于《内经》，何得独系之肝？况寒湿二气郁久皆能化热。大凡五行六气传变，自有不同，学者当扩充其义焉。

或问：男子固有睾丸大小及小肠、膀胱、昆仑诸气为疝者矣，据云五脏皆疝，则妇人亦当病疝，疝将何法以验之而愈之耶？

答曰：男妇一体，五脏俱各有疝，外肾虽无，而少阴、厥阴之络脉毕具，治法必依五脏，男妇岂有别乎？但碍于俗，不敢直言之耳。

或问：疝为积气所成，五脏概有，则前五积文中五脏已各有积气为病矣，何独此积又以疝称也哉？

答曰：聚而不散之为积，积久而成高大之形为疝，前后似是而实非。盖前症由乎本经之气各因七情六郁而成积，而此症不独本经因虚自病，且有感触传变之不同。即如肺与肝肾，无有不从内外感触而发，虚实传变而成[①]者也。若正言疝，已具七种之名，已见《医统》《准绳》《指掌》诸书，可以不赘。今以五脏之疝详列于下，以諮后学。

① 成：原作“盛”，据同治本改。

五脏五疝之脉与形证 肺疝者，或为风寒深入肺俞，冷饮寒气直达肺窍，本经元气素亏，复为寒邪所袭，初由聚而不散，渐至积而成疝。盖肺症有三：一曰肺痹，痹者闭也，闭而不通，似喘非喘，咽嗌不利者，痹也，非疝也；二曰息贲，乃肺气膹满，不能下降，日久月深，胸中似有物碍，气道不利，语言因之塞涩者，息贲也，非疝也；三曰肺疝，疝则较前二症不同，鼻息粗暴，呼吸短促，胸膈与云门、中府之间梗塞为痛者，疝也。其名有三，为病亦不相远，惟气口脉弦急有力者，当以疝治。

心疝者，心气久郁不舒，积而成疝，正气日衰，结聚日盛，稍有感触，窘迫而痛，如割如裂，痛则四肢厥冷，汗出如浴。左寸关沉而弦急者，虚寒之疝也。弦涩而数，心烦嘈杂而痛者，阴虚内热而气郁，复兼火化也。

脾疝者，其浊气自下逆上，连嗳不宽，胀满作痛，痛则呕吐清水，或苦水痰涎之类。其脉两关弦急者为实，沉滑者为虚。

肝疝者，阴囊赤肿，坚硬而痛，痛连两胯小腹之间，以厥阴之络络于阴器也。右关尺弦急而数，兼有寒热外症，此湿热之气无由疏泄，传为囊痈也。若妇人则有小腹胀痛，两胯间大筋偏坠，及痛连腰胯者，甚有肝气下陷，户中阴挺突出为痛者，湿热下陷，传为阴户掀肿发痒，甚则生虫臊臭。凡此皆肝家积气所化，犹男子之疝者也。其脉左关尺亦有沉弦而数，或弦急而数者。

肾疝者，大多纵欲房劳之人，里气先亏，寒湿之气得以乘之，积久成疝，其痛自腰肾下连阴茎，小便兼之淋浊艰涩。其脉微而涩，或沉细而濡软。

五疝治法 肺疝，以辛散之，以苦顺之，所为分清也；心疝，寒者治以温散之剂，热者兼补兼清；脾疝，专于温散，若湿热甚者，必先化湿理痰；肝疝，必须升清利浊，分消湿热之气；肾疝，当于温补之中佐以分消之药。后方通治五疝，可以对症加减，然更以古人之七疝参酌为治，尤为详尽无疑。

通治五疝主方

半夏三钱 陈皮二钱 延胡一钱五分 川楝子 猪苓 苏叶各一钱 生姜三片

水煎，空心午前服。

盖人身营卫二气与三焦之气，出入升降，昼夜循环，无一息之停，合于常度，则何病之有？苟失其常，致血脉稽留，经络闭塞，因而脏腑不和，三焦不利，变症无穷。前方六味，固为治疝平剂，其中具有营运升降出入之用，后复详以对症加减之法。

肺疝，加桑皮、杏仁各一钱五分，枳壳一钱，去延胡、川楝。如气虚久病者，加紫菀、苏子、茯苓各一钱五分，人参、车前各一钱，减半夏二钱，去延胡、苏叶、川楝、猪苓；实则定肺膏、青金丹、神秘丹、沉香滚痰丸，虚则琼玉膏、金匮肾气丸、和中益气丸酌用。心疝，加丹参二钱，石菖蒲、当归各一钱，益智仁五分，去苏叶、猪苓，减半夏二钱。病久气血虚弱，加当归二钱，茯神一钱五分，人参二钱，远志、益智、菖蒲各五分，去苏叶、猪苓、川楝，减半夏二钱，陈皮、延胡各五分，服宁志丸。脾疝，加山楂肉二钱，苍术一钱，服香砂健脾丸。中气久虚，加白术二钱，茯苓一钱五分，砂仁一钱，减延胡、川楝、陈皮各五分，服冲和资生丸、三因冲和丸。肝疝，加山楂肉三钱，柴胡一钱五分，青皮一钱，木香五分，吴茱萸三分，去苏叶，减半夏一钱五分。或病初得，或人壮实者，服沉香化气丸；如病久气血虚，或挟虚而发者，其脉空弦涩弱，或虚豁无力，加当归三钱，白术二钱，人参、茯苓各一钱五分，柴胡一钱，减半夏二钱，陈皮一钱，延胡、川楝各五分，去猪苓、苏叶，服双补分消丸。妇人治法相同，惟阴挺、阴痒、阴虱诸症，凡气实火盛，二便秘结者，服当归龙荟丸、清郁丸。血虚气滞，郁火下陷，湿热不清者，服加减逍遥散。肾疝，加泽泻一钱五分，茴香、川椒、肉桂各五分，去苏叶、半夏，减陈皮一钱，服分消丸。如房劳不足，肾家气血两亏者，加当归二钱，人参、泽泻各一钱五分，补骨脂、肉桂各五分，附子三分，去延胡、半夏、苏叶、猪苓，服益气丸、沉香肾气丸。

或问：《丹溪纂要》① 一书为世首推，独云疝主肝病，与肾无涉。况肝无补法，故前人之治疝者多用苦辛之味，以破气散坚为主，今子主以参、术、归、苓治疝，已为背谬，而又立肾疝一门，岂不与丹溪故为矛盾耶？

---

① 丹溪纂要：亦名《丹溪先生医书纂要》，综合性医书，二卷，明代卢和撰集。

答曰：肝肾之有疝，不独本于《内经》，即今之患者了然有二。盖厥阴肝经之络循环乎阴器，上连小腹左右之旁，以至乎胁下，系外肾二子之根，故肝疝有子胀偏坠，痛连小腹之症。若肾者，开窍于前阴，络脉于两腰，其疝则痛自阴茎，上连腰肾者是也。然而肝为肾之子，子能令母虚，故肝病无有不补肾者，母能令子实，肾实则肝病无有不愈者。况世之患疝由肾虚而致者尤多，故治肝必兼顾肾，治肾必兼顾肝，又治疝之捷要，不可不知也。余所以治肝疝之有余者，原不出乎疏泄温散，以肝家之客邪有余，不得不由疏导而去之耳。若病久肝家之正气自虚，或有挟虚而发，其脉不甚沉急，甚至空豁无力，面青肢厥者，苟非参、术补益而兼用桂、附温补，岂能获效？此正所谓补其母而子自实之义也。世俗苦执肝无补法之说，但逢疝症，不分肝肾，不论虚实，过用克伐，岂知肝虚复盗母气以自益，而肾气亦因之亏损？故有肝病未已，而肾家虚寒之气上冲心胃而危急者也，此正所谓子能令母虚也。昔仲景治寒疝，腹中痛，及胁痛里急者，用当归生姜羊肉汤无不愈者，岂非补肝之验？而王肯堂、缪仲淳治疝气上攻，心腹窘迫者，用八味地黄丸投之立应者，又非补肾之一证乎？甚有疝症大便不通者，当利大便，如许叔微、罗谦甫皆用芫花是已；小便不通者，当利小便，如许叔微治宋荀甫以五苓散是已。若据《纂要》于肾经无涉，则五苓不当用，又言疝无下法，则芫花不当用。所列之药及诸书所用七疝之方，无非苦辛破气，寒热杂收，既不能补肝肾之真阴，又不能通利二窍，使邪有所泄，而徒耗其气于冥冥之中，岂不悖哉？昔有久疝不愈，只于每日空心以淡飞盐滚汤嗽口，咽下无遗，不半年而愈，永久不发。盖齿乃骨之余，夜卧口闭，精气聚于齿间而成垢，以垢补肾，正补之以属也。此又补肾之一征也。

定肺膏见喘门肺经风寒条

青金丹见喘门肺经寒痰条

神秘丹见喘门肺经痰气条

琼玉膏见血门咯血条

金匮肾气丸见气门肾与膀胱之气条

和中益气丸同前

宁志丸见气门包络膻中条

三因冲和丸见积聚门心脾之积条

香砂健脾丸见气门脾胃营气条

冲和资生丸同前

沉香化气丸

双补分消丸 肝肾之气血两亏，以致沉寒不散，湿热不清，睾丸冷胀，阴囊肿大者，此丸久服，兼补兼消。

当归 白术 茯苓 橘核各二两 山栀仁 香附 川椒子 山楂 陈皮 川楝子各一两

陈米炒熟，为末，醋汤打糊为丸，早空心，百滚汤吞服二钱。

当归龙荟丸见火门肝胆实火条

清郁丸见郁门

逍遥散 肝脾血虚发热，或潮热晡热，或自汗盗汗，或头痛目涩，或怔忡不宁，或颊赤口干，或月经不调，肚腹作痛，或小腹重坠，水道涩痛，或阴挺突出为痛，或阴户掀肿发痒，阴臭阴虱，或肿痛出脓，内热作渴等症。

当归　白芍　茯苓　白术　柴胡各一钱　丹皮　山栀　炙甘草各五分

水煎，午后、临睡服。

逍遥者，乃轻扬消散之义。盖肝脾血虚气郁，以致热郁于内，不得舒泄，甚至郁陷于下焦，积久而成前列诸症。今以是方为主，再行随症加减，发热则照前方。如脉虚数无力，则加人参一钱，生地一钱五分，当归五分，减柴胡五分。汗多乃包络脾胃之火，脉实可加黄连五分，生地一钱五分，麦冬一钱，去柴胡，虚则加人参一钱五分，麦冬一钱，五味子二分，去柴胡。头痛目涩，加当归一钱，熟地二钱，川芎一钱，薄荷一钱。怔忡不宁，实则加生地一钱，麦冬一钱，黄连五分，虚则加枣仁二钱，生地一钱五分，人参、麦冬各一钱，当归五分，减柴胡五分。目赤口干，实则加生地一钱五分，麦冬一钱，白芍五分，干葛粉一钱，黄连五分，虚则加熟地三钱，麦冬一钱五分，人参一钱，五味二分，当归、白芍各五分，减柴胡五分。月经不调，肚腹作痛，实则加山楂三钱，延胡二钱，苏梗一钱，当归一钱，虚则加熟地三钱，当归一钱，川芎一钱，白芍五分，人参一钱五分，延胡一钱五分，减柴胡五分，去山栀。小腹重坠，水道涩痛，实则加车前一钱，泽泻一钱，猪苓一钱，生地、麦冬各一钱五分，黄连五分，虚则加熟地二钱，归、芍各五分，人参、黄芪各一钱，肉桂五分，升麻三分，减柴胡五分，去丹皮、山栀。阴挺突出，乃肝经虚气挟湿热之气下陷也，即前方加人参一钱，黄芪一钱五分，白术二钱，防风五分，升麻三分，归、芍、茯苓、丹皮各五分。其余掀肿至作渴等症，皆湿热有余，随气下陷之故，加防风一钱，车前、杜仲各一钱，金银花三钱，黄连五分，归、芍、苓、术、丹皮、山栀各五分。后开丸药四种，对症兼服。

固本养荣丸见腹痛门月信失期条

调经益气丸 妇人元气不足，失其营运转输之用，则气滞气郁而心胸肚腹为痛，营血有亏，失其灌溉滋养之权，则血虚血热而月信愆期不准，于是百病丛生，形神消燥。是方气血兼补，开郁顺气，滋阴清热。

生地八两　当归　白芍　制香附　丹皮各五两　茯苓　杜仲　枸杞子　白术　牛膝　泽泻各三两　川芎　黄芪　延胡索　陈皮各二两

蜜丸，早空心，百滚汤吞服三四五钱。

调经济阴丸见发热门郁热条

调经清郁丸同前

脚　气　门

或问：足跗肿痛，明系湿热，如何谓之脚气？既以气称，亦不失为湿热，如何又有外感内因之别、干湿寒热之异，甚至冲心呕逆，谵语神昏，以致于死也？

答曰：此一“气”字，自与平常湿热不同，盖非一朝一夕所致。此症虽由湿气微邪，然而沉伏于足三阴经既久，不能发泄，郁蒸为热，瘀而红肿，肿而后痛。且足三阴之脉从足之内踝而上至于大小腹，更由腹而上溢乎包络咽嗌之间，故肿痛必然牵引经络。而郁蒸之气又自下而上，逆于心胸，遂至寒热似疟，恶心呕逆，所以有类伤寒之别名。况病发之初，未有不由外感内因，或暴怒房劳所触发，于是内外兼症夹杂，仓卒难辨。初学临症，茫然昧于用药，倘使表里虚实之不别，补泻寒热之罔投，未有不至于冲心危殆者也。

或问：虽曰脚气，亦不过湿热久郁而成，有何利害以至于死？若果可以致人于死，则其症更凶于伤寒，何以又谓之类伤寒耶？况曰类者，亦正与伤寒相近，故亦有七日而愈，七日而死，十四日而愈，十四日而死者，据此岂不可谓之脚气伤寒乎？

答曰：脚气与伤寒原属二症，难以混淆，只有寒热呕逆及三阳三阴传变深浅与伤寒相似，故曰类也。若论致死之因，凡风寒暑湿之邪无有不由于经络而传于六腑，以至五脏，自轻至重，自重至危者，何独脚气为然而必与伤寒并论哉？

脚气之脉与形证　此症湿热为本，客邪触发为标。发时还从足跗红肿微痛而起，肿甚则痛愈甚，而郁蒸之气亦渐由经络入于足三阳之腑，故有寒热交作，畏寒烦躁，恶心呕逆，烦渴引饮，喘急谵语，恶食而复能食，二便秘结不通，其脉浮洪弦数有力者，谓之干脚气，乃三阳经受病也。若二便通利，汗多不渴，恶心呕逆，汤饮不受，肢厥戴阳，神昏谵语，六脉沉伏细软无力者，谓湿脚气，三阴经受病也。

脚气治法 干脚气，初则疏散，中则和解，末则润下；湿脚气，初亦疏散，中亦和解，末则宜乎清补。

三阳脚气主方

防风三钱 干葛 羌活各一钱五分 苍术 枳壳各一钱 木通 槟榔各五分 生姜二片

水煎，早晚空心服。

上方疏泄表里之风寒暑湿，兼利痰气之要药。初起宜加苏叶一钱，麻黄五分，去槟榔、木通，使湿热之邪从汗解散也，服疏解和中丸。中则加半夏一钱五分，橘红、大腹皮各一钱，去防风、槟榔。末，若二便不通则加大黄三钱，黄连一钱，去防风、羌活、苍术，服润下丸。如烦渴发躁，或无汗，或有汗，而恶热昏倦，脉虽浮洪弦数而无力者，此暑邪所感也，加香薷一钱五分，干葛、黄连各一钱，木瓜一钱，防已五分，去防风、羌活、苍术、槟榔，服正气丸。湿痰甚者，加半夏、陈皮各一钱五分，泽泻一钱，服橘半枳术丸。

三阴脚气主方

苡仁三钱 茯苓皮 防风各一钱五分 羌活 泽泻各一钱 防已 大腹皮各五分 生姜一片

水煎，早晚空心服。

邪在三阴，误用重浊之药则伤元气。前方轻清利导化湿清热之平剂也，初起加干葛二钱，去腹皮，中则加木瓜一钱五分，去羌活，末则加车前、木瓜各一钱，去羌活、腹皮。血虚内热者，加木瓜一钱五分，牛膝一钱，丹皮五分，去薏仁、羌活、腹皮。气虚者，加人参、白术各一钱五分，去羌活、腹皮，服千里水。真阴不足，命门之火不归者，常服金匮肾气丸。阳虚者，加人参二钱，白术一钱五分，附子、肉桂各五分，去茯苓、腹皮、羌、防、防已，服和中益气丸。

疏解和中丸见疟门太阳之疟条

润下丸见中风门中腑实症条

正气丸见中暑门中暍条

橘半枳术丸见痰饮门

千里水见中暑门阳虚伤暑条

金匮肾气丸见气门肾与膀胱之气条

和中益气丸同前

卷十二

痛风门

或问：痛风一症，系血虚耶？血热耶？热极生风耶？抑风邪客于经络为痛耶？其症与痛痹同耶异耶？其痛流走不定者风耶火耶？其痛多在经络关节之间者，筋病耶？骨病耶？死血为病耶？痛甚于夜而减于昼者何也？轻则三日一移动，重则七日一移动者，何也？甚有痛久而传为痿痹者又何也？

答曰：痛者气滞血凝，经络为之阻塞而不通也；风者善行而数变，乃流走不定之义也。盖风寒湿三气客于经络血脉之中，未经疏散，则郁久生热，热极化火，而更兼风变，其性流走不定，伏行于周身经络血脉之间，是为病原。自后或因营卫之气血偶有阻滞于经络关节之处，则此风热亦因之停阻，欲行不行，遂至浮肿而痛，屈伸亦为之不利。或两三日，或五七日，此处血气已通，而别处复有稽留，则痛亦移换。至于卫气，昼则行于阳分之表，而营气亦易运，故痛缓；夜则卫气归阴，营气不行，其血脉凝涩而痛甚。故此症当责之肝家血少血热，木燥火炎，而虚风复从火化也。盖肝藏血，肝主筋，凡关节皆经脉之总会，血虚既不能滋养筋脉，而风火反因之阻于脉络，于是浮肿而热。浮属风，热属火，肿为气血阻碍，每逢湿热盛行则发，实非筋骨与死血为痛也。若云筋骨死血，其痛定在一处，焉能三日七日移换哉？此实肝经无形之风热为病，盖风热属火，所以善走，若寒与湿则又当始终痛于一处矣。虽云风热，每得暖气而痛缓者，则虚火之本固寒，其性喜暖。再则治病之法用甚寒甚热之药，当以从治，从治不已，又当求其属以衰之。从与属者，正热痹得暖而易散之义也。若痛久，则饮食起居必废，精神气血亦必因病而虚，所以筋骨无力，关节不利而成痿痹也。

或问：痛风形证，与痹无异，如何不附于痹症之末而又别立一门也？

答曰：痛痹本乎寒，痛风属乎风。血脉得暖则行，得寒则凝，寒留脉中，久成痛痹。况痹者闭也，闭塞不通之义，所以始终痛在一处，非若风之善行而数变者也。盖风气胜者为行痹，故痛风者即痹门之行痹也，然其义相似而实则不同者，乃受病有深浅，相沿有新久，而病之愈也亦有难易。大约风痛每得之于暑湿盛行之时，气血沸腾之际，或衣汗衣，或卧湿地，或汗出迎风，或贪凉熟寝于漆器竹席石床之上，致暑热之气得寒而凝，因湿而著，遇风而闭，由是热淫所胜，反兼风化，行于经络血脉之中，移动不定，痛止不常，非若痹症之为病深久而难愈也。

痛风之脉与形证　形神如故，饮食如常，脉来洪滑浮弦，急数有力，而痛甚者，实也；形神萎弱，饮食减少，其脉虚弦涩数，或微弱无神，或虚搏空弦，酸疼无力，二便不调者，虚也。

痛风治法　治痛风，当分别新久虚实，及属风属火，或有湿热，亦能流注经络关节为痛。新者营卫之气血未亏，当以治痛[①]为主；若病[②]久而精神不足者，以清补兼之。湿热胜者宜燥湿清热，风火甚者宜滋燥养血，大补肝阴，盖治风先治血，血行风自灭。若过用风药及寒燥之剂，反有耗血遏火之患矣。

通治痛风主方

当归三钱　秦艽二钱　防风一钱五分　川芎　羌活各一钱　车前子　黄芩　枳壳各五分

水煎，午后、临睡服。

治痛不外乎顺气，治风必先于凉血，气顺则血活而脉络通，血凉则火清而风息，痛则不治而自治。如重感风寒，使内之湿火郁而不散者，加羌活、桂枝各五分，去黄芩、车前，服芎苏散。如外复感暑湿者，加苍术一钱五分，白术、泽泻、黄柏各一钱，去川芎、黄芩、枳壳，服胜湿丹。血脉凝闭不通而痛甚者，加红花一钱五分，桃仁一钱，桂枝五分，去黄芩、车前，服祛风越痹酒及活络丹。病久血枯者，加牛膝一钱五分，制何首乌二钱，服活络丹或加味史国公药酒。病久气虚者，加白术三钱，人参一钱五分，减当归一钱五分，去黄芩、枳壳，服祛风越痹酒兼加味虎潜丸。如劳倦内伤及房劳体虚之人，加人参三钱，知母一钱五分，牛膝一钱，去羌活、黄芩，服滋阴百补丸及滋阴百补酒，或加味史

① 痛：原作“病”，据同治本改。

② 病：原作“痛”，据同治本改。

国公药酒。如寒湿风湿之痰，其脉濡软而微滑者，加白术一钱五分，半夏二钱，陈皮、苍术各一钱，去当归、黄芩、车前，服祛风越痹酒，或加味史国公药酒，及四妙散、活络丹、豨莶丸。血虚血热，风热内盛者，服凉血省风药酒。若大便秘结不利者，服搜风顺气丸。

芎苏散见冒风门

胜湿丹见湿门表湿条

祛风越痹酒见中风门中经条

活络丹见中风门中经条

加味史国公药酒　此方专治肥人，素有湿痰风痰，而气虚不能导引，以致淫溢流注于经络关节之处，为疼痛，为酸麻，手足举动不利，行步痿躄难前，口眼㖞斜，涕唾纵横，言语蹇涩，舌音不清，筋骨拘挛，难于转运。此酒合四妙丹兼服，大效。

虎骨　乌梢蛇　白花蛇　晚蚕沙　白僵蚕　全蝎　清风藤　海风藤　油松节　白茄根　防风　汉防己　羌活　独活　川萆薢　桂枝　麻黄　明天麻　天南星　制半夏　威灵仙　广橘红　枳壳　制何首乌　枸杞子　生地黄　熟地黄　川芎　当归　牛膝　牡丹皮　五加皮　杜仲各等分　黄芪　白术二种加倍

锉碎，贮绢囊，以滚酒冲入坛，泥固，外加厚纸密封，放窨处，过黄梅[①]后开用。每酒一茶杯调入桑枝膏五七匙，

① 黄梅：春末夏初梅子黄熟时节，约农历五月。

不拘时温服。若早晚，空心各吞四妙丹一服，余时不必。

加味虎潜丸 即滋阴百补丸加虎骨二两五钱，羌活、独活各一两。方见内伤门劳烦内伤阴虚条

滋阴百补丸见内伤门劳烦内伤条

滋阴百补药酒 大补气血，调和营卫，温经舒络，壮骨益髓。

熟地黄 生地黄 制首乌 枸杞子 沙苑蒺藜 鹿角胶各三两 当归 胡桃仁 桂圆肉各二两半 牛膝 肉苁蓉 白芍药 人参 白术 葳蕤 龟板胶 白菊花 五加皮各二两 黄芪 锁阳 牡丹皮 杜仲 地骨皮 知母各一两五钱 黄柏 肉桂各一两

锉碎，囊贮，以滚酒冲入大坛，泥固，外加厚纸密封，放窨地，过黄梅开用，早晚随量热饮。

四妙散 治湿痰风痹，筋骨拘挛，气虚体肥，经络酸麻疼痛。

川黄柏 茅山苍术先以米泔水润透，切片，晒干用 向东桑皮三种各分为二分，以一分用童便，以一分用酒，各浸透晒干，炒微黄色 陈胆星

已上各等分，为细末，每服二三钱，早晚空心即以药酒吞服。

豨莶丸 风寒湿三气着而成痹，以致血脉凝涩，肢体麻木，腰膝酸疼，二便燥结，无论痛风痛痹，湿痰风热，宜于久服，预防中风痿痹之病。

豨莶草不拘多寡，去梗取叶，晒干，陈酒拌透，蒸过晒干，再拌再蒸，

如法九次，晒燥，为细末，收贮听用

密丸①，早空心，温酒吞服四五钱。

凉血省风药酒 血虚内热，热极生风，或外感厉气，稽留经络，内则疼痛，外生疮癣，气实火旺，饮食如常，二便秘结者，常服。

生地 熟地 归身各二两 川芎 杜仲 白蒺藜各一两半 羌活一两 金银花一两五钱 苏叶 荆芥 防风 白芷 蝉壳 陈皮 枳壳 蛇壳 连翘 川连 黄芩 黄柏 粉甘草各五钱 白菊花一两 白鲜皮四钱 制何首乌一两

锉碎袋贮，滚酒冲入大坛，封固密，窨泥地过霉用，空心随量温服。

桑枝膏 滋肾益阴，祛风润燥，肝虚血少，风热内盛者宜之。

青桑皮取朝东者尤妙，不拘多寡，锉碎，晒一周时用

河、井水各半熬膏，至滴水成珠不散，略用熟白蜜收贮，早晚空心调史国公酒内服。

搜风顺气丸见中风门中脏缓症条

斑 疹 门

或问：斑疹因何而生？属阴属阳？属虚属实？属表属里？可得闻其详乎？

答曰：斑疹之发，有外感风热者，有胃腑实热为病者，

① 密丸：蜜丸。

有伤寒失下者，有伤寒阳明经症失汗发衄，不衄则发颐，不生颐则发班疹者，总属阳明胃与大肠之风热亢盛已极，内不得疏泄，外不得透达，怫郁于皮毛腠理之间，轻则为疹，重则为班，一如火乘金位，金受火克之故，此乃阳毒，属表属实之班疹也。有阴虚血热者，有阳虚血热者，有气血两虚而虚热郁盛者，此三焦无根之火乘其气血之虚而空发于上，怫郁于皮毛血脉之中，内不得清，外不得散，遂发班疹，乃阴虚属里之症也。

或问：何以为班？何以为疹？阴阳既别，何者为重？何者为轻？

答曰：班者成片，不分颗粒，一如云朵拱起，淡红者轻，紫红者重，黑者凶，轻者痒而重者痛。疹者如痱瘖，或类蚊迹蚤虱痕而不盛，一日之中起伏隐现不常，隐隐见于肌肤之间，不大起发者是。大约阳症班疹，易看而易治；阴症班疹，挟虚而发，难看而难治。苟不细审，则阴症误以为阳，立至危殆，可不慎欤？

班疹之脉与形证 身热无汗，烦渴躁闷，或痛或痒，如云若锦，腹痛胸满，二便秘结，六脉浮洪有力，或浮数有力者，系手阳明大肠、足阳明胃二经风热为病，所谓阳班也；若内热自汗，渴不欲饮，心烦身躁，胃弱脾泄，喜湿恶热，色白而不红，但痒而不痛，六脉迟缓微弱，或虚数无力者，手太阴肺、足太阴脾、手少阴心、足少阴肾经之阴火内亢为病，所谓阴班也。疹形虽与班异，而致病之因、受病之脏腑及所现之脉与形证无不同。盖班有阴阳，则疹亦有阴阳，自在医者审其症之阴阳虚实、脉之无力有力可也。

班疹治法 两阳合明，其火自盛，兼有食积，致生积热，故班疹之因必归过于胃与大肠也。火盛则血热而金燥，盖心为火脏，主血脉，肺为金脏，主皮毛，火聚胸中，肺受薰蒸，心火愈炽，或热极反兼风化，或客风鼓动内火，其病发于心肺二经。所谓阳班阳疹，必先清散风热于表，疏导积热于内，表里和解，以救炎炎之势。如二便秘结，急宜利之。若脾肾之阴虚火盛，不能归经固藏，发越于上，而心肺受其薰灼而病，亦有因风致火，或因热极生风而发。所谓阴班阴疹，初则亦宜清解，使其透发，宽其胸膈，解其烦躁，次则察脉之大小虚实，脾胃之实与不实，大便之结与不结，或清补，或温补。

通治阳症班疹主方

生地三钱 防风 荆芥各一钱五分 川黄连五分 黄芩 桔梗各一钱 牡丹皮 犀角屑各五分 甘草三分

水煎，不拘时服。

血中伏火，必先凉血和血，故以生地为君，而丹皮佐之；芩、连泻心肺之火，佐桔梗以开郁结；犀角清心家之热毒，而甘草佐之；荆、防用以解散内外之风邪。外感重者，加羌活一钱，川芎、薄荷各五分，暂去芩、连、生地。如阳明胃家热毒，烦渴躁热，无汗背寒，班疹黑紫色者，速加石膏一两，连翘一钱五分，玄参一钱，犀角五分，去防风、桔梗。伤寒邪热入胃，舌胎黄黑有刺，二便不通，谵语狂热者，加大黄五钱，芒硝三钱，枳实二钱，去生地、防风、丹皮。伤寒阳明失表，烦渴外热，半表半里，大便不去，无下证者，加干葛三钱，牛蒡子二钱，玄参一钱五分，薄荷一钱，去生地、丹皮、黄连、犀角。

防风通圣散 内有郁热，外有风邪，阳毒抑遏而成班疹，以此表里疏通，解散淫热。见冒风门

消风百解散 阳明风热失表，头疼身热，烦渴痰嗽，班疹隐现不透，胸腹胀闷不宽，以此表里解散。见冒风门

凉膈散 肺胃火郁，热极生风，二便不通，班疹陡发，表里清解。见火门心与小肠实火条

紫雪 伤寒热邪传里，火毒攻心，陡发班疹，便结谵妄，急用此雪清解。见火门脾胃实火条

通治阴症班疹主方

白术二钱 茯苓一钱五分 人参 炮姜各一钱 陈皮 防风 炙甘草各五分 肉桂三分

水煎，早晚空心服。

上方乃治阳虚血热及气热血热，凡恶寒喜热，二便清利，口不干而反欲热饮，六脉沉微细数，或虚数无神者宜之。此气虚不能统运血脉，致血久郁生热而有风热之变也。

熟地三钱 茯苓一钱五分 山药 泽泻各一钱 丹皮七分 山茱萸 附子各五分 肉桂三分

水煎，空心午后服。

上方治肾水不足，龙火无制，陡发越于上，心肺受其薰逼而成班疹者，以此导火归阴，兼服肾气丸。

生地三钱 制首乌二钱 当归一钱五分 秦艽一钱 丹皮一钱

甘草三分　甘菊一钱　干葛一钱五分　薄荷五分　荆芥一钱

水煎，午后、临睡服。

上方治阴虚血热，热郁血中而生班疹，时发时止，或痒或疼，久远不愈者，以此凉血清热，滋肝省风，服济阴丸。虽阴阳俱有班疹，而阳症发班者多，且多发于热病之末，阴症则发疹者多，且多发于病之始。盖班由积热，发之稍缓，疹兼风火，发之尤速。发之速者祸轻，发之缓者，其祸反深，则又天下事理必然之势也。至于时气发疹，由风热之邪乘于肺经，必兼鼻塞气喘，息粗痰嗽，余热不清，遗于阳明大肠，并其糟粕蕴积而为湿热，更成积滞自利，甚至热郁化火，火性急迫，随气滞下而后重不舒者，宜用辛凉升散之剂清其邪热，使郁陷之气透达外解，不惟班疹自消，而湿热亦散矣。若痰嗽不清，加以清火消痰之药。积滞有余，湿热下迫，加以分清利浊、健运化导之剂，如木香、黄连、山楂、神曲、车前、泽泻之类，更用枳、桔宽胸开郁，升提郁陷之邪。

肾气丸见气门肾与膀胱之气条

济阴丸①见火门肾与膀胱之火条

疠　风　门

或问：何为疠风？何经受病？何故多死而少生者？

答曰：疠者厉也，即阴阳乖戾之气，俗称大麻风者是

① 济阴：原作“阴济”，据同治本及卷二火门正文乙正。

也。此气乃天地间阴霾湿热贼风不正之气，若人肺家元气先亏，则鼻窍易于触受，而皮毛腠理因之不密，倘然早起晏眠，宵行露宿，则毒气先由鼻入，而阳明独受其邪。盖鼻为肺之窍，而手足阳明经之络起于鼻之交頞中，故人在气交之中，而鼻为肺与肠胃出纳升降之门户，一受风邪，则鼻塞息粗，打嚏流涕，眉棱酸痛，是其征也。所以毒厉之气由鼻而直入阳明之络，先则眉痒而渐脱落，两颧红润浮肿而痒，渐至两臂皮粗毛落，甚而通身肌肤淫淫作痒难忍。其毒深入血脉之中，则湿热蕴积生虫，侵蚀脏腑，沿蛀肌肉，久久精神枯涸，诸虫聚食，传为劳瘵而死。

或问：虽为乖戾之气潜伏脉络之中，若以清散疏解之药治之，自当速愈，何至生虫沿蛀皮肤，脏腑败坏腐烂而死也？

答曰：经云大风苛毒，虚邪贼风，皆阴闭湿热郁蒸之气所化，其性本热，及至阳明，又两阳合明，乃多气多血之府，由是气温血热，最易生虫，虫多蔓延，尤难缓治。病者先失于不觉不知，继则误于缓视而毒深，再则不得其法而无效，遂至于败坏而死，非厉风即可以杀人也，患者慎之。

疠风之脉与治法 此症须在一月之内速为清散，可保无恙。其精神气血未衰，六脉洪大而实，或洪数有力者，用后方汗吐下三法分表里攻逐之，使毒气不得稽留而速化，继服清热解毒、凉血补血之剂，禁用辛燥之药及耗津精血液而助酷烈之势。但患者必须清心寡欲，远色忌口，方为有益。

初服发汗清散之剂

荆芥三钱 防风二钱 秦艽 羌活各一钱五分 川芎 薄荷

淡豆豉各一钱　葱白头二个

水煎，空心午前服。

前药皆轻扬升散之品，能去肌表之风热，而无辛热燥血之虞。服后以后药煎汤洗浴，兼服前剂，使表里解散，汗透为度，七日后继以后方探吐。

涉浴方

荆芥八两　防风六两　百部六两　苦参四两　阴干浮萍取紫背者，四两

浓煎热汤，无风密室中薰洗。

中服探吐清利胃腑痰液之剂

防风三钱　淡豆豉二钱　广陈皮　牛蒡子各一钱五分　桔梗一钱　皂角刺五分

水煎，午前、午后服。

上药专利阳明胃腑风热之痰，而兼能解毒。如不吐，以鹅毛探于喉间，必使其吐尽积痰，或膈中酸苦稠涎亦可。吐后用稀烂陈米粥早暮调之，忌用一切腥膻辛辣腻格发病之物，七日后精神复旺，再用后方。

末用下剂荡涤大肠蕴积之毒

金银花三钱　归尾二钱　枳实　桃仁各一钱五分　槟榔　红花各一钱　木通　甘草各五分

水煎十分，乘热泡酒浸大黄末五钱，以利为度。不畅，以陈皮汤催之；不止，以陈米饮补之。上药辛润苦寒之味，专除大肠积热之毒，兼能杀虫，并去痰秽。

调补煎方

制首乌三钱　生地二钱　知母一钱五分　车前　白菊花各一钱　丹皮　薄荷各五分

水煎，午前、午后服。

盖肺与大肠相表里，吐利之后脏腑血液枯燥，必然气逆血热，前方清火滋燥，凉血顺气，亦治风活血之余义也。

调补丸方　功效等于前方，取其便于常服。

制首乌八两　百部　生地各五两　秦艽　当归各三两　车前子　牡丹皮　白菊花各二两

蜜丸，早晚空心，百滚汤吞服五钱。

膏方　清气清痰，生津润燥，乃调补肺与大肠之要剂。

天冬肉八两　生地六两　麦冬肉四两五钱　川贝母粉四两五钱　牛膝三两　白菊花　知母各二两

水熬成膏，以滴水不散为度，冷一周时，调入贝母粉，收瓶伏土[①]七日后，临睡时温酒调服五钱。

祛风杀虫净洗肥皂方

百部新鲜者，洗净晒干，蒸烂，十两　紫背浮萍阴干，温火焙燥，为末，四两　净皮硝二两　鲜肥皂四两

共捣烂至极细，丸如青梅大，早晚洗浴净脸，用以遍擦。

肠　风　门

或问：风邪何由入于大肠？毒气何因聚于脏腑？此风与

① 伏土：埋在土里。

毒有所分别否？

答曰：此风非外感风寒之风，此毒非痈疽脓血之毒，总当以“气”字看。而肠风亦如春伤于风之义，本足阳明清气不能升发透达于四肢腠理之间，而反下陷于大肠，大肠之血脉亦随此气而虚陷，陷久则气血郁结而化为湿热，因此血随气滞。凡登圊气陷火迫之时，其血先粪而至，至则清散不多。初起为之肠风，盖因方中多用荆芥、防风、升麻诸风药升举清阳之气，遂疑为外感之风也。即使是风，亦血热所化之风，岂外风能入于大肠也哉？至于脏毒者，因肠风日久，气血两虚，虚陷之气日甚，而大肠之湿热蕴积日深，手阳明大肠为积血之处，其势必随气下陷，从粪之前后而来，来虽不痛，而其色多黑黯成块，故有毒之名而实无痔漏肠痈脓血疼痛之毒也。若其病久远，气血愈亏，则脾胃之元气谅必先亏，不能统运周身血脉，使之流行无碍，亦随陷于大肠而成结阴便血之症，在下清气不举，便血而兼飧泄之病，在上浊气凝结，中满而兼喘嗽之恙，甚至肢体浮肿，胸腹胀闷而死。是症应分为三，轻曰肠风，甚至脏毒，重则结阴也。

肠风之脉与治法　初起之脉，或沉数有力，或弦数不清，久则芤数无力，或沉涩而弱，或结阴脾虚之脉，非芤涩则虚搏。初则宜于升阳清热，次则清补相兼，和血解毒，结阴则当升清利浊，兼于温补，其血门便血条参治可也。

通治肠风主方

防风三钱　生黄芪　山药各一钱五分　茜根　槐米　秦艽各一钱　黄连五分　甘草三分

水煎，空心午后服。

防风佐黄芪，达清升之气以透表；山药、甘草和中益脾，使血无虚渗之虞；秦艽、茜根清风热以和血；黄连、槐米消蕴积之热毒。初起，加炒黑荆芥、黄芩各一钱，去黄芪之骤补；日久，加黑荆芥一钱，乌梅肉、升麻各五分；再久，则加生地三钱，白芍二钱，升麻五分。已上气血未亏，火盛便燥，可服剪红丸或犀角地榆丸。如脏毒，加生地三钱，茜根、升麻、陈皮各五分，减防风一半，去槐米。日久气血两虚，加人参、白芍各一钱五分，当归头一钱，升麻、陈皮各五分，减防风二钱，去槐米、秦艽，服犀角解毒丸。如结阴便血，浮肿气喘者，加茯苓二钱，人参、桑皮各一钱五分，炮姜、车前各一钱，陈皮五分，减防风二钱，去槐米、秦艽、黄连、甘草，兼服结阴丸。

剪红丸见血门便血条

犀角地榆丸

黄芩　黄连　地榆　枳壳　槐米　当归　防风各等分　生地黄　乌梅肉　木耳各加倍

蜜丸，早空心，滚汤吞服三钱。

结阴丸见血门便血条

犀角解毒丸

犀角　升麻　羌活　防风　甘草　荆芥　牛蒡子　连翘土枸杞各等分　金银花　当归身　生地黄　白芍药各加倍

蜜丸，早空心，滚汤吞服三钱。

近世患痔者多，而痔中出血者亦不少，多有误认肠风脏毒而用寒剂者，不止，复用升提者，再不应，而亦用温补者，总与痔血无干，而补泻尽属妄投。及余细审脉证，方知此血实从痔疮中出，痔愈则血不治而自止。于是病者亦从此大悟，而求治于专门者，不用刀针挂线，使其墩①伏在地，如登圊法，挣出所患，以药水洗净，敷药于上，不使缩进，横卧床席，七日之后洗去宿药，仍前再敷，如此三四度，而所患枯瘪②如菱壳自脱，肛门全愈而血从此止。医者亦当细心体察，故复赘于篇末，以诏后学云。

脱肛门

或问：方书云脱肛有气虚者，有血虚者，有血热或火盛者，人患此四者甚多，何遂至于脱肛也？

答曰：肛门乃大肠之尽处，凡有形之糟粕从此而出，为人一身之门户。虚滑则滞下不收，枯燥则坚涩而难于转出，皆足以致病，而必责之于一气。盖凡有形之物，全赖无形之元气以转运出入，且肺与大肠为表里，而肺正统一身之元气，故人之登圊亦由元气为之传导，使大肠有形之糟粕得以传导而出，出已则清升之气复自下而上，达于脏腑腠理四肢，是为常度。若脾肺久虚，气血亏损，则统运转输之机不利，全藉勉力努送而出，久久气滞，则肛门因之脱下矣。其次有病久气虚气陷而自脱者，亦有气虚不能传导而血随因之

① 墩：同“蹲”。

② 瘪：原作“瘪”，据文义改。

枯涩，于是努力挣脱者，有阳明燥火亢极而热结便燥难出，因用力强挣，火性下迫，肛门脱出者，有老年血燥，或产后血虚液燥，结滞难下，气弱无力以送，勉强挣脱者，有久泻或久痢，气血两虚，湿热下陷于大肠，因而滑脱者，有小儿亦因泻痢气虚，湿火下迫而脱者。总由气血不和，失其转输传导出入升降之常度，则有是症。自在医者参其脉证，体其虚实以治之。

脱肛之脉与治法 久病虚陷自脱者，脉必虚微无力，以补气升提为主。气虚血竭，努力挣脱者，脉必涩弱而虚数，当以益气之中兼补血润燥升清之剂。大肠实火燥结，肛门肿痛而下迫者，其脉洪大而数，或沉实有力，以清火解毒之中佐以升提。老年产后，总由气虚血少，脉必涩数无力，当以滋补升提。久泻久痢，无论大小，脉必虚微沉弱，虽主补益升提，倘余病未清，则清补相兼。

通治脱肛主方

生黄芪三钱 人参 当归各一钱五分 白术 川芎 陈皮各一钱 柴胡 防风各七分 升麻五分 甘草二分

水煎，空心午前服。

补中益气汤加防风、川芎，于至阴之中升提清阳之气达于腠理，不外地气上腾之义，若地气上腾，则天气自然下降矣。真气虚寒而自脱者，加附子五分。血枯液竭，燥结下坠，及老年产后血燥者，加松子泥五钱，生地三钱，减黄芪一钱五分，去白术、川芎、防风，服益血润肠丸或滋燥养血润肠丸。阳明燥火自亢，实热下坠者，加黄连一钱五分，生地三钱，白芍二钱，去参、芪、术、芎、防，服搜风顺气丸或润下丸。脾胃气虚，泄痢而脱者，加茯苓一钱五分，白术、肉果各一钱，去芎、归，服培元固本启脾丸或香连固本丸。小儿久痢久泻，湿热下迫而虚脱者，加白芍一钱，黄连三分，减黄芪一钱五分，参五分，去芎、归，服香连健脾丸或香连固本丸。

益血润肠丸见燥门里寒燥症条

滋燥养血润肠丸见中风门中脏缓症条

搜风顺气丸见中风门①中脏缓症条

润下丸见中风门②中腑实症条

培元固本启脾丸

香连固本丸见痢门三阴自利清里条

香连健脾丸同前

① 门：原脱，据同治本补。

② 门：原脱，据同治本补。

卷十三

痫门

或问：痫之一字，何所取义？古人有五痫之别，今吾子之论何如？

答曰：痫者间也，以病势虽凶而止发间断，只以时计，不若他症逾旬累日。其病之初，有一年而发，或数月，或半年，发久元气渐亏，病亦渐密。发时人事不省，声形变乱，发过则神清气爽，毫无病状。痫之为义，盖因乎此。日发为阳，夜发为阴，但有阴阳之别，原未尝有五畜之名，只以发时形状声音宛似五畜，判与五脏之五属相应则可，而治法并不拘此。自来论家俱以为痰，而余独以为火，然亦言其发病之因，独未得致病之本也。

或问：痫之发也，徒然而至，至则头摇目窜，声音怪异，口吐涎沫，面现五色，四肢搐搦，目精上视，肢体温软，一时片刻而苏，病状毫不自觉，惟有目定无神，色萎体倦，犹如醉醒。人见不堪，彼竟无异者，苟非痰火，焉能致此怪疾？吾子之论，别有致痰致火之源，反以清痰降火未为正治，得毋迁避[1]乎？

答曰：痫症不能全愈而复发者，正医家专认痰火之标而独昧其本也。人见其不省人事，而四肢经络受病，遂以痰为

---

① 迁避：回避。又，“避”原作“僻”，据同治本改。

无疑，往往用消痰降火、清心安神为主。余治此症，独重于火，而火亦非心家之实火自病，乃手少阳三焦虚火上合手厥阴包络相火为病也。此火起于下焦，所谓龙雷之火，阴火也，其火发时由下而上，犹龙雷起于山泽，必有暴风疾雨附之而行，顷则风恬雨霁，一如平日，此所以知火为本而痰为标也。

或问：前说固近乎理，无所疑矣，但病发时之情形何致于是耶？

答曰：其人平素肾水不足，虚火先有炎逆之机，兼之元气虚弱，精神不守，偶因惊恐郁怒之气，或风火外邪感触，则神气散乱，魂魄动摇，遂致龙雷之火乘虚窃发于上，并厥阴包络之火互相为患，则心君不能自主。此火自肝肾而发，肾为水脏，肝为风木，由是挟水挟风，倏忽腾涌，势如飓风潮汐，无远弗届①，周行于五脏六腑左右十二经络之中，所以头目振掉，声音互变，手足搐搦，眩仆卒倒，如此遍历一周，渐渐退归原位，而人亦苏醒，气亦复元，宛如无恙。惟有肾家之水泛为痰，兼之周身津液随气驱行，泛滥而为涎沫，于醒时口吐而出，究其本因，实非痰病。精神气血，每发每虚，愈虚愈密，医者但求过于痰，而竟昧于相火之本，遂相沿而痼疾。大约火乘阳络及气分者为阳痫，火乘阴络血分者为阴痫。阴痫多发于夜，阳痫多发于昼，又天地之气使然也。

---

① 届：到达。

癎症之脉与治法　初得癎症之脉，两尺及左关应有空弦而数，或弦滑而数，左寸或空大，或虚弦。若脾肺固为无恙，当如平日治法，先清痰火之标，因其由虚而发，故必兼于补益，所谓虚火非补不归也。如久病常发，则六脉自然虚数无力，或空弦滑数无力，当固其本之虚而清其标之假象也。此症必于平日预为培补，则不再发，即发亦渐轻，发时兼用针刺，获效尤速，又不可不知也。后立三方，为病发一时之虚实标本而设，若平日以丸药常服，为拔本穷源之计。

通治癎症初起主方

天麻三钱　枣仁一钱五分　茯苓　钩藤各一钱　人参　白术各七分　橘红五分　生姜一片　半夏一钱

水煎，午后、临睡服。

心为一身主宰，以参、术培元养正为先；神、枣宁神，橘、半消痰，天麻、钩藤省风定晕。气虚者，人参加至一钱。血虚者，加当归一钱五分，去半夏。气有余而脉实者，加枳壳[①]、菖蒲各五分，去参、术。阳火盛，唇干口渴，二便秘结者，加黄连五分，菊花七分，去参、术、半夏。如有风寒头疼鼻塞者，加荆芥一钱，防风五分。已上兼服牛黄五癎丸，或紫金锭，或至宝丹。

中治癎症主方

枣仁三钱　人参　当归各一钱五分　茯神　天麻　钩藤各一钱　牛膝　车前各五分

---

① 壳：原作“谷（縠）”，据同治本改。

水煎，临睡服。

主明则下安，以神、枣安神宁志，神安则气血冲和；人参益元气，当归补营血；虚炎之火，以牛膝、车前导之；掉眩之风，以天麻、钩藤省之。气虚，倍加人参一钱五分，附子五分。血虚，加当归一钱五分，早空心兼服加减地黄丸。

末治痫症主方

人参三钱　枣仁二钱　白术　当归各一钱五分　茯神　黄芪各一钱　远志肉五分　益智仁　菖蒲各三分　炙甘草二分

水煎，临睡及睡醒服①。

大凡病久，不必泥于治病，只补正气以固本元。前方加味归脾汤培补心脾之元气，而后天资生之本自旺矣。早服金匮肾气丸，晚服宁志丸，永久不辍，兼之针灸，可以除根。

牛黄五痫丸　脏腑不和，五神不守，风痰流入，遂成五痫之症。

人参　天麻　防风各一两　粉甘草二两　白僵蚕　全蝎各五分　雄黄　陈胆星　朱砂各二钱五分　麝香一钱　冰片　牛黄各五分

乳细蜜丸，金衣，淡姜汤化服一丸或两丸。

紫金锭　心家气血不足，偶因异类惊触，神明恍惚，痰涎流入心室而成惊痫者，勿论男妇大小，以此治之。

煅紫蛇含石八钱　煅红青礞石七钱五分　朱砂七钱五分　胆星五钱　白附子二钱五分　牛黄二钱　冰片二分五厘　僵蚕二钱五分

① 服：原作“时”，据同治本改。

天麻二钱五分　蝉退二钱五分　琥珀二钱五分　使君子二钱五分　麝香一钱　钩藤七钱五分　天竺黄二钱

五月五日午时粽子尖捣烂和匀，印成方锭，以便磨用，病者不拘时滚汤磨汁饮。

至宝丹　男妇小儿风痰，入于包络则心神失守，不省人事，凝滞脏腑则气道不通，痰壅喘急，二便秘结，阻塞经络则口眼㖞斜，手足搐搦，肢体振掉，或因惊触，或由恼怒，或从心肾不交，虚火冲虐，或产后血脱，阴火妄行，卒然暴中及颠①痫狂躁，一切可治。

西牛黄　麝香各五分　全蝎去尖，酒洗，焙燥　白僵蚕取直者，焙燥，各七分　朱砂飞细，一钱　真佛金②十张

共乳细③无声，入磁④瓶塞固，大人每服七厘，老弱半分，小儿三厘，以后煎药调匀吞服，服后在无风处暖卧，微微出汗为妙。

煎药方

陈胆星　南星　半夏　天麻　橘红　枳壳　防风　防己　川芎　当归　麻黄　薄荷　木通　甘草各七分　生姜二片　大枣二枚　赤金首饰一事⑤

水煎浓汁，不拘时调前末药温服，取微汗。如无汗，以

---

① 颠：同“癫”。

② 真佛金：即金箔。古时以金箔敷贴佛像，取用入药即称“真佛金”。

③ 乳细：在乳钵内研细。乳，乳钵，研药具，如钵而小。

④ 磁：原作“滋”，据同治本改。

⑤ 一事：一件或一副。

余汁热服催之。

前方专理风痰，不免于燥，虽曰等分，如胆星、南星可以少减，而倍加当归，一则养血和血，一则滋燥润肠。如医破伤风及干痂风，加猪牙皂荚一枚；如疯邪狗咬，加大斑蝥一个，仝[①]煎。

加味地黄丸

熟地黄八两　**山萸肉**五两　**山药**五两　**茯苓**三两　**牡丹皮**三两　**泽泻**三两　**牛膝**三两　**车前**二两　**苁蓉**三两　**枸杞**五两

蜜丸，早晚空心，滚汤吞服五钱。

金匮肾气丸见气门肾与膀胱之气条

宁志丸见气门包络膻中之气条

癫狂门

或问：人本无病，忽而如醉如痴，或怒骂哭笑者，何病使然？有一发即愈者，有愈而复发，有终身不愈者，何也？

答曰：此乃情志之病，亦有阴阳之分。病属五脏为癫，癫为阴症，阴症难愈；病属六腑为狂，狂为阳症，阳症易愈。有触即发，无触则缓。

或问：癫狂虽分阴阳，若论其症，无非痰迷心窍，致使神情变乱，自当独责之心，何得有脏腑之别也？

答曰：癫本起于郁结，或忧思过度，或谋虑不遂，使五脏之神情意气不得舒展，日就衰微，故心虚无主而多疑，肾

① 仝：同“同”。

虚志弱而自愧，脾虚失意而不乐，肺虚多忧而悲苦，肝虚抑郁而恼怒。五者有一于此，遂至气郁化火，火郁生痰，痰气火三者随其所传之脏而现症不一，或言笑悲歌，或时恐惧恼怒之不定，言语则或清或昏，或邪或正，形状则如醉如醒，或呆坐，或沉睡，时乎嬉笑怒骂，时乎叹息愁困。若曰痰迷心窍，则又时乎明爽，宛然无病，以此则知不独心家受病。而致病之因时止时发者，皆痰气火之为变不一，而五脏之神明受病有虚无实，宜补而不宜泻者也。

癫症之脉与治法 病从气郁而起，况属阴症，六脉必沉，火盛则数，痰多则滑，初起脉或有力，久则虚而少神。治法当察其病在何脏为主，何脏为兼，主则专医，兼则佐之，病有余先清，兼补气血，虚宜补而清。然此症多由情志郁结，精神虚损，自应静养调摄。若泥于泻火攻痰，误用金石燥烈之药，必致终身不愈，甚有一病不起者也。

通治癫症主方

生枣仁三钱　当归　天麻各一钱五分　茯神　远志各一钱　柏子仁　菖蒲各五分　甘草二分

水煎，不时服。

心虚神困，以生枣仁宁之，菖蒲醒之；肝虚血少，以当归补之，天麻平之；肾之神为志，远志壮之；脾之神为意，茯神益之，甘草和之；肺之神为魄，柏子仁润之。此方补中有泻，何虑痰火之不清哉？火盛，加羚羊角五分，黄连五分。如郁气郁痰为病者，加郁金五钱，川贝母二钱，橘红一钱。如久远不愈，或元气虚者，加人参二钱，去菖蒲。血虚，加川芎一钱。

或问：狂症属于何腑？起于何因？幸以教我。

答曰：狂症由于郁怒暴怒伤肝，肝木旺而生火，火乘于胃，胃火与肝火并发而病。盖怒气与火气躁烈难遏，非比癫症出于忧思郁结，纯乎阴象，故令人心神躁妄，失志狂言，不避亲疏而詈骂，不畏寒冷而露体，不顾羞耻而裸形，不知饥饿而夺食，甚至叫笑狂走，一刻不宁，升高上屋，如履平地，打人举重，力过虎贲①，平素虽怯而无所不能。《内经》阳明篇中论之甚悉，正因阳明乃多气多血之腑，两阳合明，其火亢极，况兼六腑之痰气火一时并发，有实无虚，有泻无补，非若癫之有虚无实，只宜补益者也。

狂症之脉与治法　痰气火有余，脉必洪弦而滑，或弦滑而数，久则经血耗损，或空弦虚数。只宜夺食，早以吐下一法治之，使胃与大肠之火一清，自觉四肢懈㑊，精神虚倦而病退矣。然或察其脉症之虚实，或清或补，调和气血，以防复发。

通治狂症主方

枳实三钱　黄连二钱　黄芩　荆芥各一钱五分　薄荷　生山栀各一钱　甘草五分

水煎十分，加滚汤磨铁锈汁二钱，泡酒浸大黄五钱，朴硝三钱，热服，不拘时，服后任其吐泻自止。不愈，再服一剂，亦听其吐泻，倦则任其自睡，只与清米汤调胃三日，后

① 虎贲：军中勇士。

渐与稀粥，如吃早，必至复发而难愈也。

亢阳之火，虽独责之于阳明胃与大肠，然余腑未必无火，诸火毕集，热毒之盛可知。即今病酒之人一时狂乱，遂令胆横肝逆，不知人事，何况六腑齐病哉？故用大承气合三黄解毒，加铁锈者，使肝木有所制也。若胸中痰涎壅闭者，先用瓜蒂散吐尽，然后服药。如狂甚不能服药者，以好甘遂三钱，研极细末，不拘饮食中暗暗调食，食后听其吐泻，轻者即此自愈，重者再服前方一二剂必定。如人事已明，心境无惑，于临睡时服滚痰丸二三钱。如风痰盛者，服至宝丸[①]。如怒气伤肝，以龙荟丸三钱泻之。如产后血虚火盛，或兼瘀血凝于冲脉，化火化风，一时发狂，脉实者，加归尾、红花各一钱五分，桃仁三钱，但去山栀、黄芩，亦煎十分，加铁锈一钱，泡酒大黄三钱，热服。亦有产后气血两虚，阴火为患，发为癫证者，照癫症通治方加减主治。

或问：癫狂二症，一时暴发，岂无预备丸散可用乎？

答曰：此二症虽有阴阳虚实之分，然不出于痰气火三者之标，而治火治痰之丸散已备于痫症及火门，可以参用者也。

瓜蒂散见痰饮门

滚痰丸见中风门

至宝丹见痫症[②]门

龙荟丸见火门肝火条

---

① 至宝丸：按下文方名作“至宝丹”。

② 症：原作“疝”，据同治本改。

怔忪门

或问：怔忪、惊悸、健忘三症，皆统乎心，而吾子以为心不受病，病在包络者，何也？至于致病之因及治法同异，幸一一教之。

答曰：心为君主之官，包络代为行事，故受病亦归之包络。然包络系心之宫府，岂宫府为痰气火所窃踞而心主得以宁处乎？虽曰心不受病，而包络既病，则心亦难言乎无恙矣。但致心之所以病者，无非忧愁思虑惊疑恼怒之七情，而治法则大同小异，不外乎调补也。

怔忪之脉证与治法　心忽跳跃不定谓之怔，怔者振动之谓；心若有物撞动谓之忪，冲逆之谓。此症有因三焦之火冲入包络，致包络之火动而心为之不宁，乃冲。若心神自虚，包络无血以滋养，致心体虚而悸动者为怔，其脉左寸右尺虚数不敛可征。治法以调补气血为主，而清火安神以佐之。

惊恐之脉证与治法　惊恐出于仓卒，或眼见异类，或耳闻异声，而究实无所见所闻，惟有心虚胆怯，神不自主。若有所见所闻，常怀忧惧，惟恐复惊，大约惊则神气散乱，恐则心胆尩怯，此惊恐之义也。其左寸关乍大乍小，或浮或沉，乃心不定而脉为之变乱耳。以养血安神、宁志益气之药常服，自愈。

健忘之脉证与治法　健忘者，善忘也，事才过念，随即遗忘，不复记忆，或心虽了然，口欲言而竟不能言。此因平日遇不得意事，郁郁不乐，而心脾之气抑郁而化火化痰，由是痰涎痰饮之类乘虚而渗入心包，则心体为之不灵，或火郁包络，而心神为之散越，则神机不能酬应，非真有所忘也。脉多沉滑而涩数。以养血宁神、开郁顺气、消痰逐饮之药主治。

通治怔忪惊悸健忘主方

枣仁三钱　当归　丹参各一钱五分　茯神一钱　远志肉五分　益智仁三分　生甘草二分

水煎，早晚空心服。

上三症虽属气血两虚，心神不宁，自应补益，然恐痰气火未免夹杂，而滋补之剂不宜早用。又因其虚燥为致病之原，故于金石珠珀燥劫之药亦不可轻投。前方专于清补，弗损真气。怔忪本三焦之火或包络之火为病也，加生地二钱，人参、黄连各一钱，去远志、益智之燥，服安神丸。惊悸本于心胆虚怯，独宜培补，加人参一钱五分，桂圆肉一钱。若病久，饮食减少，神色枯萎，梦与鬼交，阳虚气馁者，加芪、术各一钱，去丹参、益智，早服肾气丸，晚服天王补心丸。健忘，多由痰气火乘于包络心室所致，加天麻、胆星各一钱，菖蒲五分，去丹参，服宁志丸。如痰气有余，先服导痰丸或牛黄清火丸。

安神丸见火门心与小肠实火条

天王补心丸见气门包络膻中气虚条

宁志丸见气门包络膻中气虚条

导痰丸见痰门

牛黄清心丸见中风门中腑实症条

淋浊门

或问：赤白二浊与五种淋症，总属前阴之病，又何以有七症之别耶？

答曰：病虽出于一窍，而致病实由五脏，况有气分、血分、虚火、实火之异。症虽有七，而治法总不外于膀胱、三焦湿热为病也。

或问：致病本于湿热，而湿热复从何生？乃五脏之湿火遗病于膀胱、三焦耶？抑三焦、膀胱之湿热为五脏之患耶？

答曰：凡人脏腑脉络，莫不赖营卫之气为之导引，三焦之气为之升降，其气充满周流，则百病不生，若一失其常度，则内衅外侮立至。经云三焦者，决渎之官，水道出焉；膀胱者，州都之官，津液藏焉，气化乃能出也，所重者只在气化耳。此一气字不独指肺气不能通条输化，而心脾肝肾莫不有气，概能致病，而膀胱、三焦恰为脾肾传导转输之外府，凡无形之湿热由此而化，有形之湿火从窍而出，余所以言病由五脏而治不离于膀胱、三焦之湿热也。盖此七症治法当以五脏为本，而三焦、膀胱之湿火为标，病者尤当加意保养精神，调摄起居，毋为淋浊微病，反纵情恣欲而自寻死机也。

白浊之脉与治法　此症病在心脾气分，所谓二阳之病发心脾，溲便为之变，又《灵枢》所谓中气不足，溲便乃变，故所解之溺浑浊如米泔而梗塞作痛者，气闭而火盛也，不痛者，火盛而气不闭也，脉应洪数有力，或滑数不清。此脾肾之湿热为病，以升清利浊、顺气清热之剂治之。

赤浊之脉证与治法　此症病在血分，故所解之溺如红粉，浓浊不清，气闭火盛，阻塞前窍，六脉滑数有力。此正湿热伤于血分而心与小肠受病，以升清利浊、和血清热之剂治之。

血淋之脉证与治法　经云阴络伤而血下渗，盖冲脉为人身之至阴，为血海，为阴络，其脉起于至阴之下，循环阴器，自小腹夹脐之两旁，上冲于两乳，以至唇吻之交。其血气之余，在男子溢而为须髯，在女子至两乳，复秉阳明之气化而为乳汁。若无所生育，则还归血海，一月一盈满而为月信。或因房劳内伤于冲脉，或由郁怒伤肝，热伤阴络，其血不能复循故道而循环于脉络，或朝宗于血海，则必渗入膀胱，由窍而出。初则溺血相杂，渐至暗渗，时觉下迫，欲解而不痛，日久营气不能统运，其血渗之不止，日积膀胱，瘀滞成块，临便则溺易出，而血块阻塞于溺管之中，不升不降，痛苦万状。病至于此，复不善调摄，而死必随之。脉必涩数，或沉涩而数。治法当于伤精者宜升补，肝气郁陷者宜升清，尚有心脾营气郁结，虚火下迫于小肠、膀胱者，必须补中益气，升清化浊。苟非至诚调治年余，不能全愈。

气淋之脉证与治法　肾气虚而三焦不能决渎，肺气虚而膀胱不能施化，欲解则梗塞为痛，淋漓不畅，不解则小腹膨胀，溺管急迫，六脉沉弱，或微细无力，或虚大不实。多服清升①补益之剂，忌用苦寒渗利之药，尤宜静养调摄，方保无恙。

砂石淋之脉证与治法 或劳烦过度，或纵欲损精，或暴怒郁怒伤肝耗血，致下焦精枯水涸，气闭火郁，凡津液有所流注，被火煎熬，化成砂石之粒，梗塞溺管难通，有时溺亦如常，此湿火亢极所致，两尺之脉必有力，心肺之脉必洪大，治以清补通利之剂，兼之绝欲戒气省劳为第一义。

劳淋之脉证与治法 劳烦思虑，情志内伤，症与气淋相似，有触而发，发即欲解而涩滞难通，不解而逼迫下坠难忍，脉必沉微涩数，当责之心脾之气不足，治以养神益志、升涩补益之剂。

膏淋之脉证与治法 此症必自浊始，浊久成淋，如浓如浆，不时淋沥者，乃阴虚火盛，心肾两亏所致，脉必虚弦细数，当以滋阴壮水、清心降火为主。

或问：方书尚有肉淋、虚淋、寒淋、热淋，而子独遗之，何也？至于妇人之砂淋、赤白带症，或同或异，而治法之补泻可得闻乎？

答曰：凡淋，不离虚与热耳。气淋之中已具虚寒之义，砂淋、膏淋之中亦寓肉淋之义，故不多赘。至于妇人之淋浊，自与男子大同小异，或触发有不同，而肝经之病尤多，总由营气营血不足失调所致，其论详见于血淋，可以参看而治。至于带下，属于肝脾之气血有亏，带脉虚而不固，有虚

① 清升：同治本作“升清”。

无实，有降无升，虚寒者多，而湿热乘虚下陷则有之，故治法有补无泻。

通治二浊五淋主方

麦冬三钱　生地二钱　知母　白芍各一钱五分　黄连一钱　车前二钱　枳壳一钱　甘草三分

水煎，早空心服。

淋浊之症，初因阴血不足，金水之源不清，而后至气闭火郁。今以麦冬、知母先清金水之化源，生地、白芍滋阴血之不足；泻火莫过于黄连、甘草，顺气专藉于枳壳、车前。如行房强制不泄，而湿热之毒无从发泄，气闭火郁，败精阻塞不通而痛者，初起气血有余，早宜通利，以牛膝一两，滴乳香一钱，水二大碗浓煎十分，温服，连进二剂，方以前方酌其虚实调理。如心家实热遗于小肠，淋浊梗涩而痛者，以滚汤调服六一散五钱。血淋而脉数有力者，加阿胶一钱五分，茜根一钱，藕节二个，减车前一钱，去枳壳，服剪红丸。日久火清而气虚不能升发者，加人参一钱，升麻五分，去黄连、枳壳，减车前如前。死血阻塞，即前方加红花一钱，或以牛膝、乳香加红花二钱，早服，以行血中之滞气而和血止痛。若气实气闭不通而淋者，加荆芥子二钱，香薷一钱，去生地、麦冬之滞腻。如气虚者，加生黄芪、人参各一钱，升麻、陈皮各五分，去生地、黄连、枳壳。血虚而肝脾之元气不足者，加白术、当归各一钱五分，川芎一钱，柴胡五分，减车前一钱，去黄连、枳壳。如气血两亏而中气虚寒者，加人参、黄芪各一钱，白术一钱五分，当归一钱，川芎五分，益智仁五分，升麻五分，陈皮五分，去生地、知母、黄连、车前、枳壳、麦冬，服肾气丸。砂石淋，加牛膝、黄柏各一钱五分，去白芍，服济阴丸、六味地黄丸。膏淋，加生山栀、泽泻各一钱五分，去白芍，服金水丸或济阴丸。劳淋而阴虚者，加茯神一钱，枣仁二钱，丹参一钱五分，菖蒲五分，去枳壳、白芍，服安神丸。气虚者，加参、芪各一钱，白术一钱五分，神、枣各二钱，益智、升麻各五分，去知母、生地、白芍、枳壳、黄连，减麦冬、车前各一钱，服宁志丸。妇人气虚血滞者，服固本养荣丸。血虚气滞者，服胶归丸或济阴丸。肝阴不足，冲脉不和，湿热郁陷者，敛带固真丸常服。

通治带症主方

白术三钱　茯苓一钱　当归一钱五分　杜仲一钱五分　川芎一钱　丹皮五分　生地二钱　柴胡五分　甘草二分　白芍一钱

水煎，早晚空心服。

带下多由肝脾之营血不能循行于脏腑之脉络，随气之虚而下陷，蕴积于至阴而为淋为带。盖淋症由于冲脉不和，带症责之带脉不引。以白术、茯苓、甘草健脾而益营气，为君；当归、川芎补肝血而调和冲脉，杜仲固肾气而培带脉之不足；生地、白芍凉血和血，柴胡、丹皮疏肝清热而兼升举之义。气虚，加人参、黄芪各一钱五分，升麻五分，去丹皮、生地。肺家湿热有余，带下或赤或黄，腥秽不堪者，加黑山栀一钱，柴胡、丹皮各五分，阿胶一钱五分，去川芎。生育多而气血虚寒者，加人参二钱，黄芪一钱五分，熟地二钱，肉苁蓉一钱，肉桂五分，去生地、丹皮、柴胡、杜仲。劳烦过度，怔忪无寐，心气下陷者，加枣仁二钱，参、芪各一钱五分，丹参一钱，龙眼肉一钱，益智、远志各五分，去丹皮、柴胡、生地、白芍、川芎。阴虚内热，服济阴丸。血虚气滞，服胶归丸。气虚气滞，服固本养营丸。肝脾不和，湿热下陷者，服敛带固真丸及余粮丸。气血虚寒，服滋阴百补或大造丸。劳烦过度，阴虚兼服安神丸，气虚兼服宁志丸。尚有砂淋白带草方，可以参用。

剪红丸见血门大小肠便血条

肾气丸见气门肾与膀胱之气条

男科济阴丸见血门吐血条

女科济阴丸见发热门郁热条

六味地黄丸见血门呕血条

金水膏见血门咳血条

安神丸见火门心与小肠虚火条

宁志丸见气门包络膻中气虚条

固本养营丸见腹痛门信失期条

敛带固真丸　郁怒伤于肝阴，则肝气逆而郁热不伸，冲脉为之不和而阴血下渗，蕴积于至阴而为淋。劳倦伤于脾气，则营气虚而湿热下陷，带脉为之不引而血脉不固，随气陷于至阴而为带。或赤或白，或赤白不分，或成黄色，淋漓不净，腥秽败浊，而日夕不止，久则头目虚眩，乍寒乍热，骨蒸烦嗽，肢体倦怠，肌黄形瘦，腰膝痿痹，步履艰难，以此调补而兼收涩。

制香附八两　醋艾四两　白术　茯苓　当归　川芎　芍药各三两　赤石脂　鹿角霜　牡蛎粉　椿皮　黄柏各二两　龙骨一两

金樱膏熬热和丸，早空心，米汤服三四钱。

妇宝胶归丸　盖心和则生血，肺充则摄血，脾健则统血，肝平则纳血，肾足则固血，要之血从气配，气调则血和。若妇人七情郁结，愤怒不常，劳烦太过，食减事烦，使脏腑不知，气血不调，五志之火燔灼而真阴亏损，冲脉受伤，月事先期而至，红紫不一，甚则或崩或漏，淋漓不净，日久去血过多，气亦虚陷，非淋即带，腥秽绵绵，块结脐腹，痛连腰脊，胸膈否闷，饮食日减，头目眩晕，肢体疲倦。凡系多产成痨，或气虚半产，营卫虚极，形神羸弱，骨蒸烦热，四肢浮肿，昼则嗜卧，夜反无寐，此方不惟能治已病，倘有先天不足，久不怀孕，常服，营卫气足，冲任脉调，则有娠不复半产，无子可以有子，允为妇科之宝也。

生地　香附各八两　芍药　山萸肉各六两　丹皮　杜仲　续断　茯苓　白术各四两　黄芩　椿皮　黑荆芥各三两

蜜丸，早空心白滚汤吞服四五钱，临睡服二三钱。

滋阴百补丸见内伤门劳烦内伤条

大造丸见内伤门房劳内伤条

妇人砂淋单方

陈棕榈或床垫①，或凳面，不俱②多寡

---

① 垫：原作“塾”，据同治本改。

② 俱：当作“拘”。

烧灰存性，每服三钱，早空心，黑建糖白滚汤送下。

白带单方

栲栳①底取多年盛米者，烧灰存性，研细

每服二三钱，早空心，用白煮鸡子吃数枚。

又方

薏苡仁淘洗净，煮极烂

每早空心，乘热白吃一饭碗，不用糖拌。

余粮丸见黄疸门妇女阴黄条

痉 痓 门

或问：有言痉者，有言痓者，痉与痓何所取义？何所分别耶？

答曰：痉者强劲不和之谓，其症属阳，所谓强痉也；痓者结滞不通之义，其症属阴，所谓柔痓也。

或问：刚痉、柔痓何以感受形证与脉？幸详示之。

答曰：二症原非本病，必由病久气血两虚而至。惟其虚也，外则易感六淫之邪，内则偏于虚风、虚热、寒湿之相胜。盖由阳虚阴盛者，阳络自空而阴络自满，阴寒湿热之气洊②行于血脉之中，血脉为之不通，遂成柔痓之症；若阴虚火盛者，阴络自空而阳络自满，风热之变游行脉络，脉络不和，其病为刚痉。至于兼症，触发其类不一：外有风寒暑湿

① 栲栳：由柳条编成的容器，形状像斗，又称笆斗。

② 洊（jiàn 荐）：同“瀳”，水至貌。

燥火之触，有用药补泻疏利不当，耗损气血之触，甚有病久津精血液枯涸，更为外邪所袭，深入于内，郁而成热，热极生风，风热内薄之触。内有久病久虚之人，真气弱，血液枯而发。有产后失血气衰，汗多亡阳，致虚热内鼓而发；有湿家多汗，而医者误发湿家汗，则气血重虚，虚热内炽而发；有疮家血液先枯，而重发其汗，复夺津液，致虚热内亢，反兼风化而发者也。

痉痓之脉与形证　血脉不通，周身烦痛而振掉，汗出如雨，四肢搐搦，目窜头摇而口噤，甚至角弓反张，面黄肌润，内热身凉，畏寒喜暖者，柔痓也。其脉自微弱涩数，纵有外感风热之邪，亦必空弦虚数，浮而无力。血脉不和，肢体拘挛振掉，头目眩晕，口噤咽干，戴阳面赤，甚至筋骨强硬，角弓反张，体热无汗，烦躁恶热，二便秘涩，遍体疼痛不定者，刚痓也。其脉弦数，或搏大急数有力。若有外感，必兼浮紧，或浮弦有力。此言有力者，乃邪盛之谓，非气血有余之实证也。

刚痓柔痓治法　大约阴血有亏则阳火偏盛，故治痓必主于益血滋阴。气不足者则阴凑之，故柔痓偏于阴盛而元气衰弱，治必专于清补。二症各有风寒暑湿之外触，自在医者体察而消息之，慎毋泥于刚痓为外触，柔痓为内因也。

通治刚痓主方

当归三钱　秦艽　防风各一钱五分　川芎　羌活　黄芩各一钱　甘草三分　生姜三片

水煎，不拘时服。

刚痉本于血虚，君当归而臣秦艽、防风；佐川芎者，正治风先活血之义也；致病由于郁热，以秦艽、黄芩泻经络血脉之火也；非风药不能越关节，透隐微，故以羌、防为导引之用也。如风盛者，加荆芥一钱五分，羌活五分；寒，则加羌活一钱，桂枝五分，去黄芩；暑，则加干葛二钱，香薷一钱；湿，则加羌活、苍术各一钱，去黄芩；燥，则加何首乌二钱，甘菊、牛膝各一钱五分，去羌活；火盛，加何首乌二钱，连翘一钱五分；有痰，加橘红、杏仁各一钱五分。

通治柔痉主方

当归三钱　秦艽　荆芥各一钱五分　人参　黄芩各一钱　桂枝五分　甘草二分

水煎，不拘时服。

柔痉本于气虚血弱，故以人参益气，当归补血；秦艽清血中之伏热，黄芩散气分之郁火；荆芥、秦艽清风热之内鼓，桂枝、甘草固腠理之不密。产后气血虚，加白芍、生黄芪各一钱；发湿家汗者，加生黄芪一钱五分，防风一钱，去荆芥；发疮家汗者，加黄芪、白术、白芍各一钱，人参五分。

此二症，凡膏丸药酒，当与中风中经条及痛风痛痹门参用，忌服辛香燥热及苦燥寒燥，如白芷、细辛、乌药之类。

滋燥润肠丸

搜风顺气丸

益血润肠丸

祛疯越痹丸

滋阴百补丸

滋阴百补药酒

凉血省风药酒

痿　门

或问：痿痹二症形证相似，亦有所分别否？

答曰：痿与痹症，相去天渊。痿本虚症，有补无泻，虽久处床褥，惟有软弱无力，坐起艰难，行动日废，并无痛楚，其形色绝无病状者也。若痹症，乃不足中之有余，乃风寒湿三气客于经络偏盛而成，非指气血有余也，其症麻木酸痛，行动艰苦，形神色脉无不枯萎，治法有泻有补者也。故痹症属表，乃外邪所感，经络血脉受病，气血因之凝涩而成，痿症属里，乃精神气血不足，不能充溢流行，五脏六腑受病，或情志郁结而成，所以治法亦各有别也。

或问：痿症既属脏腑空虚，似与痨瘵相仿，何云神色绝无病状？而治法与虚痨是同是别，可得闻乎？

答曰：痿症有五，详于《内经》，但未有治法。其因起于脏腑之精气有亏，非五脏六腑一时同病，精神气血无一不虚之可比，此则专责于阳明燥金为害，盖金燥则水源枯涸，而三焦之火附合为病。以其亏损未甚，只于血弱精离，神驰气荡，血热火亢，消中眩晕，怔忪①无寐，遍体虚软，不能转侧，四肢懈㑊，不获兴居②，由五脏六腑之神情意志而现

① 忪：原作“冲”，据同治本改。

② 兴居：起居。

五脏六腑之症，名亦随之而定也。其治法不同于虚痨者，以其不咳嗽、不吐血、不发寒热之为异耳。

或问：瘘症之精神恍惚，情志惊疑，肢体虚惫，久而不死者，何也？

答曰：瘘者萎也，犹草木之失于灌溉培养，或偏燥偏湿，只于枝叶倾垂，于根本实未有损，故少得阳和雨露之力，即依然欣欣向荣。若瘘症者，亦犹乎是，起居失常而饮食如故，营卫虽虚而生机不绝，所以久病可延，不与虚痨同论也。

诸瘘之脉与形证　瘘症起于精神不足而兼虚火偏胜，必先使人心虚胆怯，情志郁结，然后五脏之真阴愈亏，而六腑之亢阳尤胜，甚则神不能藏，精不能固，汗不能敛，火不能归，由是阳络满而阴络空，遂致肢体疲惫，神情恍惚，中满三消，头目眩晕，烦燥不寐，魄汗遗精，梦与鬼交，诸症毕集。故《内经》之论独责阳明燥金为病，盖肺属金，火炎则金燥而水源不滋，肺叶为之枯焦，犹树木之枝叶黄萎，不能输布津液，滋营卫而润宗筋，以致宗筋缓纵，系络燥急，阴维阴跷不能转运流动，手足之机关不利，而步履为之艰难。大约瘘症之色脉如常者，虚火之所致也，故脉多浮数，洪滑而有力，或软弱无力，而无短涩弦急之象者，其生机犹在，尚可有为。后列五法，当与诸方书参用可也。

通治虚瘘主方

枣仁三钱　生地二钱　麦冬　知母各一钱五分　茯神　山药各一钱　黄柏五分　五味子二分

水煎，午后、临睡服。

阳明燥金与三焦之火同病，则心烦神躁而无主持，故有痿顿，四枝①不能为用之状，君以枣仁安神敛魄；若肺热则本体自燥，水源先竭，故以麦冬、知母清金润燥也；水既不足，则三焦之火游行于脏腑而现症不一，兼用知、柏壮水制火，使龙雷有所制伏，不致僭逆于上；生地凉血清心，五味固精益肾，山药补土而清虚热，皆所以清补元气、敛塞精神之平剂也。虚烦躁妄，面赤咽干，盗汗，消渴引饮，肢体烦冤疼痛，怔忪惊悸，魂梦不宁，乃包络之火偏盛。脉必寸口洪大，此心虚脉痿之症也，前方加生地三钱，麦冬一钱五分，黄连五分，早空心兼服地黄丸，临睡服朱砂安神丸。面白唇红，怯风畏热，肩背常若寒冷，痰嗽声嘶，咽干烦渴，魄汗多而不敛，乃火炎金燥，水源先涸。脉必虚微涩数，此肺痿之症也，前方加麦冬三钱五分，人参一钱五分，减枣仁一钱，去黄柏，早服地黄丸，晚噙金水膏。脾虚土薄，则营气不运，筋骨不能濡养，症必面黄浮肿，四肢委顿，脉必缓弱无神，微细无力，此脾痿也。若脾虚湿热不清，脉带沉微而数者，加白术三钱，人参、黄芪、石斛各一钱五分，陈皮五分，去生地、麦冬、五味、知、柏。若脉来洪数，或缓弱有力，病兼恶心干哕，嘈杂消中，体肥而倦者，阳明胃腑湿火自病也，加人参二钱，白芍一钱五分，黄芪、黄连各一钱，去麦冬、知母、五味，早服资生丸，晚服养心丹。胆怯

① 枝：通“肢”。《荀子·儒效》：“行礼要节而安之，若生四枝。”

惊疑，神劳无寐，目昏头眩，筋急爪枯，转筋腿痛，白淫遗滑，脉来虚弦急数，此筋痿之症，乃肝虚血少，木燥内热所致，加牛膝、木瓜、甘菊各一钱，去生地、麦冬、五味，早服虎潜丸，晚服安神丸。肾虚水涸，髓竭精枯，骨软腿弱，腰膝酸疼无力，阳事易举，举而精滑易泄，小便频数，或淋漓秘涩不畅，溺后余沥不净，脉多沉微涩弱而带虚数，此属骨痿之症，加熟地黄三钱，人参、枸杞、当归各一钱五分，去生地、茯神、枣仁，早空心服固精丸或河车大造丸，临睡服集灵膏。

六味地黄丸见血门呕血条

安神丸见火门心与小肠虚火条

金水膏见燥门里热燥条

冲和资生丸见气门脾胃营气条

养心丹

虎潜丸见内伤门劳力内伤条

固精丸一名坎离丸　心肾不交，水火不济，心火亢炎而肾水下竭，有淫梦而遗精，日久玉关不固，遂至无梦而滑泄，渐及五心烦热，神魂飞越，痰嗽喘急，面赤咽痛，肌消色痿，骨蒸盗汗，肢体困乏，腰膝酸软，便数淋漓，淫浊不净，将成痨瘵。

熟地黄捣膏　山萸肉各六两　山药　丹皮各四两　牡蛎粉醋煅　茯苓　莲须　龙骨醋煅　知母各三两　黄柏　远志肉　芡实各二两

膏和为丸，早空心，白滚汤吞服三五钱。

大造丸见内伤门房劳内伤条

又方

河车二具，煎膏　熟地黄八两　茯苓　山萸肉　枸杞　菟丝子　山药　沙苑蒺藜各五两　人参　当归　杜仲各四两　黄芪　白术　肉苁蓉各三两

河车膏加炼蜜和丸，早空心，白滚汤吞服五六钱。

集灵膏见咳嗽门肺痿条

卷十四

厥门

或问：厥与暴中似是实非，然何以别为中？何以知为厥？厥之形症亦有别乎？

答曰：暴中之症，起于顷刻，面赤肢温，息粗气喘，鼾声如雷，体和而顺，惟内现眩晕，通身麻木，人事不省，或心境自明，独口不能言，身不能动，其脉虚浮微细，无神而欲脱，或浮洪搏急，弦紧空豁。此素无病象，因气血久亏，虚火僭逆，神气暴脱之症。若厥者，有因寒因热，因血因气，因痰因虫之不等，其状则面青口噤，牙关紧闭，人事不知，四肢厥冷，甚至过肘过膝，全体僵硬，气息奄奄如死，其脉沉伏不起，或沉涩欲脱，或沉弦细弱，或沉滑虚微，此因病而气血不和，闭塞不通所致，非若暴中得之仓卒者也。

或问：前论厥症有六，而致厥之因可得闻乎？

答曰：厥症不止于六，其中亦有虚实寒热之分，然而致厥之由总不外乎一气，气不流通，经脉闭绝，一时厥逆而致。盖人身营卫之气各有所属，所谓营行脉中，卫行脉外者，常也。若卫气闭格于中，营气反拘于内，遂使气血内格外拒，上下隔绝不通，必致六脉沉伏，肢体僵硬，手足厥冷等症，此厥症之大义若此。若究其理，则所谓厥者极也，热极而反兼水化，故厥逆而反恶寒者，阳之极也，寒入三阴而至于厥阴者，阴之极也。六阴尽而一阳复始，故厥逆之病亦有少顷阴退阳回，体温气转而苏者。此皆实症而兼外感，非比诸虚气脱，真寒陡绝，手足厥逆，过肘过膝，脉微欲脱，或空豁无根，而汗出如油，痰声如锯，绝候必现者也。

诸厥之脉与形证 寒厥者，不拘外感内因，或兼久病虚羸，以致寒入三阴，阴盛阳衰，遂至体冷倦卧，手足厥逆，呕吐泻利，唇青面黑，六脉沉伏，一如中寒。若中寒者，必至舌卷囊缩，肚腹绞痛之异。而阳虚气脱以厥者，又谓之阴厥也。

阳厥者，热厥也，因六腑壮热亢极而反兼水化，四肢虽厥，至腕而不至肘膝，口渴咽干，体温便秘，脉数有力，沉而不伏，此伤寒阳明热邪不解，多有此症也。

痰厥者，平素多痰，元气有亏，偶因营卫不和，不能导引血脉，浚水行痰，致痰涎壅闭于经络隧道，而气道亦因之闭塞以发厥者，神情昏愦，语言蹇涩，口角流涎，息粗痰喘，而四肢厥逆，脉来沉滑有力者实，无力者虚，少顷气复脉通，痰涎顺利而苏。

气厥者，或暴怒而气逆火升，或郁怒而肝气愤逆，以致营卫不和，脉络气道格拒不通而厥者，面青身冷，手足厥逆，胸膈闭塞不舒，六脉沉弦不起。

蛔厥者，或因脾胃虚寒，或因肠胃湿热，使蛔不安其位，非逆上而滞下，即东攻而西筑①，其类互相搅扰，致肚

① 筑：捣。

腹窘迫为痛，痛极而厥，以致面青唇白，四肢厥冷，六脉沉伏，乍有乍无，或大或小，日久不治，肌肉羸瘦，脾胃气虚，饮食不进，进而不甘。甚至种类繁衍，痛无已时，厥逆时发者有之。亦有嗜食异物，湿热生虫，以致痛厥者，谓之虫厥，其症相似。

血厥者，因吐血太过，阴气暴绝，孤阳无附，诸火上逆，并伏于心包而令人昏晕烦躁，自汗肢厥者，谓之薄厥。其症治见于血门。

产后去血过多，或难产力脱，气虚不能主持，虚火空发，亦令人眩晕而肢厥。方见眩晕门。

尸厥者，平日正气虚羸，神情恇怯，或为客邪尸气所侵，或被邪神鬼魅所凭[1]，厥则面青口噤，眼合体僵，四肢厥冷，其脉沉微，或有或无，乍大乍小。

诸厥治法 寒厥阴厥，治以温中散阳，益气回阳。实者表里调和，虚者专于温补。

阳厥热厥，外以清凉辛散之剂解其表热，内以苦寒通利之剂泻其结滞。

痰厥者，审其虚实，先用探吐通利气道，继用顺剂降气导痰。

气厥者，先用苏合丸开通诸窍，疏泄气道，俟其苏醒，治以顺气之剂。

蛔厥，轻则审其寒热以安之，重则量其虚实以行之。

---

① 凭：（鬼神）附体。

产厥，多由血虚火盛，主以滋阴养血，兼以降火顺气。元气大亏而临危欲脱，先以独参汤主之。

尸厥，乃阴邪闭固，急以苏合丸温中养正，开气道以祛阴邪，兼烧玉枢丹薰鼻，以辟除邪气。

通治诸厥主方

半夏三钱　茯苓　广橘红各五钱　防风　桔梗各一钱　枳壳　桂枝各五分　炙甘草二分　生姜三片

水煎，不拘时服。

二陈汤通利脾胃结滞之痰气，佐防风、桂枝疏散在表之风寒，枳壳、桔梗利导中宫之否浊。外感寒邪而厥者，加羌活一钱五分，苏叶一钱，去枳壳、桔梗。若内兼寒食冷饮，再加厚朴、槟榔各五分温中下气，豆豉、神曲各一钱以消食，泽泻、猪苓各一钱去膀胱之湿，苍术五分去肠胃之湿。里气虚寒而受寒发阴厥者，加肉桂、干姜各一钱，吴茱萸三分以温中，去枳、桔。热厥者，加黄连、黄芩各一钱，薄荷一钱五分，连翘二钱，去桂枝、半夏、茯苓，减橘红五分，兼吞润字丸三钱，以和解表里之热。痰厥者，先用盐汤或稀涎散探吐，吐后前方加荆芥一钱，枳壳五分，去桂枝。如痰气不清，服广东牛黄丸一丸。若大便不利，服沉香滚痰丸二钱。蛔厥虫厥，加白术二钱，干姜一钱，乌梅肉、川椒、黄连各五分，苦楝根煎汤煎药，去甘、防、桂、桔，减半夏一钱，空心吞妙应丸二钱。

苏合丸见中寒门寒中太阴条

玉枢丹见霍乱门外感霍乱条

润字丸一名润下丸，见中风门中腑实症条

牛黄清心丸见中风门中腑实症条

稀涎散见中风门中腑实症条

沉香滚痰丸同前

妙应丸见积聚门

痹　门

或问：人之一身，莫不藉精血以滋养，营卫以导引，而后百脉流通，肢体便利者也。今有麻木不仁，偏枯萎躄，或上或下，或左或右之不等者，此气血不足耶？抑营卫不行耶？或经脉不通所致耶？若论气血不足，何左有而右无？何上有而下无？若论营卫不和，何运于左而遗于右？何导于上而阻于下？若曰百脉不通，何通于此而窒于彼？甚有饮食起居如旧而言笑不减平昔，虚实莫辨，形症疑误，吾子其畅言之。

答曰：痹者闭也，脾之疾也，脾主营气，营运而不息者也。盖脾虚则营气亦虚，不能统运经络血脉，则血脉闭而不通，方成痹症，此论致病之本也。正气不足，邪得凑之，营气既虚，则风寒湿外感之气有一乘之，遂滞著于经络血脉之间，合成痹症，此论受病之因也。然三气之中，须分各有所胜者，正其病名，而治亦有法。盖于风气胜者为行痹，风属阳，善行而数变，其性走而不守，不拘上下左右，流走于关节之间为痛，痛至三日五日，随处移换，故名行痹，俗曰流火是也。火与风名异而义同，又名白虎历节风，言其流移关

节，一无定迹，而痛亦如虎咬，日轻夜重故耳。于寒气胜者为痛痹，寒属阴，阴性凝结，营卫既虚，复感阴凝之气，则血脉愈见其凝固而不通为痛，其痛定于一处而不移，且常痛而不止，故曰痛痹。于湿气胜者为著痹，湿属阴寒，复能生热，与风寒不同何也？风寒只言其气在有形无形之间，若论湿，有寒湿，有湿热，有湿痰，在热与痰，则无形而有形矣。以有形之物着滞于血脉间者良久，并血液而变为湿热湿痰，邪正混一，寒热不分，遂至肌肉先麻而后木，木则痛痒不知，谓之不仁，故名曰著。着者着滞不通之义，血脉阻塞，肌肉麻木，内外兼病，痛痒无知，故不仁者又漠不相关之义也。无论上下左右，凡受湿之处先病，若浸淫日久，则蔓延不一。此论痹之现症而定名也。

或问：风寒湿三者合而成痹，假如三者未必合受，其痹安生？此属营气受病耶？抑属卫气受病耶？幸明悉之。

答曰：大凡痹症，惟营气受病，盖因营行脉中故也。卫气慓悍，另行脉外，故不受病。虽不受病，其虚可知，盖风寒湿三气自外而感，必由皮毛腠理而入，则卫气亦不能无之也。但此三气人最易受，而血脉之中亦最易稽留而为病。风火或多独行，而寒热每每相兼，应以脉症详审，孰有孰无，孰胜孰轻，分别治之。

或问：前论痹症多从风寒湿外感而得，若除此三者，尚有别感别名耶？

答曰：经旨论病甚详。若外感四时之气，内合五脏以成病，为外感之痹；若五脏六腑之淫气郁而成病，则又有脏腑诸痹。名状甚多，总不外于外感内伤，而外感者易愈，内伤者难痊。盖外感为有余，内伤为不足，有余者只于治病，故易愈，内伤者，补其虚则邪因补而留滞，攻其邪则元气因攻而愈损，多由补泻兼施，成功不易。更有一种，本无外感，亦非内伤，只缘情志抑郁而成痹者，书多未载，余手疗数人，皆获奇效。大凡病情变幻莫测，虽经先圣阐发，而疑似之间究竟未悉举，自在后学体物会心，临机应变之妙用也。

或问：痹虽不一，而主治之法可以预定，以为后学准绳否？

答曰：治病犹治国，盈虚消息，治乱不常，有治人，无治法，其理一也。大概气运有今昔①之不同，则禀性有厚薄之各异，执古方而医今人，泥一法而治万病，犹圆窍而方凿，徒见其不知量耳。即有后方，亦不出余平素对症用药得心应手之法，与诸书所载古方无异，只堪为后人准绳，亦非一定不易之理也。

风痹脉症　风痹之风，其性属热，如火善动，故痛在四肢关节之间，或肿或红，恶寒喜温，三五日移换别处，流走不定，医者当以风热之风施治。若误为风寒之风而误用辛温，则益其热燥而风愈盛矣。脉多浮大有力，或浮弦而数，日轻夜重，病在阴分者是。

风痹治法　因血虚而内热，自当凉血而滋阴；因热极而生风，兼宜省风而清热。

---

① 昔：原作“息”，据同治本改。

风痹主方

当归二钱　秦艽一钱五分　防风　牛膝　羌活各一钱　黄芩酒炒　车前各五分

水煎，午前、午后服。

病在血脉，以和血为主，当归、秦艽、牛膝和上中下之血脉也；非风药不能引经，羌活、防风主之；非泻火不能止痛，酒芩、车前清火顺气。日久元气虚者，加人参二钱五分，兼服凉血省风药酒。大便枯燥难解，加何首乌一钱五分，兼服搜风顺气丸。

寒痹脉证　寒气主于收引，血脉既已虚涩，而寒气乘之，则脉络闭而不通为痛。甚而血枯经燥，筋骨失于温养，肢体因之拘挛，脉多沉涩，或弦紧，为难愈。

寒痹治法　初宜温经散寒，使邪从汗解；久当顺气活血，驱除沉寒。外用膏药熨贴，内兼药酒行经。

寒痹主方

当归二钱　羌活　防风各一钱五分　海桐皮　川芎各一钱　桂枝　独活各五分　生姜一片

水煎，午前、午后服。

血脉素亏，主以芎、归之辛温以温经活血；寒凝于血脉，以桂枝、桐皮之辛热以通之；羌活、独活之辛苦，力能祛伏风，散沉寒。气虚营弱者，加人参一钱五分，白术一钱。阳虚者，更加肉桂一钱，附子五分，外用葱、艾、生姜捣烂炒熟，敷贴，或熬五汁膏外贴，以炒熟蕲艾熨之，内服祛风越痹酒及史国公酒。

湿痹脉证　湿本滞着难散，虚则营卫不行，合而成病，则血脉肌肉无不闭塞而湿气滞着，轻则麻，重则木而不仁，四肢重着，艰于移动，脉多濡滑无力，或沉濡无力而兼弦细。

湿痹治法　病本营气不能营运，致湿气稽留而血脉凝滞，当以内外分消，或汗或分利，务去其湿，日久气虚血少者宜兼补益。

湿痹主方

白术二钱　秦艽　当归各一钱五分　川芎　羌活各一钱　苍术　防己各五分　生姜一片

水煎，午前、午后服。

脾本湿土，过于湿则营运之机不利，故主白术培营，苍术燥湿；血脉不通，以芎、归和营益血；风能胜湿，湿在经络，故用羌活，湿在血脉，故用秦艽，湿在下部，故用防己。日久气虚，可加人参一钱五分，兼服史国公药酒。

或问：外感之痹治法，既闻命矣，而四时五脏六腑之痹，其法可得闻乎？

答曰：邪应四时而合五脏以名痹者，其论有二，即前云外感与内伤之义耳。若外感三气，以应四时，而合五脏之痹者，乃因外感先病，有违岁气，日久正虚，邪传脏腑者也。其治法与前三症相同，只审元气之虚实，邪正之偏弊，加工于补泻气血之药，培元固本之剂，用意消息，十医九效。若内伤诸痹，即余前论，别无外感，只因情志抑郁而成者是也。因其绝无三气之外感，遂亦别为七情之内伤，与治风寒湿三症迥乎不同，成书虽亦备列，而治法内外混淆，全在学者明辨之耳。

或问：七情内伤之痹何由而致？何法以治？幸以教我。

答曰：内伤之痹多由七情郁结，情志不能宣畅，致脏腑之营气闭塞不通而成。其病不在肌肉经脉而现于肠胃脏腑，或上或下，随感而聚。故淫气[1]喘息者，其痹在肺；淫气忧思者，其痹在心；淫气遗溺者，其痹在肾；淫气乏竭者，其痹在肝；淫气肌绝者，其痹在脾。味此经义，宁非内伤？既属内伤，则与外感之风寒湿三气无涉，历观成书，外感内伤治法绝无分别。

或问：内伤固与外感不同矣，而淫气聚于五脏者，必竟由内耶？由外耶？此"淫"字与外感六淫之"淫"字，其义同耶？否耶？

答曰：此"淫"字当与淫精于脉之"淫"字用，若涉六淫，则属外感矣。淫乃盈淫偏盛，邪正不和之义。盖五脏之正气各具营运转输之用，若因情志抑郁不畅，其气遂致闭塞不通，逆归本经，积成淫气而成痹症，故曰痹者闭也，聚而不散，闭而不通，即正成邪，岂由外至？自来内伤脏腑诸痹有论无方，即有成方，又混于外感，不便于用。今定一主方，随以脏腑所有之淫气消息加减，存为准绳。倘有高明后起之辈再为阐发，以补余之不及。

内伤脏腑诸痹脉症　痹家六脉，无论内外，总而名之，痛脉必弦。寒多而痛，或沉弦，或弦紧。风盛则行，行脉浮

---

① 淫气：妄行之气。淫，恣肆。

数空大，痛则浮弦而数。湿重则着，着脉沉濡虚软无力，湿热微数，痛则微弦。在骨者重而不举，脉必沉涩；在筋者屈而不伸，脉必弦涩；在肉者麻木不仁，脉必缓弱而涩；在脉者血凝滞而不流，其脉沉涩而短；在皮则肌肉枯燥而皱揭，脉当紧涩而无神。勿论痛与不痛，逢寒则急，逢热则纵，此犹论内外相兼之脉证。若按七情内伤，则当审其痹属何脏何腑，而以六脉之虚实及逐部之浮沉紧涩弦数之脉与证参之，体察消息，自然得心应手而百不失一也。

内伤诸痹治法　病属情志，痹曰郁结，非独药饵可疗，当先情理开导，苟能变易性情，药自宣通和畅。大凡气郁者多火，血虚者内燥，治取调和气血，祛邪养正，不当破气燥烈，取快一时。每见此症过用香燥通利之剂而反剧者，医之咎也。

内伤诸痹主方

苡仁三钱　紫菀二钱　丹参一钱五分　泽泻　橘红各一钱　白甘菊　牛膝各五分

水煎，午前、午后服。

脾主营气，以苡仁、橘红治脾肺；若气膹逆，而以紫菀治肺，丹参治心，甘菊、牛膝治肝，泽泻治肾。虽曰治脾，而实顺五脏之气，以补为泻者也。如淫气喘息，心胸痞闷，气逆而欲咳不咳，状似息贲之症者，肺痹也，宜加川贝母一钱五分，桑皮一钱，开郁利气清痰，去丹参、薏仁不用。若淫气忧思，心中怏怏不乐，否否不舒，不思饮食，形神萎弱，似乎气逆膻中者，心痹也，宜加人参一钱五分，茯苓一钱，远志肉、益智仁各五分，去苡仁、牛膝。淫气遗溺，而膀胱胀满，如热汤所沃，小便不利，欲解不解者，脬痹也，加车前一钱五分，丹皮五分，去苡仁、紫菀。淫气乏[①]竭者，因劳力负重，疾走恐惧，体倦肢懈，神思疲极，谓之肝痹，加枣仁二钱，当归一钱五分，去苡仁、紫菀。淫气肌萎者，周身缓弱，四肢懈㑊，肌肉麻木不仁，转侧坐卧艰难也，此为脾痹，宜加白术三钱，茯苓一钱五分，去紫菀、牛膝不用。

凉血省风药酒见痛风门

搜风顺气丸见中风门中腑缓症条

五汁膏见腰痛门

祛风越痹酒见中风门中经条

虚 损 门

或问：虚损痨瘵，人概谓之痨病，又谓之怯症，其说不一，而子亦有所别耶？

答曰：虚损痨瘵，迥然不同，岂堪混称？若怯症，即虚损之别名。五脏六腑之精神血气本来不足，或后天生机不旺者，为虚。若过于用心则损无形之神智，过于作劳则损有形之气血。虚损之人，营卫既亏，形神羸弱，无风而畏，不寒而栗，自有一种畏怯之意，故曰怯症。经云虚者补之，损者益之，终保无虞，岂痨瘵所可同日而语哉？

或问：虚损之症，补益之法，将何以别？

---

① 乏：原作“之”，据本卷上文改。

答曰：脏腑各有所损，而一脏一腑之中又有营卫阴阳气血虚实之不同，医者须凭脉证参酌，病家告以致病情形，早为调治，何患不起？若虚实不分，补泻妄施，脾胃受伤，后天生机不浃者不治，则后悔亦无及矣。

或问：痨怯，古今通论而子分为两途，前与先哲不合，后为后学所驳，不亦谬乎？

答曰：虚损痨瘵两症，不独情形迥异，而治法亦属不同。余临症三十余年，所活几千百人，故敢瓜分缕析[①]，诏诸来学。先哲方书虽然充栋，而后学不善抉[②]择，每致疑误，故余不惮群议而尽一得之愚，任继起者虚衷采用焉。

心经虚损脉证 虚者即如仓廪空虚，可以复充，损则犹之房舍倾颓，何难重葺？但要大匠工师确见破漏所在，添瓦易椽，便成新创。倘或付之粗工，舍基址而不固，惟粉饰之是修，终须倾攲[③]颓弊之患，医者病者均当详慎。心经虚损，多因曲运机神，大耗心血，阴血亏而阳火盛，则神气亦为之耗散而不能宁居，魂梦飞扬，夜无熟寝，加以包络之气郁化火内迫，而心神为之烦躁，怔忡不寐，壮热盗汗，口燥舌干，味苦口糜，嘈杂少食，梦遗滑精，小便短赤，脉必微洪虚数，此心经之阴血亏而神气不安之症也。若六脉无神，虚微涩弱而不数，心虚胆怯，畏风恶寒，喜温饮热者，乃心经

① 析：原作"柝"，据同治本改。
② 抉：原作"决"，据文义改。
③ 倾攲（qī 欺）：倾斜。

阳虚气弱神衰之候也。

心经虚损治法 阴虚宜用养血安神，阳虚专于培元益气。

通治心经气血虚损主方

枣仁三钱 人参 当归各一钱五分 桂圆肉 茯神 丹参各一钱 甘草二分

水煎，早晚空心服。

神气飞扬，君枣仁之酸以敛之，茯神之附木以安魂宁志，当归、桂圆滋阴养血，人参益气，丹参开郁，甘草清热，为补益心经之平剂。若阴虚火盛者，加生地二钱，麦冬一钱五分，五味子二分，服安神丸。阳气虚而神无主持者，加黄芪二钱，人参一钱五分，白术一钱，益智五分，去圆眼、丹参，服天王补心丸或宁志丸。

肺经虚损脉证 元气为忧愁思虑所伤，则卫气不充，腠理不密，时有畏风怯寒之状，面白无神，魄汗淫溢，体倦懒言，即言而气微不续，不咳而咽嗌间淫淫欲咳，此阳虚气弱之证，六脉虚微细弱，按之虚豁无力者是。若至申酉之交，两颧见红，唇红面白，咽燥口干，气喘烦嗽，喜凉畏热，内热痰红，梦遗精滑，二便秘结，六脉虚数，或数而不清，此本经阴虚血少之症也。

肺经虚损治法 阳虚者温补卫气，阴虚者清补宗营，兼以滋阴抑火。

通治肺经气血主方

麦冬三钱 人参 枣仁 葳蕤各一钱五分 茯神 黄芪各一钱 五味子二分

生脉散①滋补本经之精神元气，神、枣安神定魂，葳蕤清热，黄芪益卫，此通治本经虚损之平剂。如火炎金燥，津液不足，阴虚火盛者，加生地二钱，知母一钱，去芪之燥，减参五分，服培元固本丸。脾胃气旺，大便燥结者，兼服金水膏。元气不足，喜热畏冷，脉微形弱者，加人参、黄芪各一钱，白术一钱，炙草二分，去麦冬、五味，服集灵膏、河车大造丸。若六脉虚微，畏寒足冷者，加附子五分，并去葳蕤。

脾经虚损脉证　或因思虑伤脾，或因劳倦伤脾，致脾胃之元气有亏，而中宫之营气不运，初则虚饱减食，继而恶心中满，肌肉消瘦，肢体困倦，喜热恶寒，脾虚飧泄，肢肿腹胀，睡卧不安，六脉缓弱，虚微无力，此脾阳不足，营气有亏之候。若六脉虚数不清，滑而无力，大便燥湿不调，消中嘈杂，多食易饥，名曰食㑊，此脾阴不足，营血有亏也。

脾经虚损治法　阳虚气弱，理宜温补，兼佐营运升清；血虚胃热，自应清补，培营益血。此症多有别经先病，传入脾胃，或脾胃先虚而病移他脏者，尤当参以主客，酌缓急先后而调补。

通治脾胃气血虚损主方

白术三钱　人参二钱　黄芪一钱五分　茯苓　当归各一钱　陈皮五分　炙甘草二分

水煎，早晚空心服。

---

① 生脉散："脉"原作"麦"，据文义改。

君白术以大补脾元，佐参、芪以兼培宗卫，使气各能统运而不滞；当归专补脾血，陈、甘调气，茯苓分利，使无凝滞之虞。元气虚弱，意志不扬者，此阳虚也，即前方加远志、益智各五分，服冲和资生丸。脾胃精血不足，虚热内盛，肌肉黄萎，消中消渴者，谓之阴虚，加枣仁二钱，丹参一钱五分，芍药一钱，增当归五分，去黄芪，减人参五分，服三因冲和丸。

肝经虚损脉证 或谋求不遂，郁怒伤肝，或气愤不泄，怏怏失志，或胆虚不决，多怯多疑，或虚寒假热，似疟非疟，或淫梦惊惕不寐，或眩晕目赤耳鸣，妇女则淫带淋漓，月经妄溢等症。六脉虚数而弦急者为阴虚，沉微缓滑者为阳虚。

肝经虚损治法 阳虚气弱，宜温补而升发春生之气；阴虚血少，宜滋阴益血而疏肝清热。

通治肝经气血虚损主方

枣仁三钱 生地二钱 当归 人参各一钱五分 枸杞子 茯神 丹参各一钱 牛膝五分

水煎，早晚空心服。

肝藏魂而主筋，虚则魂不归肝而筋为缓纵挛急不和，故主神、枣而兼归、膝；肝热则有风木之化，因滋以枸杞而清以生地；气虚，培以人参；气郁，和以丹参。如阴虚血少而内热者，加甘菊一钱，去人参。热极而便燥者，更加何首乌二钱。阳虚气弱而虚寒者，加黄芪、人参各一钱五分，远志五分，去生地、丹参、牛膝、枸杞，滋阴百补丸、滋燥丸可以酌用，妇女则以逍遥散、敛带固真丸、调经清郁丸、调经济阴丸对症参用。

肾经虚损脉证 肾与三焦虚者，多因男妇房劳不节，淫欲过度，男则梦遗滑精，腰膝酸软而乏力，阳虚阴萎而不振，女则白淫淋带，冲任不调而天癸闭绝，腹痛寒热。六脉微细涩弱无神为气虚，若弦涩而数或虚数有力，为阴虚血少。

肾经虚损治法 阳虚专于温补，阴弱自宜滋补，兼清虚热。

通治肾经气血虚损主方

熟地三钱 人参 麦冬各一钱五分 山药 茯苓各一钱 山萸肉 丹皮各五分 五味子一分

水煎，早晚空心服。

肾为藏精之脏，熟地、山萸专于补精；生脉散益气生精，兼能固涩；茯苓、山药培土蓄精，丹皮开郁清热。脉微不数，形神羸怯，血不华色，是为阳衰，加人参、黄芪各一钱五分，桂、附各五分，去麦冬、五味，服八味地黄丸、益志固精丸、调经养营丸、河车大造丸。虚数有力，三焦火盛者，加知母一钱五分，黄柏一钱，服男妇济阴丸、妇宝胶归丸。

或问：五脏各有所主所藏，即如心主神，肝主血，脾主营，肺主气，肾主精是也。今据前文，则每脏各具有精神气血者，何也？

答曰：五脏五行，各有分配，人所共知。若论天地造化之妙，则一脏中又各具一五行，所以人之五脏咸得并受营气，咸能资生造化，互能统运精神气血，为无穷之益也。

或问：心肝脾肺肾，木火土金水，各自为用，虽有相生之益，不无相克之虞，君言各具五行，不亦过乎？

答曰：造化之妙，无有限量，五行之中，复具五行，固不必论，而生克之间，且能互相为用，生生不息，变化无方，所以肖天地，贯三才而该万理。若只具一五行，则造化复有限矣。

安神丸见火门心经虚火条

天王补心丸见气门包络膻中气虚条

宁志丸同前

培元固本丸见血门呕血条

金水膏见燥门里热燥症条

集灵膏见咳嗽门肺痿条

河车大造丸见内伤门房劳内伤条

冲和资生丸见气门脾胃营气条

三因冲和丸见积聚门心脾之积条

滋阴百补丸见内伤门劳烦内伤条

滋燥丸见胁痛门

逍遥散见疝气门

敛带固真丸见淋浊门带症条

调经济阴丸见发热门郁蒸发热条

调经清郁丸同前

八味地黄丸即古方肾气丸，见气门肾与膀胱气虚条

益志固精丸一名坎离丸，见痿门①

调经养营丸见腹痛门

滋补济阴丸见火门肾与膀胱虚火条

妇宝胶归丸见淋浊门带症条

痨瘵门

或问：前论虚损，固有脏腑阴阳之分，精神血气之别，而痨瘵不识何因而生，与虚损何以为异。请详示之。

答曰：痨者牢也，譬人陷于牢狱，永无出期，又如牢固不拔，难以除根之义；瘵者败也，坏也，有蠹蚀中腐，随致败坏，死期近而生机少也。

或问：痨瘵之义虽悉，致病之由未明，何妨明示后人，使之防微杜渐，其利世不更溥哉？

答曰：致病之因不一，亦各随其所触而发，然患痨之人，可以预料其必病，亦可防微而杜渐也。何以知其必患此症？盖人之死生寿夭，察其平素之形神情性可知。即如万物在天地间，得春夏生阳条畅之气则生，生者申也，禀秋冬阴凝肃杀之性则死，死者止也。但草木之止，谓之伏气，反为来春生发之机。人则不然。大凡人之性情最喜畅快，形神自宜精采涣发②，方刻刻具阳春之气象而时时有生长之情怀，

① 痿门：原作“痿门”，据卷十三改。

② 涣发：焕发。涣，同“焕”。

不惟却病，可以永年。倘其人本无所事而沉思默想，兀坐①寡言，形容愁惨，眉宇不舒，临欢乐之场反生厌恶，处富贵之境毫无愉色，人以为老成，不知夭折之兆已现于形容矣，则人亦宜知所趋避②也。致病之因，则有抑郁成痨，多气成痨，久嗽成痨，传染成痨，穷思积想成痨，嗜饮成痨，患得患失，悭贪③执性成痨，男女纵欲贪淫，及过时失配成痨之不一，总不出乎情性之偏执，习气之乖戾而致。患此者，医药每多不效，盖药能疗病而不能变易性情也。

或问：痨病人每多壮年及处富贵逸乐之家者，何也？其病有多年而死，或三年一年而死，甚有才及百日而死者，又何也？

答曰：但看痨病，多在四旬以内及童稚之年，或男女情窦早开，过时失配，或男妇少年鳏寡，欲心不遂，及僧尼强制，非出自然无欲者，大可想见其脏腑之精神气血未必尽亏，而风寒邪热亦未必深入鸠缠④，惟一情志抑郁沉思积想所成。盖其精血未枯，因气郁不能散达，致壮热内蒸而虫生骨节之中，久则蔓延，蓄害不浅。譬之华屋，栋梁外倚，丹垩⑤壮丽，而木之滋性犹存，湿热内蒸，白蚁延蚀而中朽不觉。然梁柱犹可脱换，而骨节隐微焉能荡除？即有良方，难

① 兀坐：独坐。

② 趋避：躲避。

③ 悭（qiān 铅）贪：吝啬而贪婪。

④ 鸠缠：纠缠。鸠，聚集。

⑤ 丹垩：涂饰。丹，丹砂，垩，白土，用于涂饰墙栋。

施其巧。惟有初起，自知利害，求生心切，情性忽易，抑郁顿舒，兼用辛凉宣发之剂，如逍遥散、济阴丸之类，清散郁热，毋使内蒸，调和脾胃，培补气血，外以艾灸、薰洗、熨擦之法杀虫祛秽，以图侥幸。然不若改途易辙，大开怀抱，放下一切，以求生路之为切也。

或问：前论气郁生热，热郁生虫矣。但人之因郁而热者甚多，何不尽至于生虫，而老年之人又独无此症也？即生虫还在既病之后，抑病后而后生虫也耶？

答曰：痨瘵必先抑郁气血，内蒸为热，郁热不能清散，随触而先发痨热，乍寒乍热，或止或发，久郁不散，遂假我之精神气血而生虫。虫生则周身延蚀不已，始则精血有余而尚堪供其侵削，久则神枯气竭，随宅舍而颓毙不支。若老年精血已亏，虽有郁蒸，不能生虫，故患者不若壮年之多耳。但观腐草为萤①，汗衣生虱，则知痨瘵所以生虫之义矣。

痨瘵脉证 痨疾初起，虽属郁结内蒸，而热犹未盛，或因暴怒，或因惊疑，或因忧虑，或因外感，相并成热。及小儿疳疟成痨，或疳嗽痨热，其形势似疟，必先觉微寒而后发热，或片时，或半日，或有汗无汗，或乍发乍止，虽热而饮食起居如常，容颜似旧，神气不衰，惟有内觉五心烦热，息粗气热而咽喉淫痒作咳，咳久则气逆为喘，水枯金燥而痰红诸症悉现，故形证与疟悬绝不同。盖疟之初起，必先头疼畏寒，振栗烦躁，大寒大热，汗出热止，发作有时，发后形神

① 腐草为萤：古时认为草腐可以化为萤火虫。典出《礼记·月令》。

瘦弱，脾胃气虚而肢体浮肿，疲倦不振为异。惟痨热之脉与疟相类，或虚数，或浮弦，或沉弦，或弦急，或急数搏大，然多两寸盛而两尺无力。

痨瘵治法 治痨不宜骤补，当用后方消息加减，清散郁热，兼之开郁顺气。外用薰洗诸法，祛秽杀虫。

通治痨瘵主方

干葛二钱　秦艽一钱五分　柴胡　当归各一钱　薄荷　丹皮　川芎　陈皮各五分

水煎，空心午后服。

火郁则发之，木郁则达之，金郁则泄之，大约痨热郁蒸于血分，自宜升散疏泄为主。当归、川芎、丹皮辛凉甘温之剂，能补血而活血，不使血脉凝滞；佐秦艽、丹皮，亦和血搜风之药，以散血中之郁热；干葛、薄荷之辛，柴胡之苦，透达郁蒸之气，泄其湿热之滞，以杜生虫之患，即逍遥散之取义耳。如初感风邪，六脉浮数，则加杏仁、荆芥各一钱五分，防风、前胡各一钱，去芎、归、柴、牡以避辛燥。暴怒伤肝，痰红烦嗽，朝凉暮热，六脉芤数者，加生地三钱，茜根、地骨皮各一钱，知母五分，去芎、归、柴、牡。如情志抑郁，忧疑惊恐，思虑过度，朝凉暮热，骨蒸痰嗽者，加枣仁一钱五分，人参、丹参、茯神、知母、地骨皮各一钱，减干葛一钱，秦艽五分，去芎、归、丹皮。如气虚，六脉微弱者，加人参一钱五分，黄芪、茯苓各一钱，甘草二分，减干葛一钱，秦艽五分，去川芎、丹皮。如血虚，六脉芤数者，加生地三钱，人参、丹参、知母各一钱，去薄荷。脾胃虚弱，六脉微弱无力，大便泄而饮食日减者，加人参、茯苓各一钱五分，黄芪、白术各一钱，甘草五分，去芎、归、荷、葛。气血两亏，肌肉消瘦，形容枯槁，痰嗽不已，饮食减少，六脉细数者，加人参一钱五分，渐至三钱止，黄芪、山药、茯苓、白芍各一钱，减艽、葛各一钱，去芎、归、薄荷、丹皮。初起，内服青蒿鳖甲丸①；久嗽痰红，肺痿喉疼，服噙化丸；喉癣破碎，用吹喉散。

灸法　膏肓左右二穴，百会一穴，用真蕲艾茸捣结成壮，每穴灸七壮或九壮，审精神虚实增减。

浴法　百部一斤，生蕲艾八两，煎汤，早晚洗面，遍及周身。

擦法　向东桃头七个，生艾头七个，柳头七个，三味捣极烂，雄黄一钱，麝香一分，一总另研极细末，连前三味拌匀烘热。由百会穴起，循脊之中，行下至尾闾，及手腕臂湾，脚腕腿湾，每七日各处遍擦一次，务使药气浸淫，血脉流通，郁火解散，以杜虫患。

薰法　玉枢丹一味，常烧，鼻嗅其气，亦能杀虫。

利法　玉枢丹三钱，凡浴擦薰洗之后，于早空心用百滚汤调服，取利，亦祛除脏腑虫孽②之法。

镇法　桃木七尺，四面削方，选天罡日③，用朱砂虔书

① 青蒿鳖甲丸："青"原作"菁"，据同治本改。

② 虫孽：痨虫之幼者。

③ 天罡（gāng 纲）日：天罡凶神当值之日。天罡，古时星命家所称月内凶神，可以镇压邪恶。

祛痨辟尸鬼符箓①于上，延正一②有道法师，就于病人卧室，醮祭一坛③，钉桃木④于室内，即病者本命内星辰为雠⑤作难方向镇之。

或问：试以君所立之诸方法，能尽保天下之痨疾者可以立起乎？

答曰：痨疾初起，形神色脉未枯，情志条畅者，多效。若神色尫羸，大肉尽消，喉哑声嘶，喘嗽不停，痰如白沫，壮热不已，息粗气高，耳焦目陷，六脉急数无伦，昼夜眼开不寐，泄泻少食，性躁急而善怒多忧者，不治。前备数法，亦尽医者好生之心，讵能夺造化之权哉？

逍遥散 情志抑郁，则营卫不和而气血内蒸，为寒为热，久则生虫而延蛀矣。方名逍遥，有升发舒畅、透达解散之义，不拘男妇，气血不和，郁热内盛者，允宜用之。

白术 茯苓各一钱 甘草三分 当归一钱五分 白芍一钱 丹皮 柴胡 山栀仁炒黑，研，各七分

水煎，午后、临睡服。

济阴丸见火门肾与膀胱虚火条

太平膏见血门咳血条

---

① 符箓：道教称书写于黄色纸帛上的符号图形为“符”，记录于诸符间的天神名讳秘文为“箓”，可以召神劾鬼，镇恶除灾。

② 正一：指正一教，道教流派之一，为道教符箓各派之宗。

③ 醮祭一坛：谓设坛举行法事。醮，祭神。坛，神坛。

④ 桃木：古时认为桃木可驱鬼，也称“鬼怖木”。

⑤ 雠：同“仇”。

玉枢丹见霍乱门

青蒿鳖甲丸 五阴虚耗则六阳偏盛，血热精枯则骨蒸内热，或寒热似疟，或朝凉暮热，渐至痰红烦嗽，肌消骨痿，郁热生虫，鬼交淫梦，痨瘵而死，是药清补相兼，允宜早服常服。

人参 黄芪各一两五钱 白术一两 生地黄四两 鳖甲 龟板胶 青蒿穗 地骨皮各二两 秦艽 知母各一两五钱 川芎 牡丹皮 黄柏各一两

蜜丸，早晚空心，百沸汤吞服三五钱。

噙化丸 清散上焦郁火，滋溉心肺燥热，顺气清痰，杀虫宁嗽。

生地 麦冬 紫菀 川贝母各二钱 知母 百部 桔梗各一钱五分 青黛一钱 川黄连 硼砂 薄荷叶 粉甘草各五分

研极细，用金水膏代蜜和丸，不时噙化。

三消门

或问：三消症，消渴则善饮，消中则善食，消下则善溺者，何也？

答曰：消者销也，有销金铄石之象，不出乎燥火狂热之为病，但有新久虚实之不同。上消属心肺而兼肾，此症虚实兼半；中消则属阳明胃而兼燥金大肠，其症则多实，而虚亦有之；若下消，则属肾与膀胱，必因平素房劳太过而得，故独判此症为多虚少实也。

或问：消为火病，固闻命矣，而三消脉证，请详悉之。

上消之脉与形证　心肺之脉洪数有力，而肾脉沉静有神，止于烦燥干咳，渴欲引饮，所饮甚多，所解甚少，大便或兼之燥结者，心肺之实热独盛，火炎金燥之确证也，其症必由暴得。若消之日渐日久，心肺之脉微弱而虚数，肾脉兼之虚寒细数，症兼怔忡少睡，气促烦嗽而引饮渴愈甚者，乃心肾不交，火炎金燥，金水不能化生之故也。盖少阴肾脉系于舌本，故舌下之穴为廉泉，肾家真水从廉泉原原[①]而来，上溢于华池，则津液津津满口，而心肺有所禀承，咽喉为之润泽，焉有是病哉？其症得之日久，属肾水不足以济心火，心火刑金而水源虚涸之为患，当以虚治者也。

中消脉与形证　中消乃足阳明燥土自病，胃中津液枯涸，时时嘈杂，如饥不食则嘈杂难过，食则胀满难消，愈食愈瘦，精神倦怠，不因多食而体肥肉长，饮食无度，大便有限，故曰中消。先贤所谓多食易饥，虚者此也。初起营卫尚充，六脉微滑而数，数而有力者，以实治；病久营卫已亏，六脉虚数无力者，以虚治。

下消脉与形证　此症多由纵欲伤精，肾家真水内竭，虚热内盛，津液浑浊短涩而膀胱无所禀受，三焦无所出纳，故便溺因之涸竭。非膀胱本有所藏而三焦失其决渎，水道为之不通也。始则频数无度，淋漓不尽，久则如脂如膏，绵绵下渗，急坠欲解，解则不多，甚至梗塞为痛，心烦口渴，形羸神萎，脉多滑数而虚涩无神者，有虚无实之证也。

---

① 原原：源源。原，同“源”。

三消治法　上消，初起有余者以黄连、花粉、玄参之类清火，日久虚弱者以地黄、知母、参、麦之属润之。中消，有力者以硝、黄、川连苦寒之剂泻之，无力者以参、麦、知、芍、石膏清补之味主之。下消，专于阴虚水弱，惟以二地、二冬壮天一之水，清金水之源为主也。

通治三消主方

麦冬五钱　生地三钱　知母　黄柏　玄参各一钱五分　黄连一钱　甘草三分

水煎，午前、午后服。

生地、知母乃补肾壮水之要药，麦冬滋补金水之化源，虚则补其母也，三味皆润泽之剂，亢火赖其直折耳；玄参、黄连、黄柏分清上中下三焦之实火。消渴者，加天冬二钱，去黄柏。虚者，加人参一钱五分，五味子三分，去连、柏，清金丸、金水膏参用。消中，加石膏一两，白芍二钱，去玄参、黄柏。大便燥结不通者，加酒浸大黄三钱，玄明粉二钱，去麦冬、知母，防风通圣散、润下丸参用。下消，加熟地五钱，减麦冬二钱，去玄参、黄连、甘草。元气虚者，加人参二钱，五味子三分，滋肾丸、培元固本丸、金匮丸参用。

汗　门

或问：汗本何物？属于何经？何由而致？何因而出？请详言之。

答曰：汗乃五脏六腑之津液因表虚而外泄。盖肺主皮毛腠理，得西方之金令，主收敛者，一也；又卫气行阳二十五度，外护皮毛，肥腠理者，二也。诸汗皆因气虚，失其收敛捍卫之常，故多外泄也。然而致汗之由则又不然，多由脏腑不和，阴阳僭乱，郁蒸为热，以致津精血液变而为汗，乘卫气不守溢出于外。若独罪于表，则犹之严郛郭之扃钥而忘萧墙宫阃[1]之内祸矣，故汗也有脏腑虚实之不同，随症得名，各宜详审脉与形证，分别施治，则思过半矣[2]。

诸汗之脉与形证　卫气虚而阳气衰弱，则腠理不密，证必畏风怯寒，皮毛枯燥，面白神衰，此阳虚自汗也，脉必微细缓弱，按之无神。若阴虚内热，心烦身躁，面赤唇红，脉来洪数，按之空弦虚大，或弦涩而虚数无神者，此阴虚内热盗汗之证也。如气虚血热，面白唇红，乍热乍寒而自汗者，乃阴阳两虚，营卫不调所致，故脉多虚数，或沉微涩数者是也。若湿热内蒸，腠理不密而自汗者，汗出津津不绝，但不至淋漓外溢，证则面目黄黑，肢体倦怠，中满泄泻，自便自利无度，其六脉濡软无力，或按之沉细而数也。有痰火内壅，津液不敛而头面上半身多汗者，乃肺胃受病，阳明燥火为患，证必痰嗽有余，面红气喘，二便秘结，脉必滑数有力，或按之空大而数。若心血不足，包络火盛，怔忡嘈杂而魂梦多惊者，脉必左寸关虚数。如心神不足，包络阳虚自汗，证则形神虚萎，情志抑郁，健忘惊悸，嗜寤[3]懒言，脉

---

① 萧墙官阃（kǔn 捆）：官门内的屏壁为“萧墙”，官门的门槛为“宫阃”。

② 思过半矣：事情大部分已获解决。典出《周易·系辞下》。

③ 嗜寤：嗜卧。

必微弱无神，其汗多在心胸间者是也。或本无病，骤触惊疑而汗出者，为之魄汗，脉必空大，或虚数，或乍大乍小，乍数乍缓，而证则恍惚无主，神气不定者是也。若少年斵丧过度，精气暴脱，汗出如雨，头不痛，身不热，但寒战口噤，喘急目瞪者，脉非空大而散，势如鼎沸，则虚浮不敛，按之无根，与久病气血两虚，口开目陷，肢冷手撒，神昏气喘而汗出如油者相去不远，皆为之绝汗，不治也。

通治诸汗主方

生地三钱　黄芪二钱　白芍　枣仁各一钱五分　当归一钱　黄连五分　五味子二分

水煎，临睡空心服。

汗即津精血液所成，俱因气血两虚，血热内蒸而致。故君以生地滋阴凉血，臣白芍之酸寒，禀金化而敛汗清热，枣仁之甘酸，禀木火之正化而止汗为佐；黄芪益卫以肥腠理，为臣；当归佐生地，以和血脉，补津液之偏枯；黄连之苦，以泻心包之火，五味之酸，益肺肾之精气以固密秘敛，为使。阳虚自汗者，加人参一钱五分，黄芪、白术各一钱，桂枝七分，此皆温表固气之品，去生地、当归、黄连、五味，减白芍七分。阴虚内热而盗汗者，即前方加麦冬一钱五分，黄柏五分，滋肺金，清肾火。若血气两虚自汗者，加人参一钱五分以益元气，知母一钱以清龙雷之火，去当归之辛滑。如湿胜自汗者，加白术二钱，茯苓、麻黄根各一钱，防风、羌活各五分，盖术能健运以去湿之本，羌活、防风能燥湿以治标也，去生地、当归、白芍、五味，枣仁，减黄芪一钱。

若痰火多汗者，加贝母二钱，茯苓一钱五分，知母、橘红各一钱，黄连五分，去生地、当归、枣仁、黄芪。如心包气血虚者，加人参一钱，麦冬二钱，去白芍。阳虚者，加人参一钱五分，芪、术各一钱，茯神一钱，桂圆肉七枚，去生地、白芍、黄连、五味。触惊而汗者，加人参、麦冬各一钱五分，去黄连。虚脱及久病者，或用独参一两，附子三钱，早服，庶获十中一效耳。

宁志丸

安神丸

清气化痰丸

固本丸

济阴丸

八味地黄丸

遗滑门

或问：肾为藏精之脏，而遗滑之症乃精满自覆耶？抑肾虚不能固摄耶？至于有梦为遗，无梦为滑，其故何居？

答曰：精气神乃人身之三宝，为主命之基本，先天无形之灵气，但能运用固守，则可以延年益寿。若一落后天，涉于有形，便难秘藏，虽寡欲而淫梦无制，则遗滑随之矣。

或问：精本有形有质之物，而与神气同论者何也？

答曰：肾藏精者，非谓能藏有形有质之精也。盖精液未遗之先，本由心经之神一动，谓之君火，而肾经之相火应之。此相火者，非真所为火也，即坎中生阳之气也。此气潜伏于至阴之下，生生不息，在人即生精生液之气，在地为生云生雾之气也，《易》云山泽通气者是也。有如天气欲雨则云先从地生，若云气透天而散则无雨，如云气凝结于半空则雨立至。人身一小天地也，子后阳生，坎中之生气必应，应则少火从之，精气自生，生则从尾闾由夹脊直透顶门而化为精髓，故脑为髓海者是也。倘阴中生阳之气一虚，而子后生气虽应，然不能上透泥丸而化神化气，至中道坠落，变为有形之浊液，即有梦遗滑精之症矣。初则五脏之神足，随机而有梦，久则气陷机滑，玉门不固，随举随泄，虽无梦而遗，甚至日久元气虚脱，虽白昼而亦自滑矣。

或问：人患遗滑年久不愈而未尝至于危殆者，岂此症无死之理乎？

答曰：精本养命之元，生气生神，吾人资之以始者也，但人身之精有二，学者不可不辨。《灵枢》云生之来谓之精，此我所禀先天元生之精也。《素问》曰食气入胃，散精于五脏者，此后天所禀水谷日生之精也。然水谷日生之精亦必从先天元生之精所化，而后生生不息，分布五脏，五脏盛满，则输之于肾，故曰五脏盛者乃能泻也。今之遗滑者，犹属后天水谷之精微，而先天元生之精犹未病，而生生不息之机未绝，盖有所生即有所泄，故肌肉虽枯，形神萎弱，而谷气仍旺，生机尚在，犹可静摄调养而自愈。若心脾虚损之人，忧思郁结，食少事烦，阳虚阴萎，虽无遗滑之患者，亦至与死为邻，何也？乃坎中生阳之气已竭，丹田少火不生，土中无火，则水谷不化，精微之气竭而奉生之本亏也。

或问：有持筹握算，曲运神思，或强力作文，劳心过度，皆致白日滑精者，此元生之精耶？抑日生之精也？

答曰：精气神分而有三，合而成一，本虚无混一之灵物，彼此循环，相生相固以为常。三者之中，有一物病则犹可延，若两物病则一物不能孤立而危矣。盖精能生气，气能生神，神复生精，生生不息，神依气，气附精，合则相生相固，分则精散神离。若思虑过度，必先伤神，神伤则气散，气散则精亦不固而自离矣。若房劳纵欲必伤精，精败则气无所附而散，气散则神无所傍而脱矣。若劳伤竭力者必伤气，气败则精绝，精绝则神不能独藏而自散矣。至于伤精者则阴虚，阴虚者多火，火盛者多梦遗，伤气者为阳虚，阳虚者多自滑，则又阴阳二气之所使也。

遗精之脉与形证　夜多淫梦，昼或妄举，颧赤唇红，五心烦热，此系阴虚火盛之症，脉必两尺空弦，或细涩而数。若阳虚者，面白唇青，怯风畏寒，形神尩弱，意兴不扬，而六脉虚微，或微涩而数，数而无力者是也。

通治遗滑主方

枣仁三钱　人参　黄芪各一钱五分　茯神　山药各一钱　远志肉五分　五味子二分

水煎，早晚空心服，兼吞固精丸。

万物之生，生于一气，气本无形，可以透颠顶，可以散四肢，是清升之阳气也。盖人精气之不固，多由神明之不清，前方以枣仁、茯神、远志、五味先安五脏之神，用参、芪、山药以固五脏之元气，神清气固，则精自秘藏矣。阴虚火盛者，加生地三钱，麦冬一钱五分，丹皮、黄柏各五分，去黄芪、远志。心气虚微，肾气虚陷而遗滑不止者，加人参一钱五分，益智末五分，减枣仁一钱。脾肾两虚，气陷而滑，此土虚不能防水也，加白术二钱，益智五分。脾经湿热不清，湿痰下陷于前阴而滑泄者，加半夏二钱，白术一钱五分，黄连五分，防风五分，去枣仁、五味、山药。如五脏之气血两虚，营卫不能转运输布，以致精气下陷，遗滑不止，形神虚萎，饮食减少者，黎明服补中益气汤，以助卫气之升发，午后服归脾汤，以裨营气之健运以资生。若肾气虚寒而精不固者，宜服八味丸。

固精丸 心肾不交，火炎水陷，有淫梦遗滑之症，日久不固，遂传虚损瘵怯之症，宜固本培元，兼以静养身心。此丸补心气以安神，益肾气以宁志，培土防水，酸涩固精，苦以泻火。心气虚者，兼服宁志丸；心血虚者，安神丸兼服，或服坎离丸。

山萸肉连核，四两 莲须二两五钱 茯神 山药各二两 黄柏一两五钱 远志 五味子各一两

金樱子熬膏代蜜为丸，百滚汤早空心吞服三钱。

上方皆气分药也，不偏燥湿温凉，允成固涩之要剂。不用地黄、知、麦壮水之药者，以其助湿滑之性以润下也，况湿能生热，热即生痰，湿痰下陷，是益其滑耳。

宁志丸见虚损门

朱砂安神丸见瘵门

坎离丸 心火亢而肾水竭，则虚烦不足，腰膝酸疼，或

鬼交淫梦，遗精滑泄，或虚火妄动，淋浊梗塞，甚至肌销骨痿，形神困乏，五心烦热，骨蒸盗汗，痰嗽咳血，声嘶咽哑，遂成痨瘵。此丸能使心肾交而水火济，固气塞精，允称平剂。

熟地四两　山萸肉连核，六两　山药　牡丹皮各四两　茯苓　芡实　莲须　知母　黄柏各三两　远志肉　龙骨　牡蛎粉各二两

金樱子熬膏和丸，或参汤，或百滚汤，早空心吞服二三钱。

益志固精丸　夫脏者藏也，惟其能藏，则万物方寓发生之意。况精气神本先天虚无妙有之灵机，互为根本，为人性命之基，宜静不宜动，宜藏不宜泄者也。凡因劳烦过度，思虑无穷，谋为不遂，淫欲任意，皆能损神动气，神气不守，则精无统摄，遂有淫梦自遗、白淫白浊、五淋滑脱诸症。是药培元益气，养神宁志，固肾涩精，乃补益根本之良剂。内服此丸，外贴神应膏。

人参　黄芪　茯神　枣仁　山药　杜仲　丹皮　远志　益智　黄柏　知母　莲肉　芡实　山萸核

金樱子熬膏和丸，早空心，滚汤吞服三五钱。

梦遗神应膏　暖脐膏虽有益精固涩之功，难免兴阳助火之患，不若此膏专于收敛固摄之为妥切也，妇人敛带亦效。

荔枝草　三角尖[①]　益母草　清风藤　五味子　玄精石醋

---

① 三角尖：即常春藤。

煅，末　粟壳　诃子肉　龙骨　牡蛎各一两

听[1]玄精、龙骨、牡蛎外，先将七味用麻油二斤熬枯，漉去渣，再熬至滴水不散，方搅入炒黑铅粉十二两，停火俟冷，徐徐调入前三种末，摊鹿皮上，用狗皮亦可。

① 听：同治本作“除”。

跋

吾家施济黎洞神丹历三十载，活人无算。凡拣选炮制，悉皆躬亲，修合从不假手，以昭诚信，是以医之一道深究心焉。自辛丑至壬戌岁，山左①、粤东诸当事②先后招致。及归，适玉环，司马念亭先生出示《林氏活人录》一册，捐俸付梓。缘鲁鱼亥豕③，原刻舛讹甚多，因余知医，谆嘱校正。余仰体④仁人君子一片婆心，朝夕勘对，三阅⑤月而书告竣，无方不备，岂特黎洞神丹而已哉？谨附数语，以志明德。

钱塘张涛学海氏跋言

---

① 山左：山东的别称。山，太行山。

② 当事：主政者。

③ 鲁鱼亥豕："鲁""鱼"二字形近，"亥""豕"二字形近，易误，因以指书籍传写刻印时出现的文字错误。

④ 仰体：体察上情。

⑤ 阅：经历。

总 书 目

医 经

内经博议
内经提要
内经精要
医经津渡
素灵微蕴
难经直解
内经评文灵枢
内经评文素问
内经素问校证
灵素节要浅注
素问灵枢类纂约注
清儒《内经》校记五种
勿听子俗解八十一难经
黄帝内经素问详注直讲全集

基础理论

运气商
运气易览
医学寻源
医学阶梯
医学辨正
病机纂要
脏腑性鉴
校注病机赋
内经运气病释
松菊堂医学溯源
脏腑证治图说人镜经
脏腑图说症治合璧

伤寒金匮

伤寒考
伤寒大白
伤寒分经
伤寒正宗
伤寒寻源
伤寒折衷
伤寒经注
伤寒指归
伤寒指掌
伤寒选录
伤寒绪论
伤寒源流
伤寒撮要
伤寒缵论
医宗承启
桑韩笔语
伤寒正医录
伤寒全生集
伤寒论证辨
伤寒论纲目
伤寒论直解

伤寒论类方
伤寒论特解
伤寒论集注（徐赤）
伤寒论集注（熊寿试）
伤寒微旨论
伤寒溯源集
订正医圣全集
伤寒启蒙集稿
伤寒尚论辨似
伤寒兼证析义
张卿子伤寒论
金匮要略正义
金匮要略直解
高注金匮要略
伤寒论大方图解
伤寒论辨证广注
伤寒活人指掌图
张仲景金匮要略
伤寒六书纂要辨疑
伤寒六经辨证治法
伤寒类书活人总括
张仲景伤寒原文点精
伤寒活人指掌补注辨疑

诊　　法

脉微
玉函经
外诊法
舌鉴辨正
医学辑要
脉义简摩
脉诀汇辨
脉学辑要
脉经直指
脉理正义
脉理存真
脉理宗经
脉镜须知
察病指南
崔真人脉诀
四诊脉鉴大全
删注脉诀规正
图注脉诀辨真
脉诀刊误集解
重订诊家直诀
人元脉影归指图说
脉诀指掌病式图说
脉学注释汇参证治

针灸推拿

针灸节要
针灸全生
针灸逢源
备急灸法
神灸经纶
传悟灵济录
小儿推拿广意
小儿推拿秘诀
太乙神针心法
杨敬斋针灸全书

本　　草

药征
药鉴
药镜
本草汇
本草便
法古录
食品集
上医本草
山居本草
长沙药解
本经经释
本经疏证
本草分经
本草正义
本草汇笺
本草汇纂
本草发明
本草发挥
本草约言
本草求原
本草明览
本草详节
本草洞诠
本草真诠
本草通玄
本草集要
本草辑要
本草纂要
药性提要
药征续编
药性纂要
药品化义
药理近考
食物本草
食鉴本草
炮炙全书
分类草药性
本经序疏要
本经续疏
本草经解要
青囊药性赋
分部本草妙用
本草二十四品
本草经疏辑要
本草乘雅半偈
生草药性备要
芷园臆草题药
类经证治本草
神农本草经赞
神农本经会通
神农本经校注
药性分类主治
艺林汇考饮食篇
本草纲目易知录
汤液本草经雅正
新刊药性要略大全
淑景堂改订注释寒热温平药性赋
用药珍珠囊　珍珠囊补遗药性赋

方　书

医便
卫生编
袖珍方
仁术便览
古方汇精
圣济总录
众妙仙方
李氏医鉴
医方丛话
医方约说
医方便览
乾坤生意
悬袖便方
救急易方
程氏释方
集古良方
摄生总论
摄生总要
辨症良方
活人心法（朱权）
卫生家宝方
见心斋药录
寿世简便集
医方大成论
医方考绳愆
鸡峰普济方
饲鹤亭集方
临症经验方
思济堂方书
济世碎金方
揣摩有得集
亟斋急应奇方
乾坤生意秘韫
简易普济良方
内外验方秘传
名方类证医书大全
新编南北经验医方大成

临证综合

医级
医悟
丹台玉案
玉机辨症
古今医诗
本草权度
弄丸心法
医林绳墨
医学碎金
医学粹精
医宗备要
医宗宝镜
医宗撮精
医经小学
医垒元戎
证治要义
松厓医径
扁鹊心书
素仙简要

温　　病

内　　科

女　　科

儿　　科

外　　科

伤　　科

眼　　科

咽喉口齿

养　　生

医案医话医论

养性轩临证医案

养新堂医论读本

祝茹穹先生医印

谦益斋外科医案

太医局诸科程文格

古今医家经论汇编

莲斋医意立斋案疏

医　　史

医学读书志

医学读书附志

综　　合

元汇医镜

平法寓言

寿芝医略

杏苑生春

医林正印

医法青篇

医学五则

医学汇函

医学集成

医学辩害

医经允中

医钞类编

证治合参

宝命真诠

活人心法（刘以仁）

家藏蒙筌

心印绀珠经

雪潭居医约

嵩厓尊生书

医书汇参辑成

罗氏会约医镜

罗浩医书二种

景岳全书发挥

新刊医学集成

寿身小补家藏

胡文焕医书三种

铁如意轩医书四种

脉药联珠药性食物考

汉阳叶氏丛刻医集二种